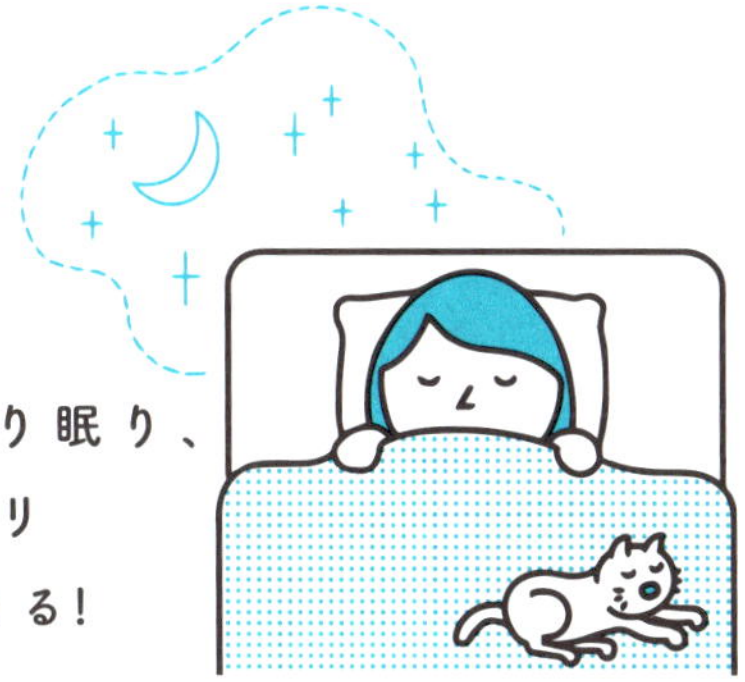

ぐっすり眠り、
スッキリ
目覚める!

明日が変わる 睡眠の科学大全

東京大学大学院
睡眠生理学研究室 教授
林 悠
監修

ナツメ社

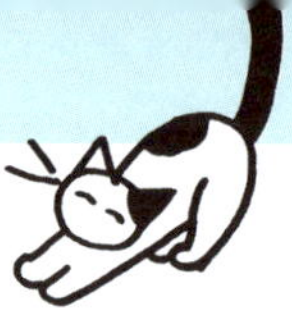

はじめに

仕事と生活に追われ、疲労感を抱えながら毎日を過ごす現代の日本人。電車で仮眠をとる姿は日常の風景となっていますが、海外の方には珍しく映るようです。実際、日本人の平均睡眠時間は世界最低レベルであり、また、「寝ても疲れがとれない」という声も多く耳にします。その結果、睡眠関連製品やサービスの市場は年々広がっています。特に、機能性食品や高級寝具、さらには「スリープテック」と呼ばれる睡眠計測デバイスやアプリが注目を集めています。

では、お金をかけることで本当に睡眠の質が向上し、毎日をスッキリ過ごせるようになるのでしょうか？　専門家としての見解では、市販の機能性食品やインターネット上の情報には医学的な根拠が不十分なものも含まれています。また、毎日定時に起きて光を浴びるなど、生活習慣を整えることが睡眠の質を高めるために非常に重要です。そして、不眠の原因には、うつ病など心身の不調が隠れていることもあり、その原因に適切に対処することで改善につながるケースも多いのです。

本書では、科学的根拠に基づいた、睡眠に悩む方々に本当に役立つ情報を厳選してお届けします。Ｐａｒｔ１と２では、睡眠不足がもたらす影響や、眠りと不眠のメカニズムについてわかりやすく解説しました。「睡眠より仕事が大事」「寝不足は皆同じ」と思われている方には、まずここから読んでいただくのがおすすめです。また、すぐに改善したいという方には、Ｐａｒｔ３、４で紹介している生活改善法や快眠環境づくりが役立つでしょう。

ビジネスパーソンの皆さんが、本書を通じて質の高い睡眠生活を実現し、「毎日を快適に過ごせるようになった」「仕事のパフォーマンスが向上した」と感じていただけることを心より願っています。

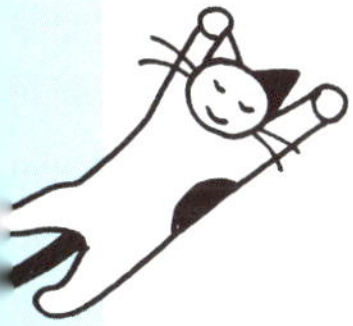

東京大学大学院 睡眠生理学研究室 教授
林 悠

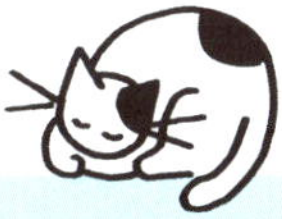

負債かも!?

寝ても疲れがとれないのは、
日本のビジネスパーソンに共通の問題。
日々の睡眠不足で、大きな負債を
抱えている可能性があります。

日本のビジネスパーソンは、世界トップクラスの睡眠不足

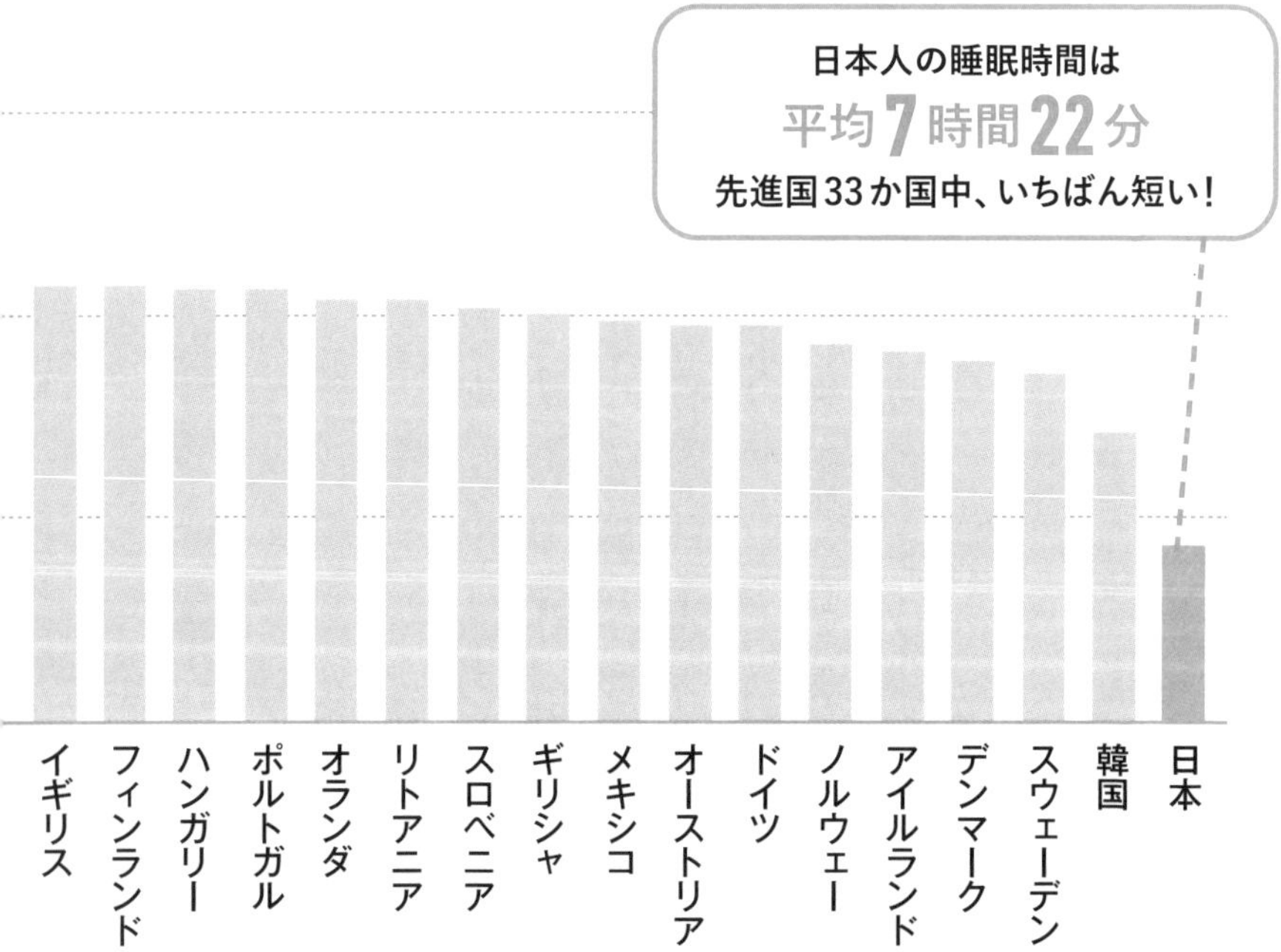
日本人の睡眠時間は
平均7時間22分
先進国33か国中、いちばん短い!
イギリス
フィンランド
ハンガリー
ポルトガル
オランダ
リトアニア
スロベニア
ギリシャ
メキシコ
オーストリア
ドイツ
ノルウェー
アイルランド
デンマーク
スウェーデン
韓国
日本

Prologue

朝起きた
瞬間からだるい……

原因は睡眠

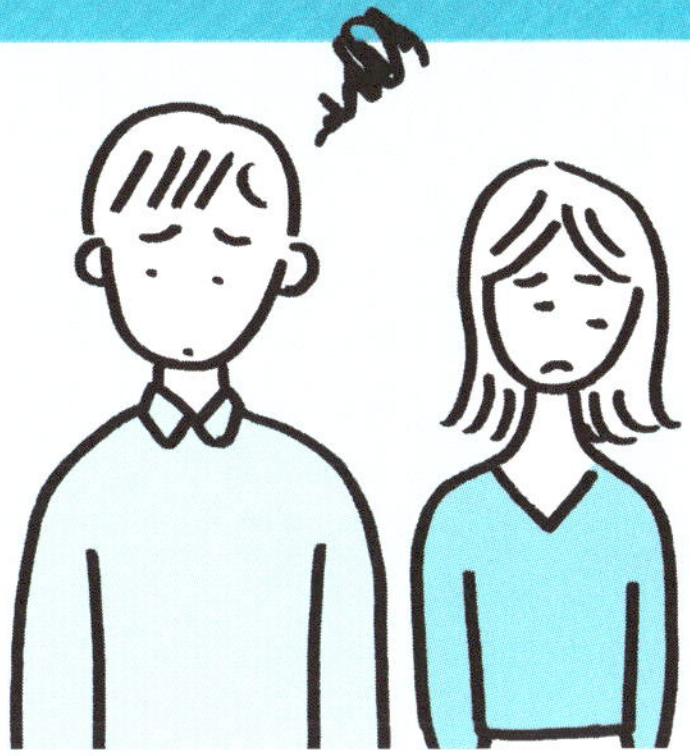

労働時間が長く、いつも寝不足なのが日本人

日本では会社の都合にあわせて働かされることが多く、サービス残業や持ち帰り残業も多数。都市部では通勤時間の長さも問題。結果として、世界平均より約１時間も睡眠時間が短い。さらに家事・育児負担の偏《かたよ》りも大きく、女性は世界トップクラスの短時間睡眠だ。

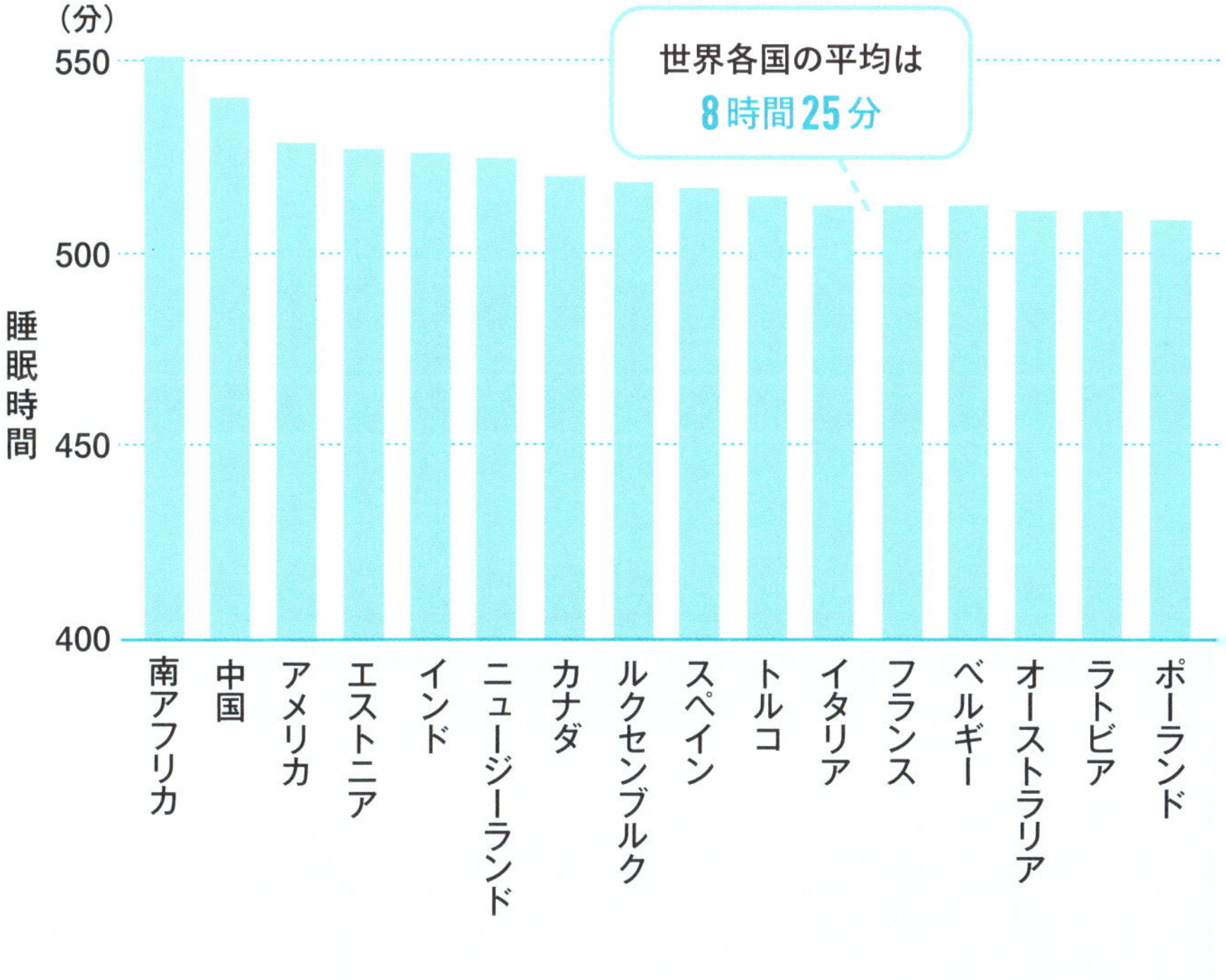

（「Gender data portal.」OECD，2021より作成）

1日1時間の睡眠不足も、やがては大きな負債に

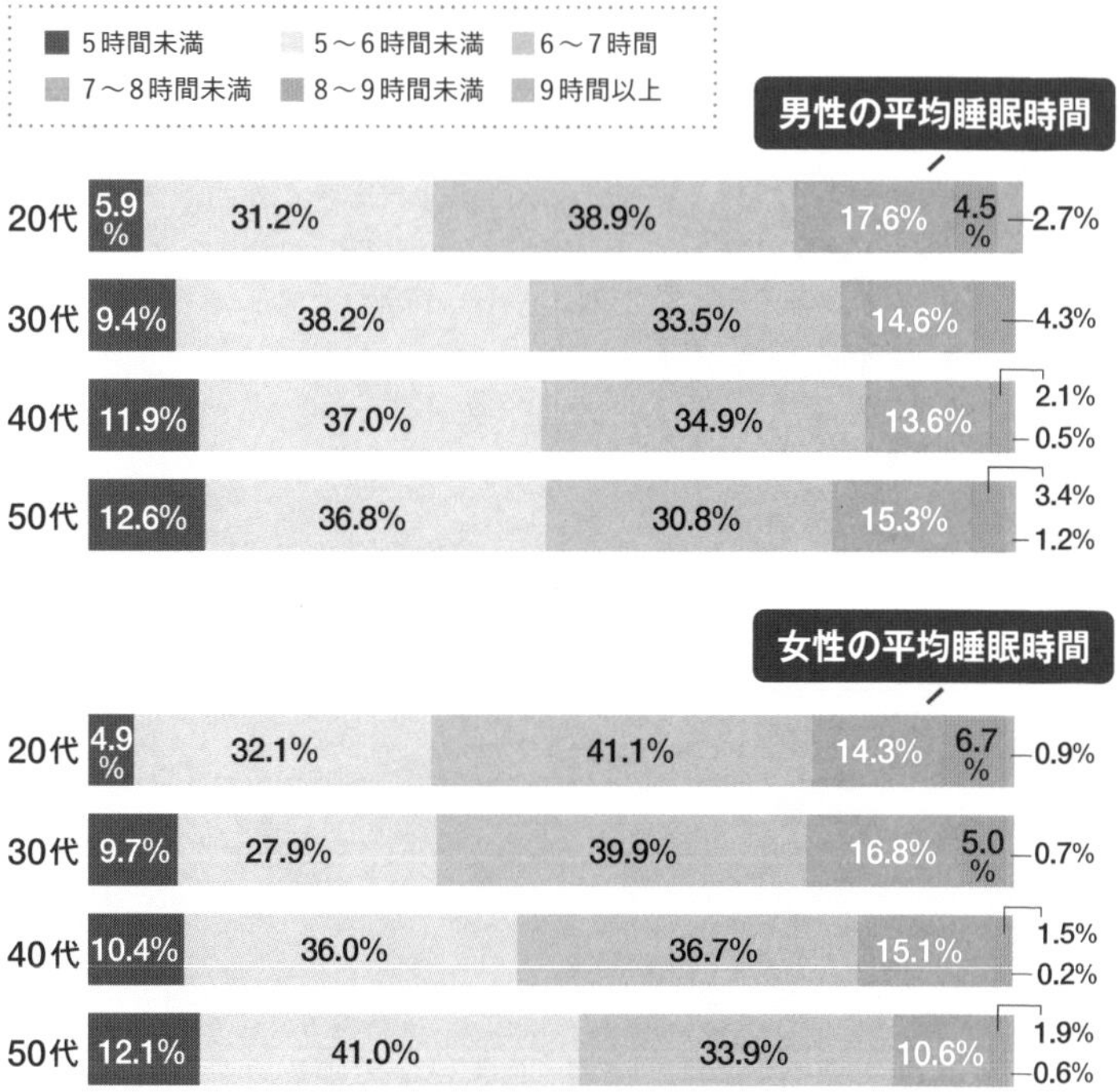
5時間未満
5～6時間未満
6～7時間
7～8時間未満
8～9時間未満
9時間以上
男性の平均睡眠時間
20代 5.9% 31.2% 38.9% 17.6% 4.5% 2.7%
30代 9.4% 38.2% 33.5% 14.6% 4.3%
40代 11.9% 37.0% 34.9% 13.6% 2.1% 0.5%
50代 12.6% 36.8% 30.8% 15.3% 3.4% 1.2%
女性の平均睡眠時間
20代 4.9% 32.1% 41.1% 14.3% 6.7% 0.9%
30代 9.7% 27.9% 39.9% 16.8% 5.0% 0.7%
40代 10.4% 36.0% 36.7% 15.1% 1.5% 0.2%
50代 12.1% 41.0% 33.9% 10.6% 1.9% 0.6%

年代や個人による差もあるが、1日1時間程度の負債がたまっている!

７時間未満だと健康を害するリスクが高く、厚生労働省でも、最低６時間以上を推奨している。しかしその時間も確保できず、本来必要な睡眠時間との差異が積み重なった「睡眠負債」を抱える人が多い。

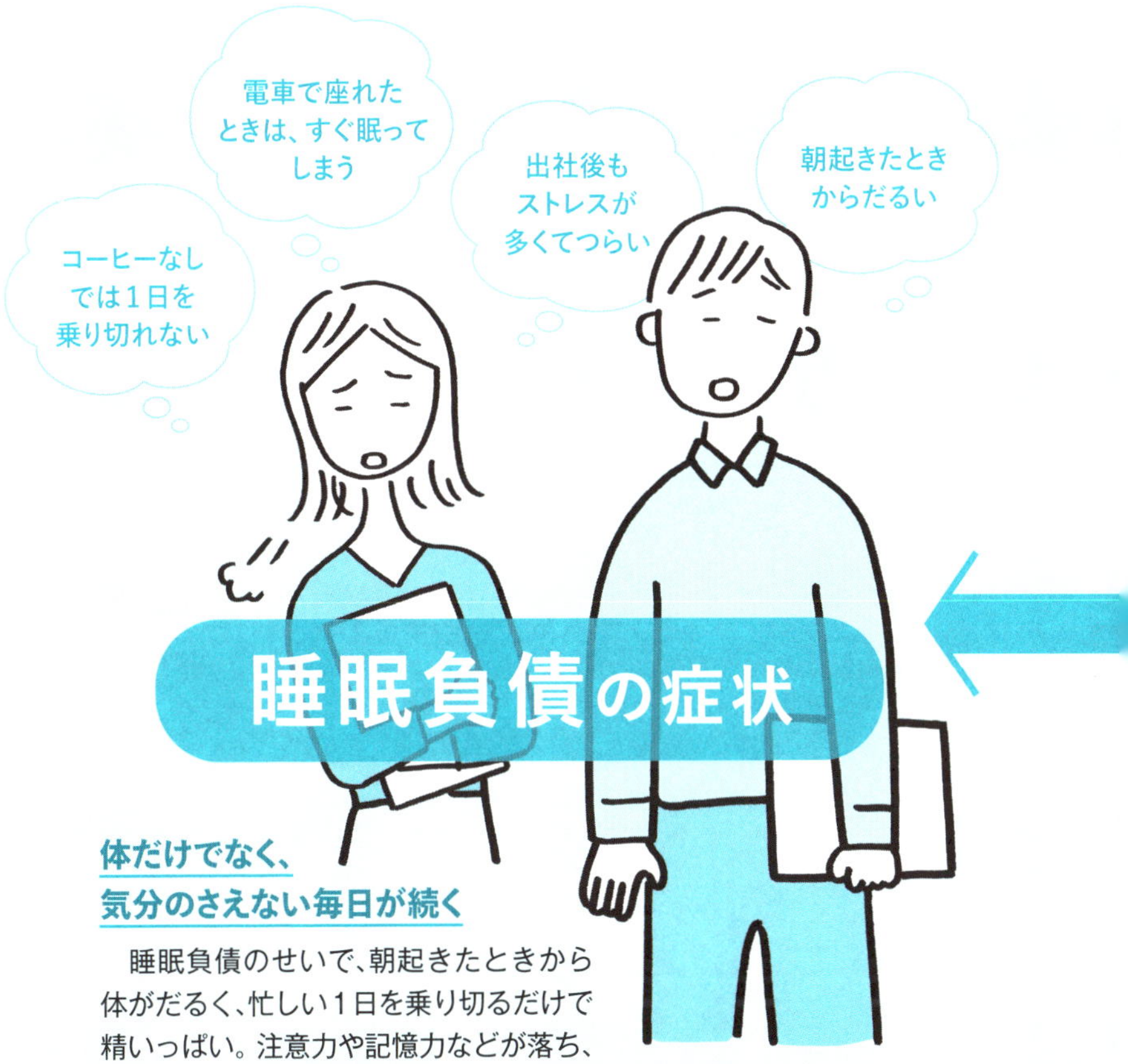
コーヒーなしでは１日を乗り切れない
電車で座れたときは、すぐ眠ってしまう
出社後もストレスが多くてつらい
朝起きたときからだるい

睡眠負債の症状

体だけでなく、気分のさえない毎日が続く

睡眠負債のせいで、朝起きたときから体がだるく、忙しい１日を乗り切るだけで精いっぱい。注意力や記憶力などが落ち、仕事ではミスが増加。気分も落ち込みやすく、ストレスをより感じやすくなる。

週末の寝だめで、睡眠リズムがさらにずれる

平日にたまった疲労に、「やっと週末だ！」という解放感も加わり、週末に寝だめする人が多い。しかし１日、２日の寝だめであっても体内のリズムがくるい、平日の朝の起床がますますつらくなってしまう。

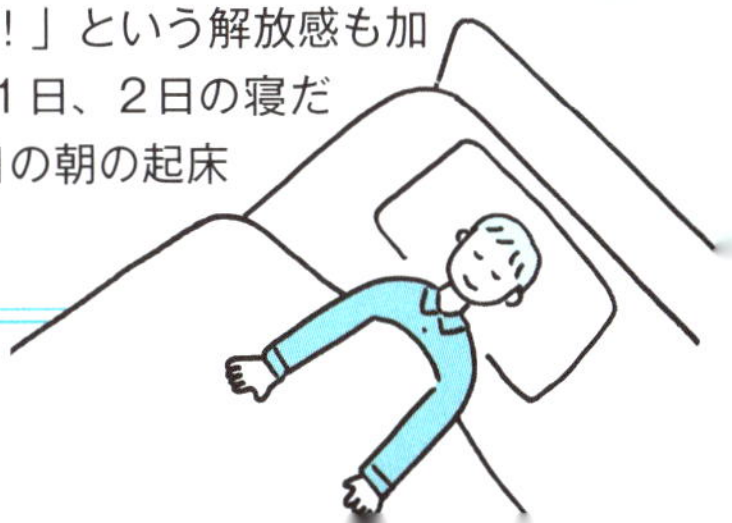

仕事のパフォーマンスが低下。チームの雰囲気も悪くなる

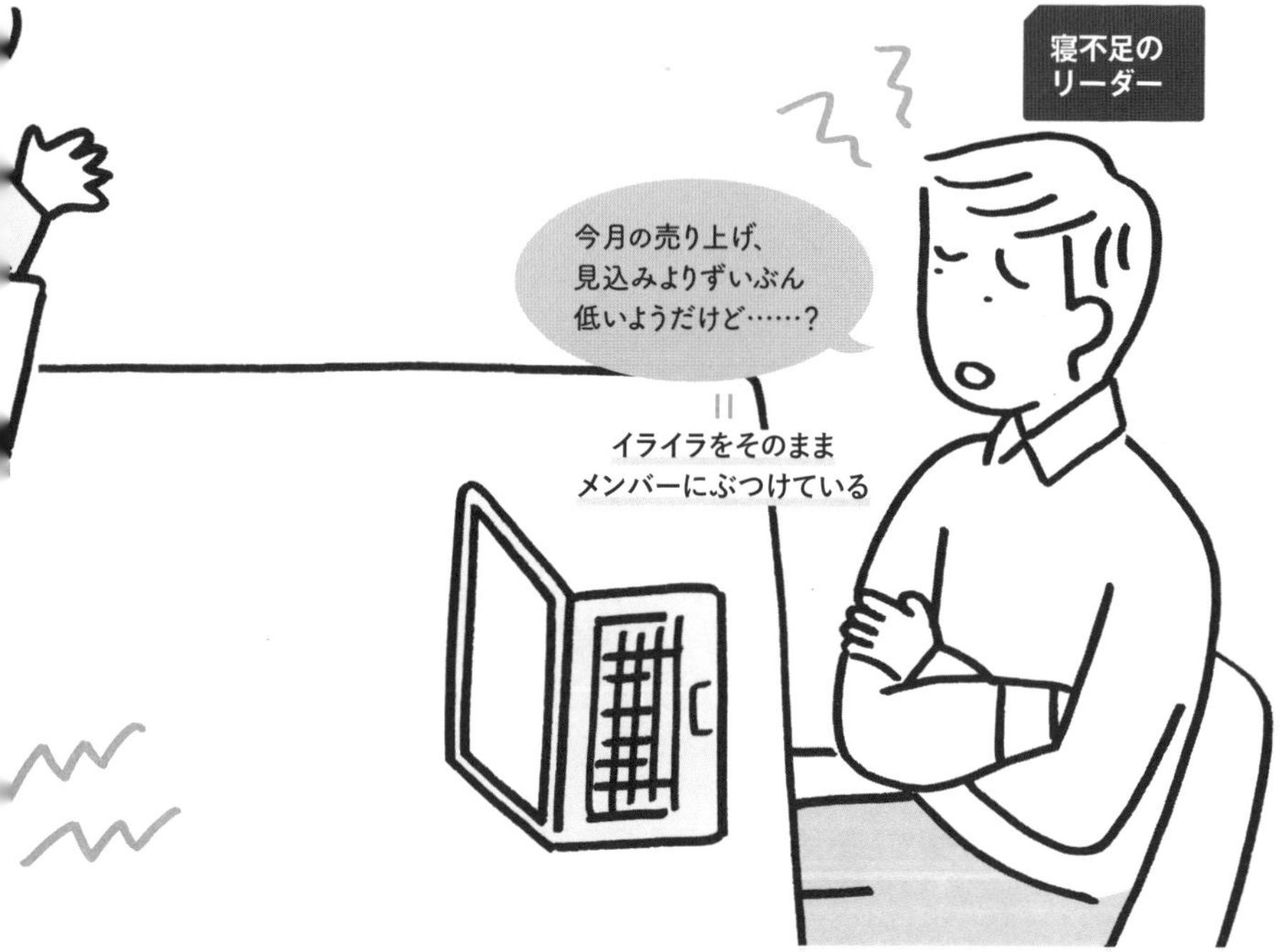
寝不足のリーダー
今月の売り上げ、見込みよりずいぶん低いようだけど……？
＝
イライラをそのままメンバーにぶつけている

前向きな検討や提案、論理的な話し合いがむずかしい

　睡眠負債があると論理的にものを考えたり、冷静な判断を下すことができない。しかも「イライラしやすい」「衝動的に反応する」「落ち込みやすい」など、メンタルへの悪影響も絶大。その結果、個人の業績が落ちるだけでなく、チームの雰囲気も悪くなり、成果が出ない組織になってしまう。

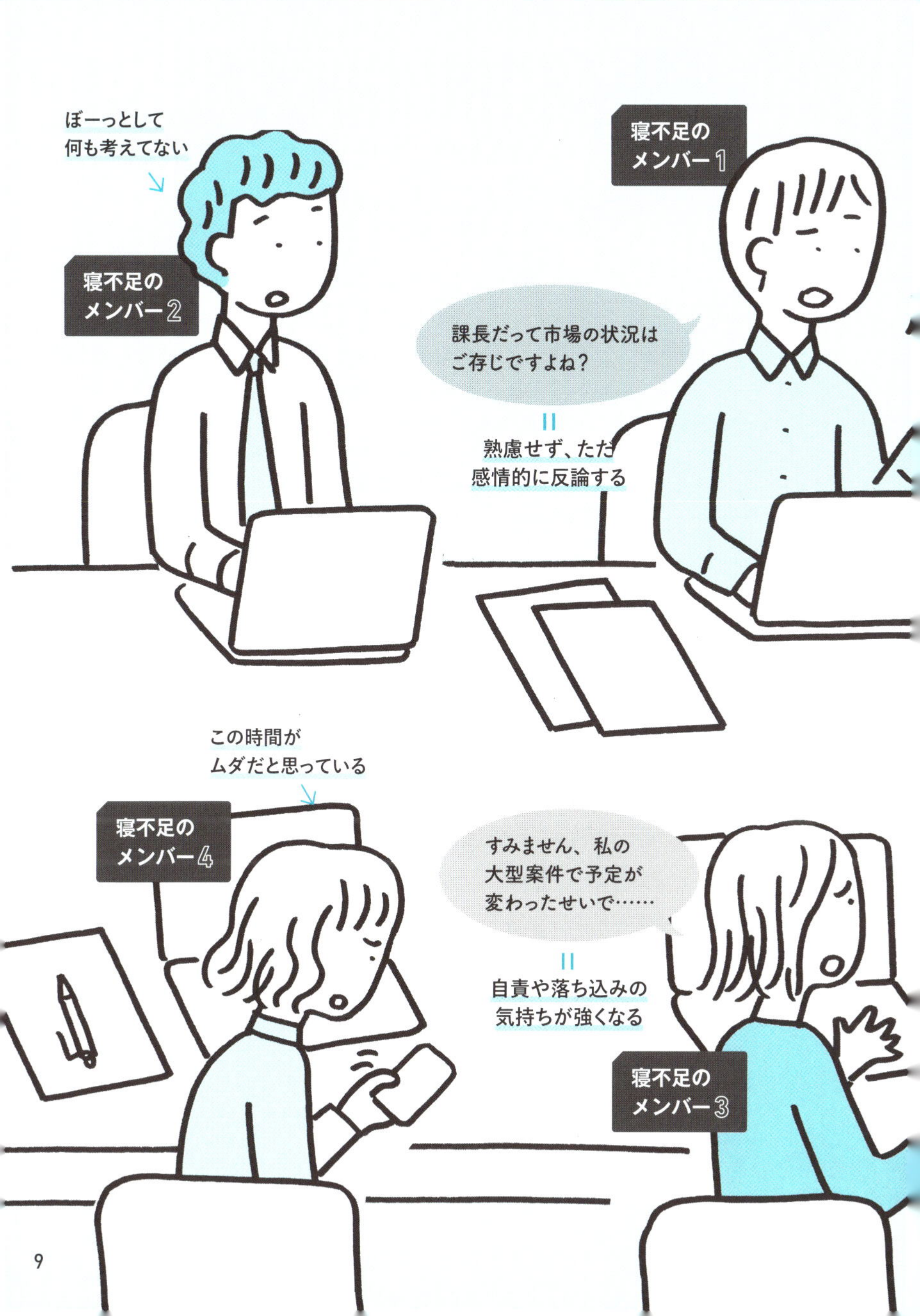
ぼーっとして
何も考えてない
寝不足の
メンバー2
寝不足の
メンバー1
課長だって市場の状況は
ご存じですよね?
=
熟慮せず、ただ
感情的に反論する
この時間が
ムダだと思っている
寝不足の
メンバー4
すみません、私の
大型案件で予定が
変わったせいで……
=
自責や落ち込みの
気持ちが強くなる
寝不足の
メンバー3

眠りの時間と質を見直して、睡眠⇄仕事の好循環に！

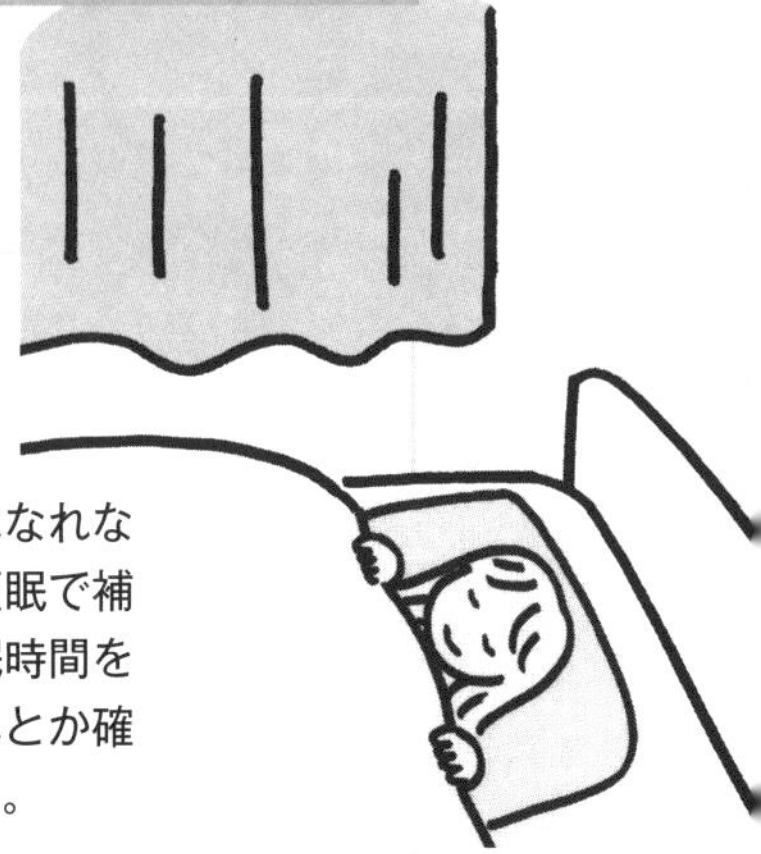

I

理想の睡眠時間をキープ

努力してもショートスリーパーにはなれないし、睡眠不足を別の日の寝だめや仮眠で補うこともできない。自分の理想の睡眠時間を把握して（→ P72）、その時間をなんとか確保しよう。めやすは通常、7 時間以上。

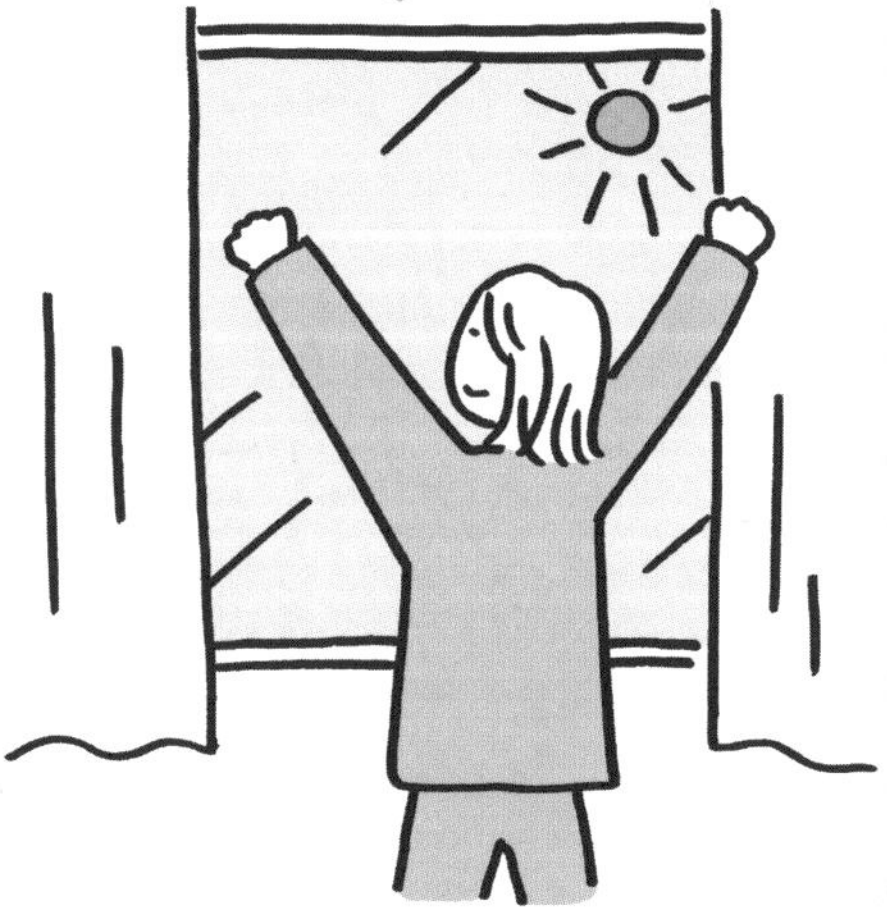

II

決まった時間に寝て、起きる

起床時刻になれば体温が上がり、覚醒を促すホルモンが出るなど、体は一定のリズムでコントロールされている。数日のズレも睡眠の質にも影響するため、毎日一定の時間に寝て、起きることが大事。

眠りに効く昼の習慣&夜の習慣もプラス!

朝～昼は光をたっぷり浴び、寝室には光を一切入れないなどの快眠習慣を身につけよう。

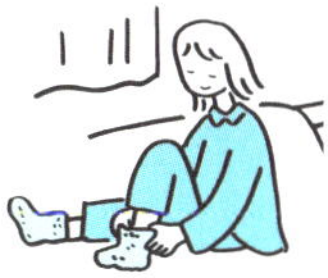

Ⅳ

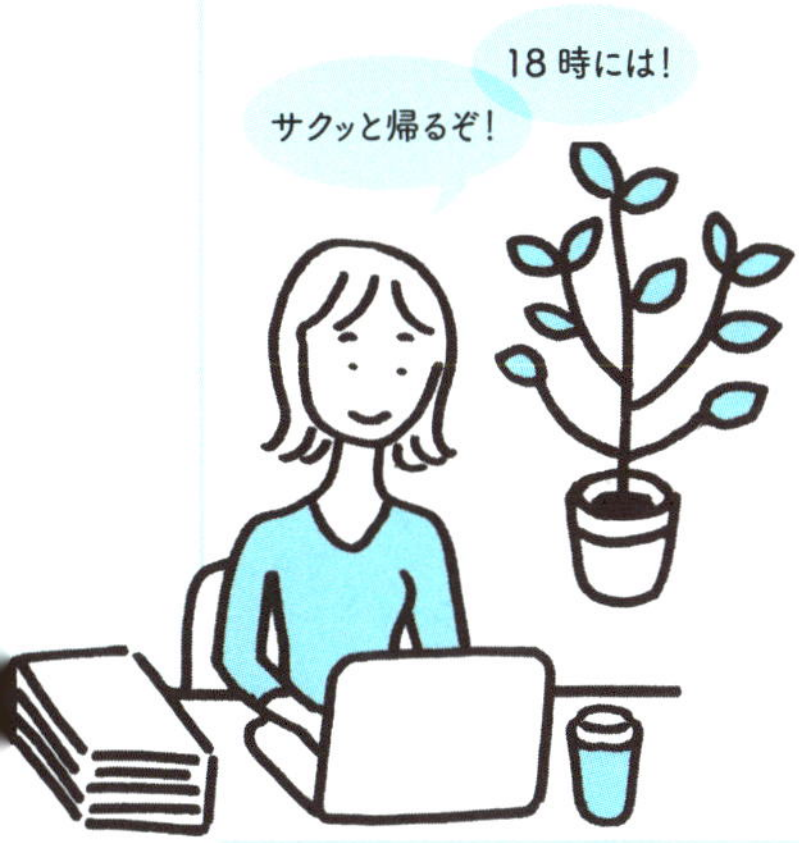
18時には!
サクッと帰るぞ!

パフォーマンスが改善。心と時間のゆとりができる

睡眠中の脳の働きで、学習・記憶機能や、高度な推論をする力が高まる。つまり仕事のパフォーマンスが上がり、よりクリエイティブに、効率的に働けるということ。残業時間も減り、心と時間にゆとりができるため、いい睡眠サイクルを維持できる。

Ⅲ

体のリズムが整い、睡眠の質もアップ!

睡眠時間を確保し、定時に寝て起きる生活を続ければ、「朝起きた瞬間からだるい」などの悩みもなくなる。免疫《めんえき》力アップで体調をくずしにくくなり、さらに太りにくい体に！夜は深いノンレム睡眠をとれて、脳も体も十分にメンテナンスされる。

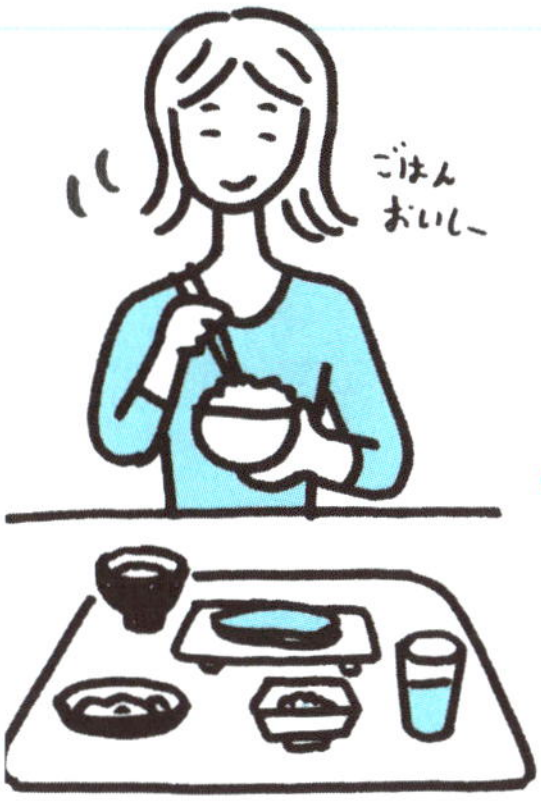
ごはん
おいしー

Prologue
朝起きた瞬間からだるい……原因は睡眠負債かも⁉

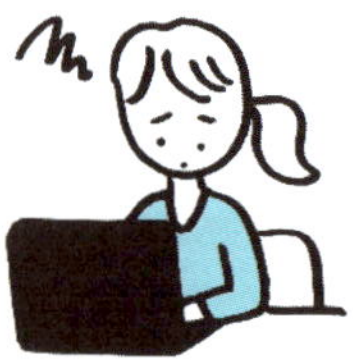

Part 1
仕事のミスや体調の悪化、もしかして睡眠不足のせい⁉ パフォーマンスが悪化する 睡眠負債の法則

睡眠不足⇓仕事の影響

睡眠不足⇓健康の影響

COLUMN

おしえて林先生！

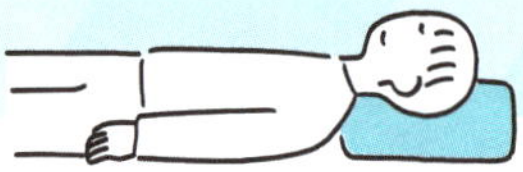

Part 2

ヒトはなぜ眠るの？　なぜ眠れないの？
最新神経科学でわかった 睡眠のしくみ

 CONTENTS

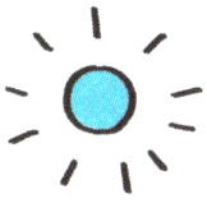

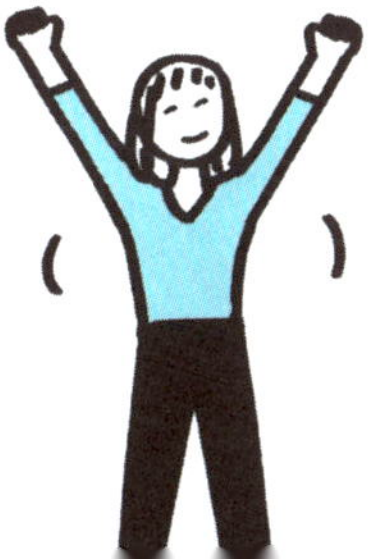

Part 3

集中力とパフォーマンスを高める 朝〜昼のスッキリ習慣

朝の過ごしかた

職場での過ごしかた

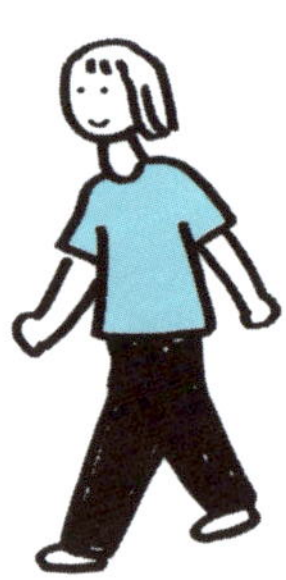

Part 4 夜のぐっすり習慣

寝つきがよくなり、翌日に疲れが残らない!!

快眠のための環境づくり

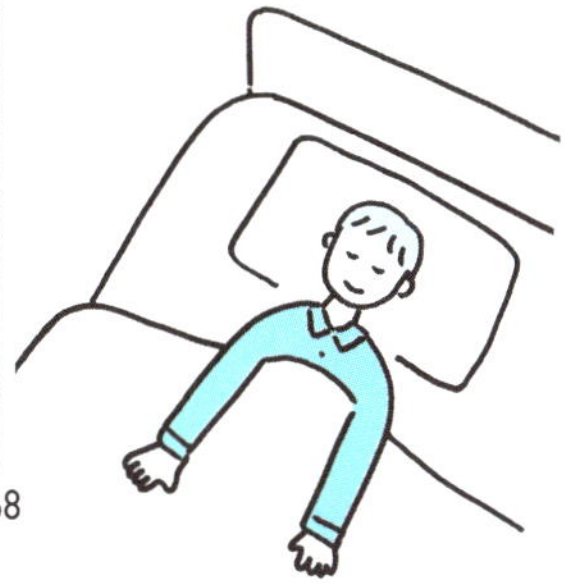

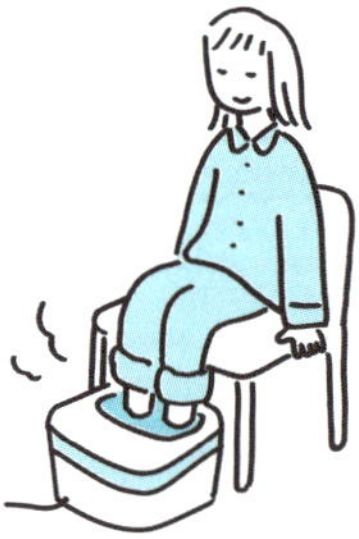

仕事のミスや体調の悪化、
もしかして睡眠不足のせい !?

パフォーマンスが悪化する睡眠負債の法則

Part

1

Negative Impact on Work

睡眠不足⇒仕事の影響 01

短時間睡眠が続くと、飲酒時並みのパフォーマンスに!

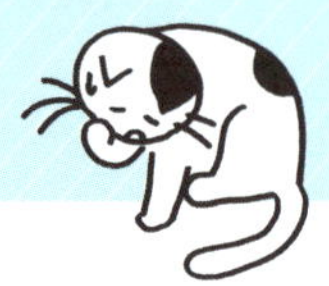

寝る間を惜しんで働くほど、非効率なことはない

日本人の平均睡眠時間は7時間22分。世界標準より1時間ほど足りない計算です。**しかも40代以上の睡眠時間は、いまも減少傾向です**（厚生労働省、２０２３）。

では、睡眠を削ったぶんだけ、仕事の成果を出せているでしょうか？　残念ながら、日本人の生産性はＯＥＣＤ加盟国中最下位。国の政策、企業経営の問題を差し引いても、働きかたと休養のとりかたには問題がありそうです。

睡眠時間を削るほど、仕事のパフォーマンスも落ちることは、世界の睡眠研究からもあきらかです。「6時間寝ていれば何とかなる」と思う人もいるでしょうが、8時間睡眠と比べると、比較にならないパフォーマンスの低下ぶり（左図参照）。**この状態が続けば、3日間の徹夜後と同じレベルに。飲酒時並みに頭が回っていない状態です。**

5〜6時間寝ていても、パフォーマンスは落ちている

1、2時間の睡眠不足も、毎日続くと、徹夜明け並みの疲労度になってしまう。

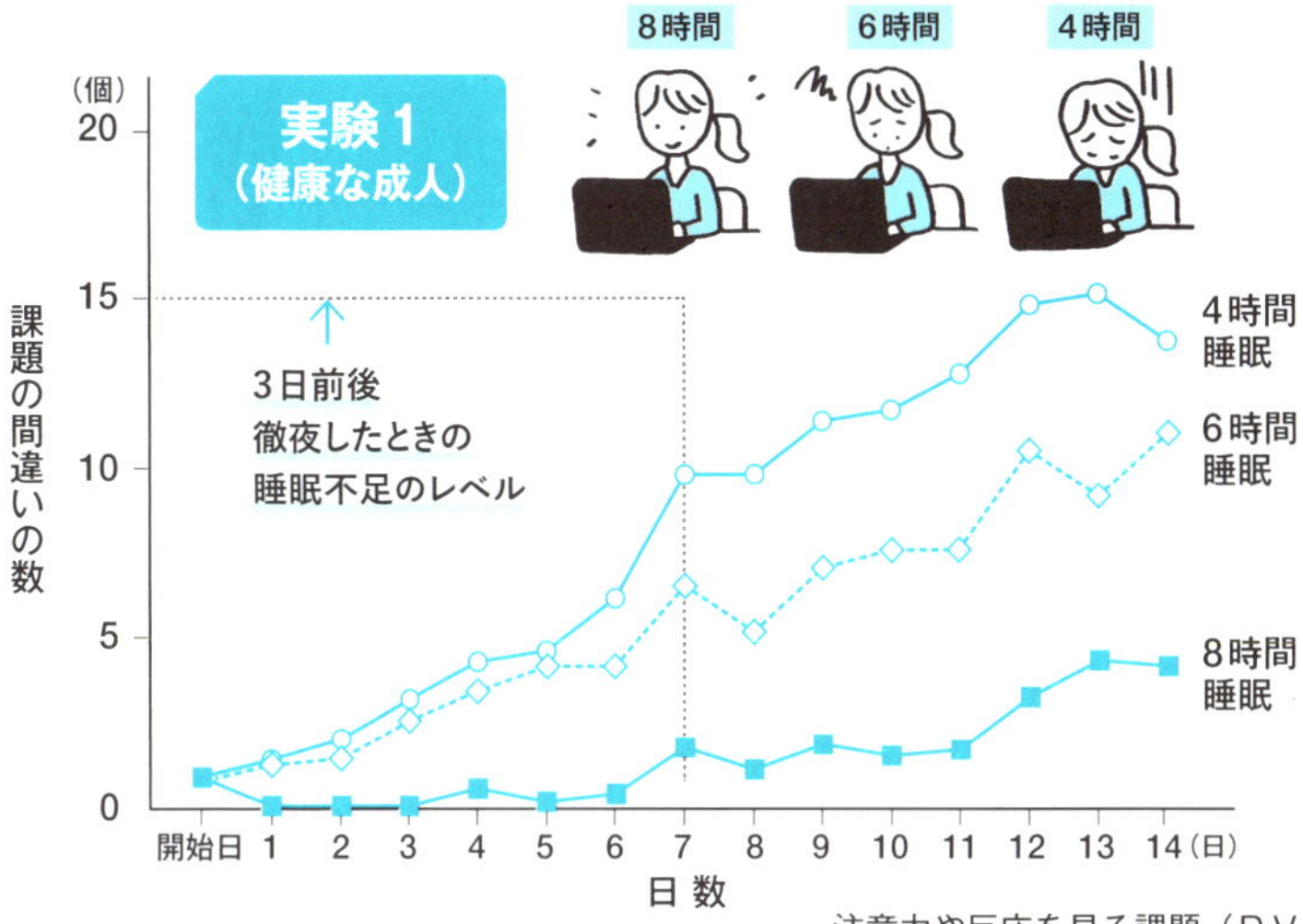

注意力や反応を見る課題（PVT）でのミスの数を調べた実験。4時間はもちろん、6時間睡眠でもミスが多発。

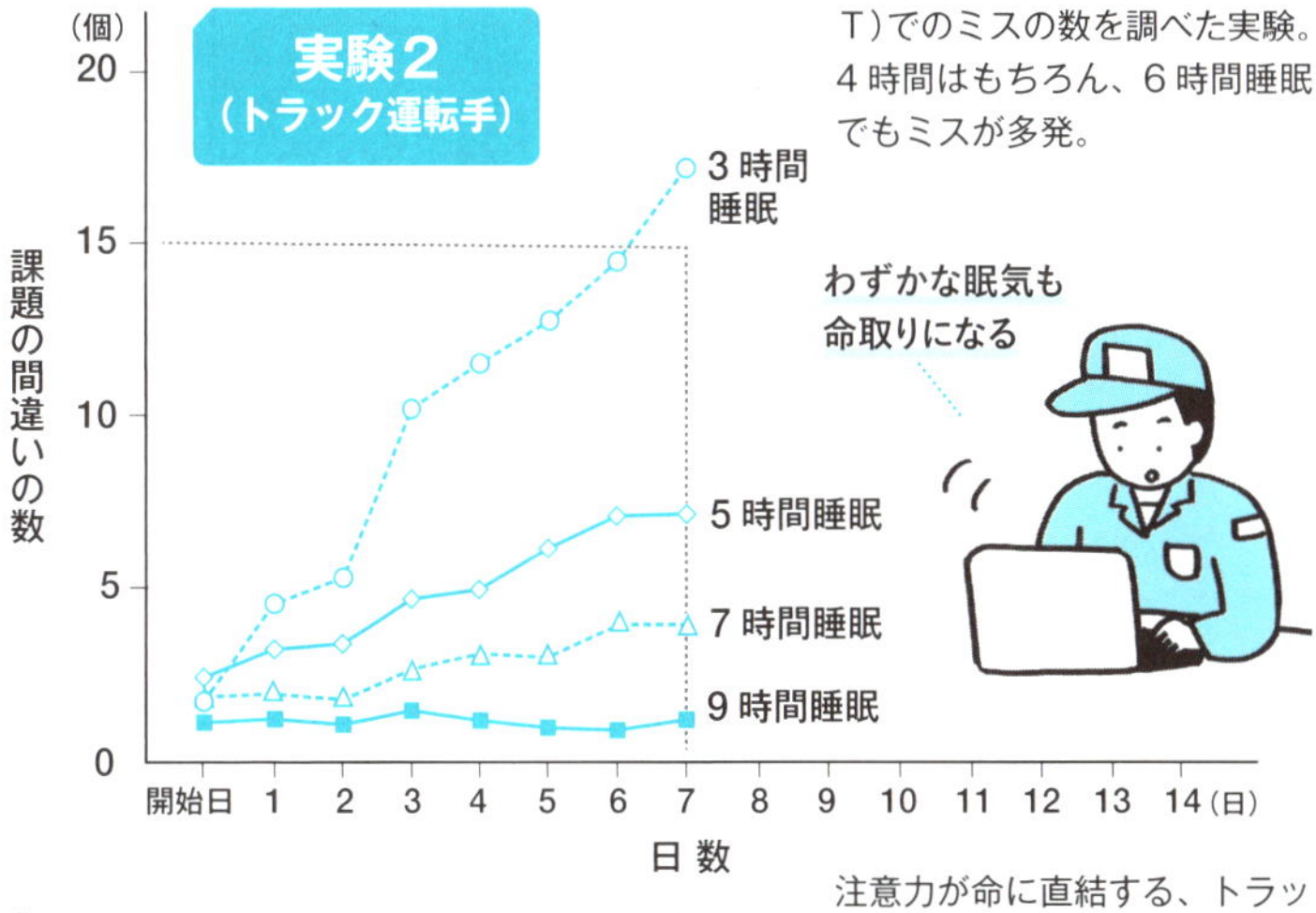

(「Behavioral and physiological consequences of sleep restriction.」Banks S&Dinges DF, Journal of Clinical Sleep Medicine vol.3 (5) : 519-528, 2007 より引用)

注意力が命に直結する、トラック運転手での実験。3時間睡眠が続くと、1週間で、徹夜後と同レベルの注意力に。

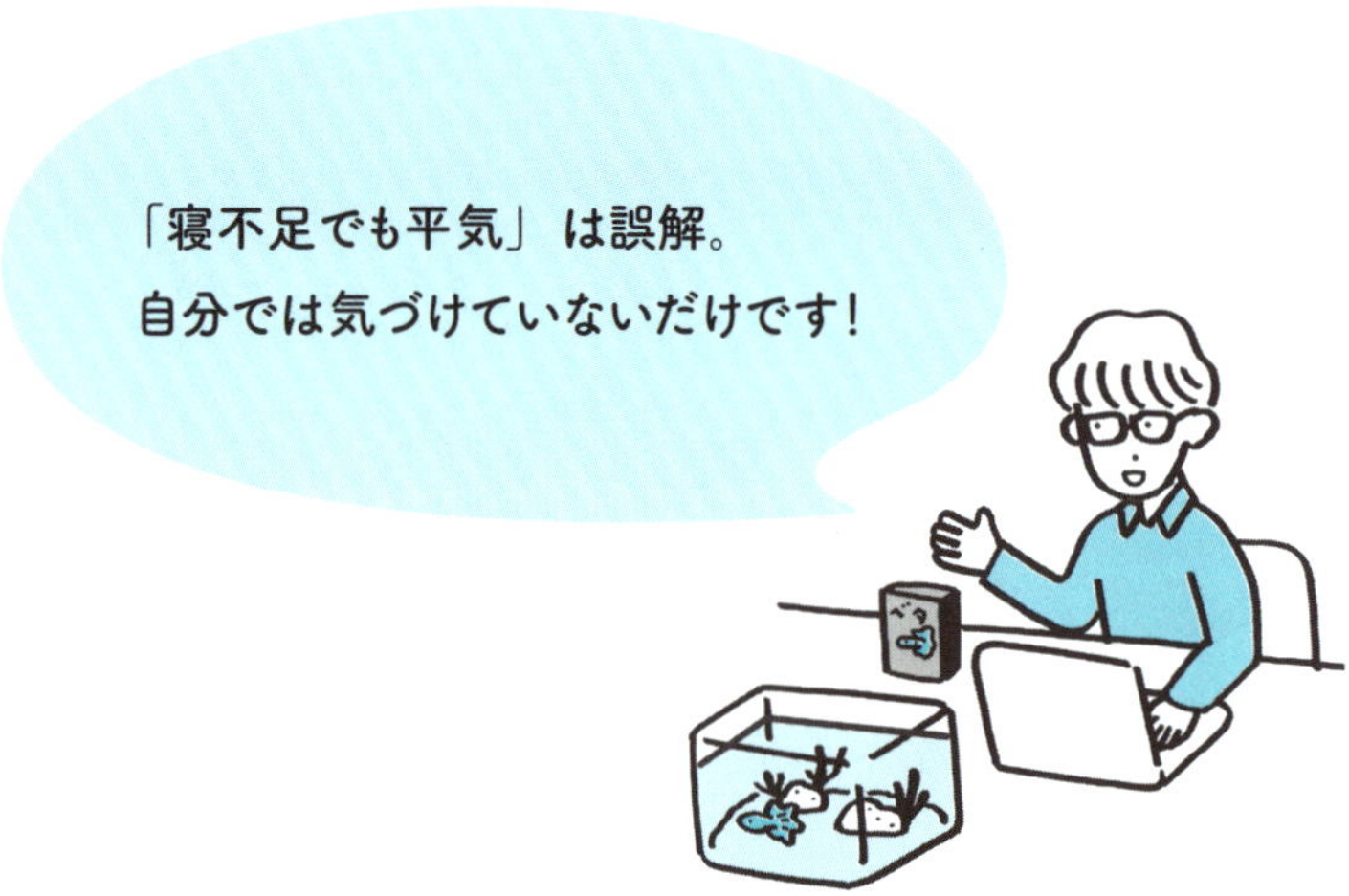
「寝不足でも平気」は誤解。
自分では気づけていないだけです!

無意識のうちに、小さな居眠りをしてしまう

「私は5、6時間睡眠でも平気」という場合、考えられる可能性は2つあります。**1つめは、遺伝子的にショートスリーパーであること**(→P70)。最適な睡眠時間には個人差があり、短時間で平気な人もいます。ただし該当するのは人口の1%未満で、可能性は限定的です。

もう1つの可能性は、寝不足への慣れ。寝不足が続くとパフォーマンスは落ちる一方ですが、眠気は一定程度で止まるため、問題を自覚しにくいのです(左図参照)。睡眠不足の人は、10〜15秒ほどの無意識の居眠り「マイクロスリープ」をくり返していることもわかっています。車や飛行機の交通事故でも報告される現象で、いつかは致命的なミスを引き起こすおそれもあります。

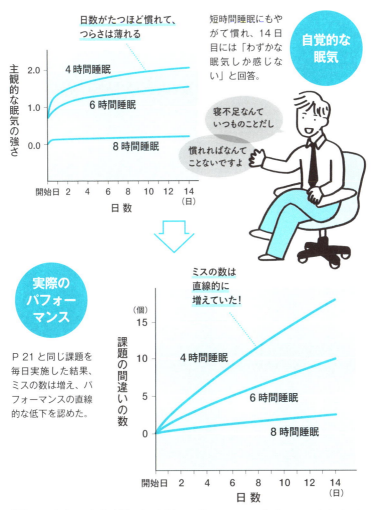

「私、大丈夫です」は、ぜんぜん大丈夫じゃない

パフォーマンスの低下は眠気に比例しない。 部下の言葉なども真に受けないこと!

自覚的な眠気

短時間睡眠にもやがて慣れ、14日目には「わずかな眠気しか感じない」と回答。

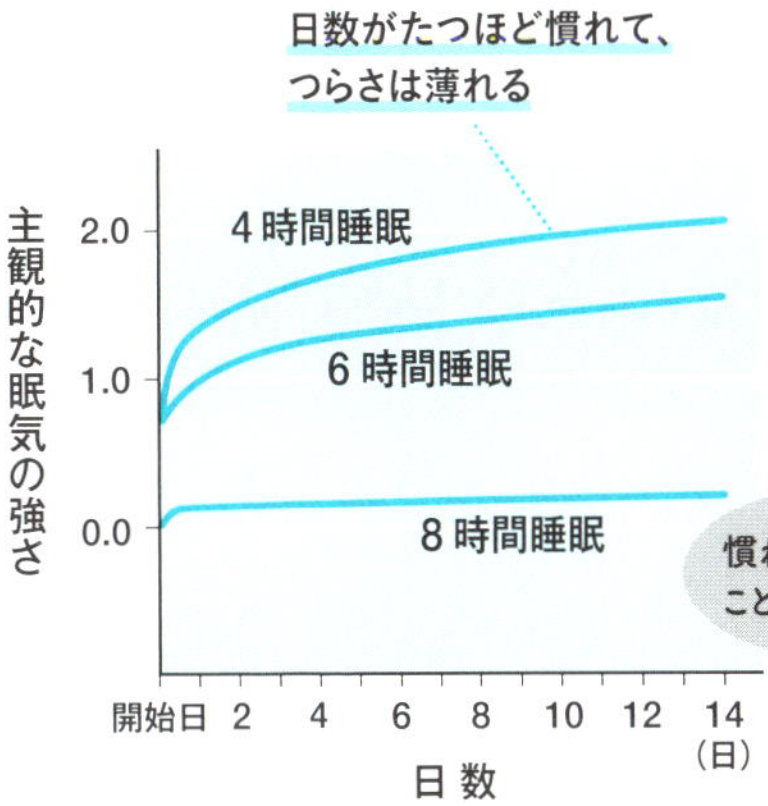

寝不足なんて
いつものことだし
慣れればなんて
ことないですよ

実際のパフォーマンス

P21と同じ課題を毎日実施した結果、ミスの数は増え、パフォーマンスの直線的な低下を認めた。

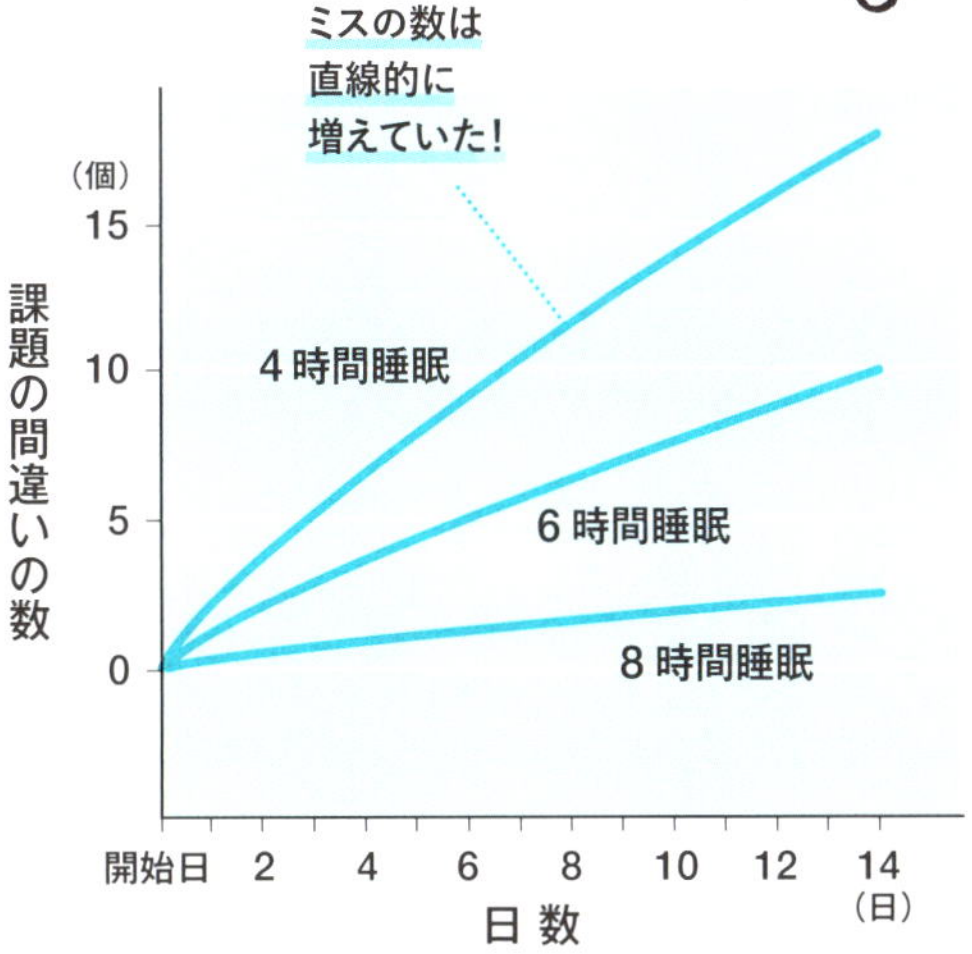

(「The cumulative cost of additional wakefulness : Dose-response effects on neurobehavioral functions and sleep physiology from chronic sleep restriction and total sleep deprivation.」Van Dongen HP et al., Sleep vol.26 (2) : 117-126, 2003より引用)

Negative Impact on Work

睡眠不足⇒仕事の影響 02

洞察力や判断力も睡眠不足で低下する

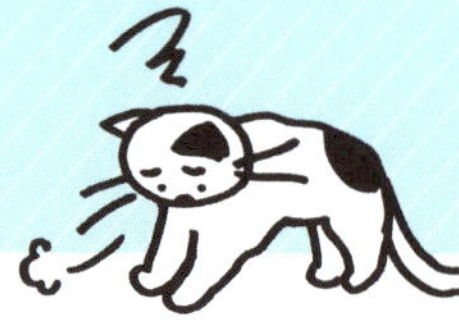

ビジネスにおける〝真の課題〟が見えなくなる

ＩＴ化が進むいま、仕事の性質も変化しています。**単純業務は減る一方で、状況を広く見て本質的な課題をとらえ、解決する力が求められています。**

昨今の睡眠科学では、睡眠不足がこうした能力に与える影響もさかんに調べられています。たとえば左の実験。課題を解くのに求められるのは、隠された法則を〝洞察する〟力です。どの実験協力者も、最初は法則がわからずに頭を悩ませます。しかし重要なのはここから。テスト後にずっと起きていた人たちは、大半がその法則に気づけませんでした。しかしテスト後によく寝た人たちは、約６割が隠された法則を発見できたのです。

むずかしい課題解決や意思決定を迫られているときほど、一度よく寝てから判断しましょう。

夜にぐっすり寝るだけで、課題解決力が上がった

実験協力者は18～31歳と、体力のある世代。
それでも洞察力には大きな差がついた。

テスト

ルールに沿って、この文字列を変換してください

1 1 4 4 9 4 9 4

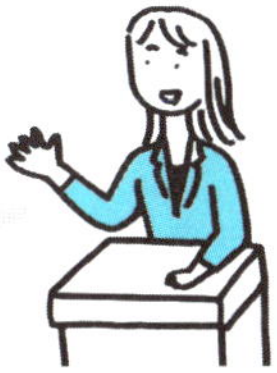

数字を左から順に見て、法則に沿って並べ直す。最初はトレーニングとして3つの課題にとり組む。

同様の課題をたくさん解く。ただし
ルールの一部しか教えてもらえない

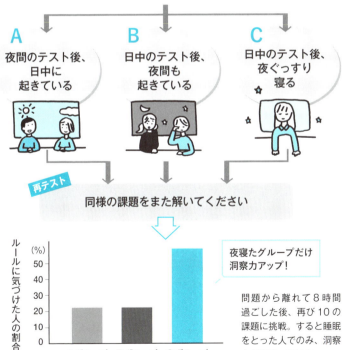

A 夜間のテスト後、日中に起きている

B 日中のテスト後、夜間も起きている

C 日中のテスト後、夜ぐっすり寝る

再テスト

同様の課題をまた解いてください

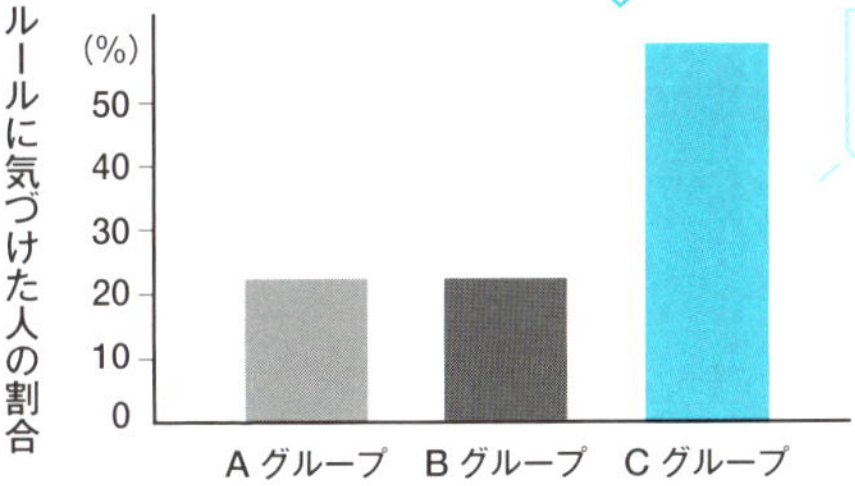

夜寝たグループだけ
洞察力アップ!

問題から離れて8時間過ごした後、再び10の課題に挑戦。すると睡眠をとった人でのみ、洞察力が高まっていた。

(「Sleep inspires insight.」Wagner U et al., Nature vol.427 (6972) : 352-355, 2004より引用)

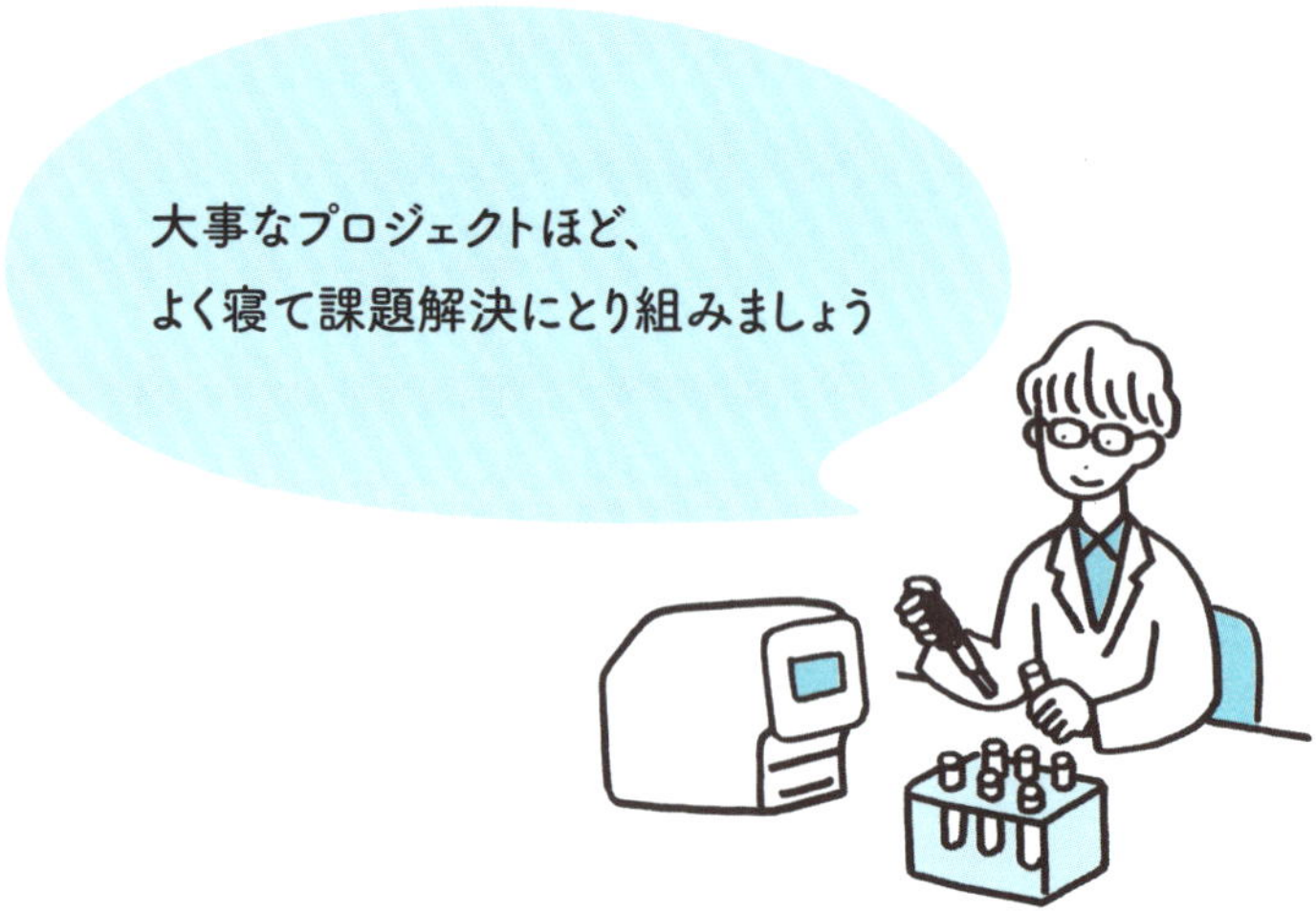
大事なプロジェクトほど、
よく寝て課題解決にとり組みましょう

証券アナリストも、寝不足で予測をはずしがち

洞察力がものをいう仕事の1つに、証券アナリストがあります。アメリカではステータスの高い仕事ですが、高収入とひきかえに、平均週80時間という激務でも知られます。**平均睡眠時間は5～6時間で、午前3時以降に就寝する人も多数**（Wall Street Oasis, 2023）。深夜にレポートを作成する人も多く、アメリカでは、そのような健康状態で適切な判断ができるのかが問題視されています。

事実、証券アナリストを対象とした研究では、睡眠不足であるほど、予測精度が低くなる傾向に。睡眠不足は市場の低迷までまねきかねないのです。睡眠不足の影響を受けるのは、投資家も同じです。サッカーのワールドカップ開催期間中は、睡眠不足で収益が落ちるというユニークな報告もあります（Cai J, Fan M&Ko CY, 2023）。

組織やチームの生産性も2〜3割下がる

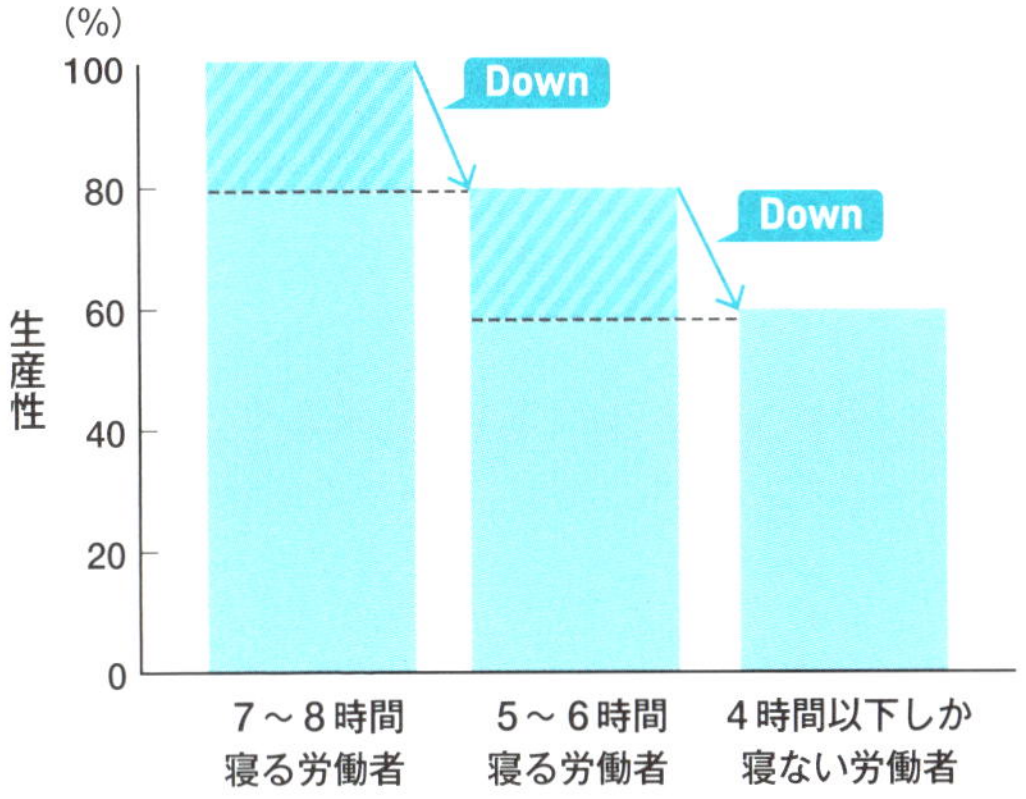

7〜8時間睡眠の人に比べると、5〜6時間寝ている人でも、生産性があきらかに落ちている。

(「Work productivity loss associated with sleep duration, insomnia severity, sleepiness, and snoring.」Yang R et al., Sleep vol.41 (suppl1): A74, 2018 より作成)

組織に貢献するつもりが、損失を与えてるかも!?

世界のビジネスシーンでは、「プレゼンティズム」も問題とされています。寝不足や二日酔い、頭痛、花粉症、うつ傾向などの心身の不調で、とりあえず出社することはできても、生産性がまるで上がらない状態です。

とりわけ睡眠不足の影響は大きく、睡眠が4時間以下だと、約3割も生産性が落ちます。さらに不眠症となると、事態は深刻です。軽度の不眠症でも、生産性は58%も低下してしまうのです（上図参照）。

不眠症にはストレスも関係しています。仕事熱心で長時間労働、つねにストレスを抱えているタイプのビジネスパーソンは、不眠症に陥りがち。業績を上げて会社に貢献するつもりが、結果的には生産性が低下し、損失を与えている可能性もあります。

Negative Impact on Work

睡眠不足⇒仕事の影響 03

ミスが増えるだけでなく、**同僚のせい**にすることも！

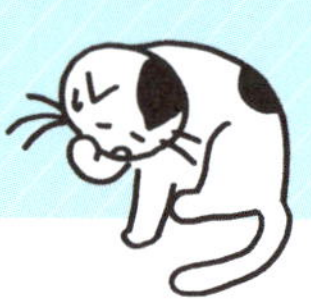

理性が低下し、感情的にもなりやすい

寝不足の日は注意力が著しく落ちます。さらに問題なのが、感情の抑制がきかなくなること。**寝不足によるパフォーマンス低下を調べた研究は数多くありますが、計１４３もの研究結果をメタ解析したところ、もっとも問題となるのが感情面で、ついで認知機能低下、運動機能低下という結果でした**（Pilcher JJ&Huffcutt AI, 1996）。

感情面への影響は幅広く、ささいなことで腹をたてたり、落ち込んだりします。不安にもなりやすく、プロジェクトの進行を悲観することもあるでしょう。落ち着きもなくなり、集中して座っていられなくなります。

長期的影響も見逃せません。約4時間半の睡眠で5日間過ごすだけでも、不安感や抑うつ傾向が強まり、心の病気のリスクも高まります（Motomura Y et al., 2013）。

普段はまじめな人も、勤務態度が悪くなる

教育機関で働くワーキングマザーを対象とした研究では、
職場に不利益をもたらす行為も増えていた（Deng Y et al., 2022）。

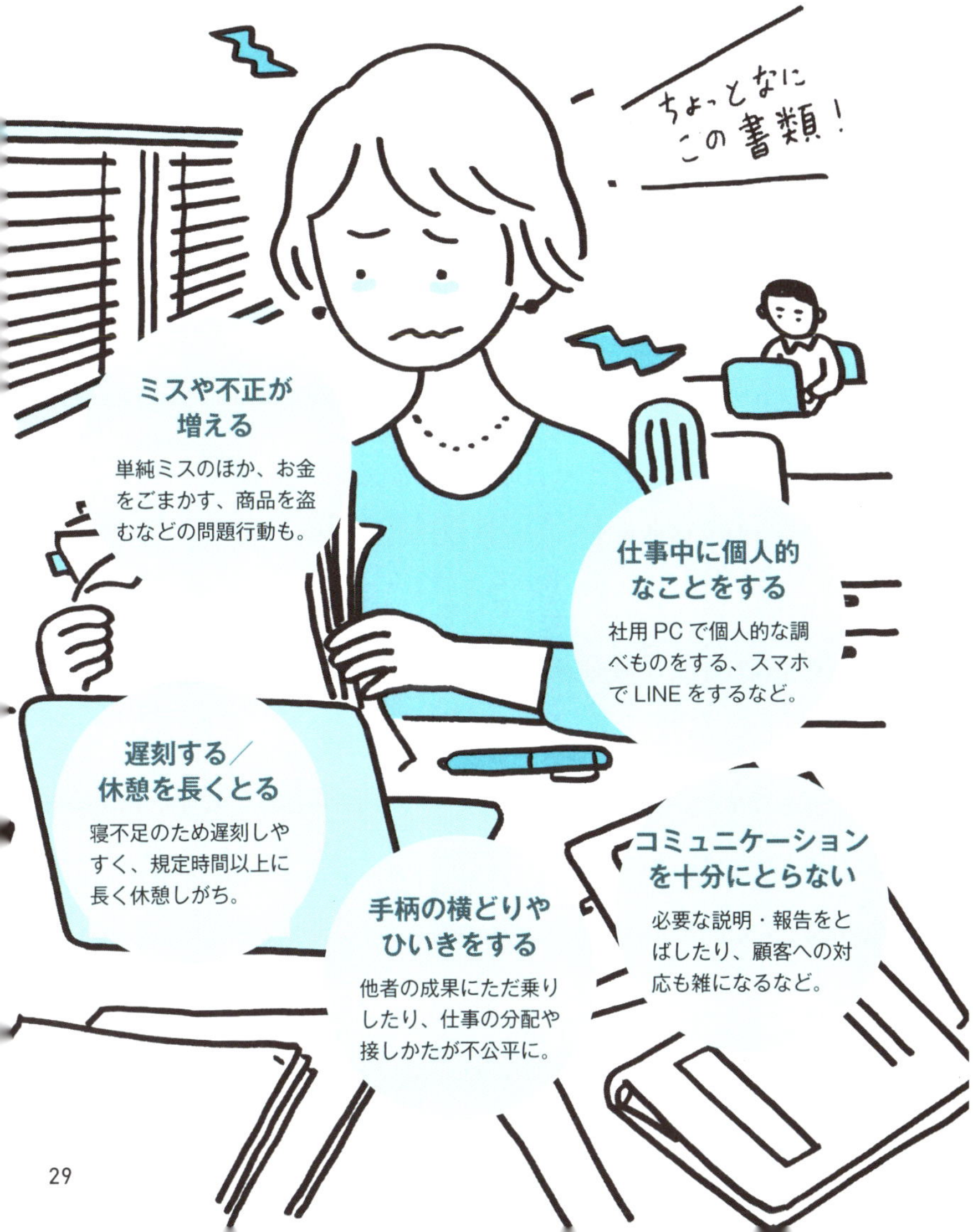
ちょっとなに この書類！
ミスや不正が増える
単純ミスのほか、お金をごまかす、商品を盗むなどの問題行動も。
仕事中に個人的なことをする
社用PCで個人的な調べものをする、スマホでLINEをするなど。
遅刻する／休憩を長くとる
寝不足のため遅刻しやすく、規定時間以上に長く休憩しがち。
手柄の横どりやひいきをする
他者の成果にただ乗りしたり、仕事の分配や接しかたが不公平に。
コミュニケーションを十分にとらない
必要な説明・報告をとばしたり、顧客への対応も雑になるなど。

結果の出せるチームをつくるには
長時間労働はNG！

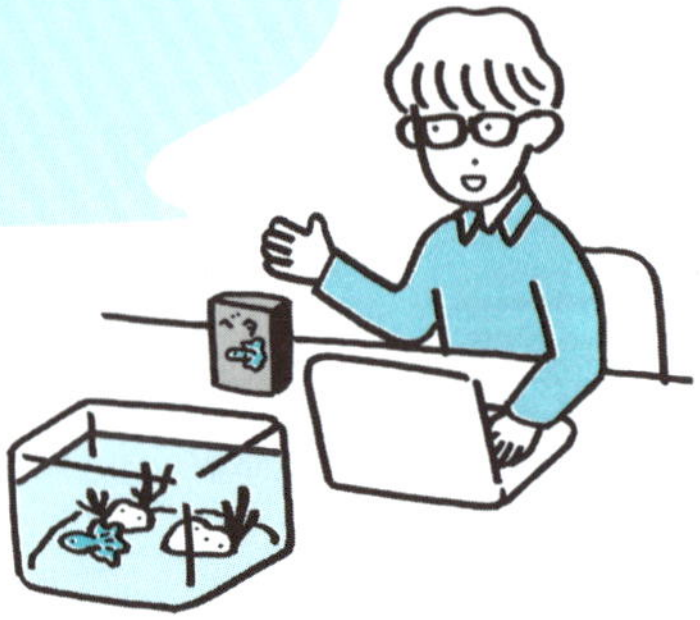

現在の仕事はチームありき。皆の睡眠に配慮を

感情をコントロールできなくなるのには、理由があります。感情は脳深部の「扁桃体《へんとうたい》」で生まれますが、睡眠が足りないと、扁桃体のブレーキが十分にききません。さらに、扁桃体をコントロールする「前帯状回《ぜんたいじょうかい》」の働きも低下します。**前帯状回は他者の感情を推測する役割も担っており、ここが十分に働かないと、共感的なコミュニケーションも困難になります**。

現代のビジネスは複雑化し、最後まで1人で遂行できる仕事はほとんどありません。チームでの協調は、ビジネスパーソンの必須要件。大事なプロジェクトを前に残業が続くこともあるでしょうが、重要案件こそ、コミュニケーションが肝心です。**睡眠不足のせいでチームがギスギスした空気にならないよう、注意しましょう**。

どの職種でも、睡眠なしには成果を出せない

睡眠不足が従業員に与える影響を調べた数多くの研究から、下のような構図があきらかに。

仕事の性質

- 働く時間の長さと時間帯
- 仕事に望むこと、仕事によるストレス
- 睡眠の優先度
- 仕事への献身

↓

従業員の睡眠の問題

長時間労働による睡眠不足、ストレスによる不眠のほか、個人の生活事情による睡眠不足も含む。

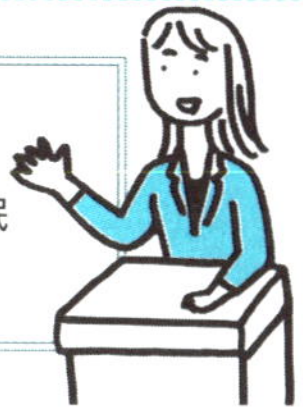

↓

健康面の問題

- □疾病《しっぺい》負担増加
（病気の発症率や治療日数、医療費負担、死亡率など）
- □医療機関にかかる回数の増加
- □アブセンティズム＊1＆プレゼンティズム

個々のパフォーマンス低下

- □従業員満足度低下
- □カスタマーサービス低下
- □誤った意思決定
- □創造性＆イノベーション低下
- □仕事へのやりがい、活動低下
- □モラルに欠けるふるまい

対人関係の問題

- □社会的手抜き＊2
- □交渉における信頼関係低下
- □パワハラ的な指導
- □職場の人間関係悪化
- □カリスマ的リーダーシップ＊3
- □チーム機能の低下

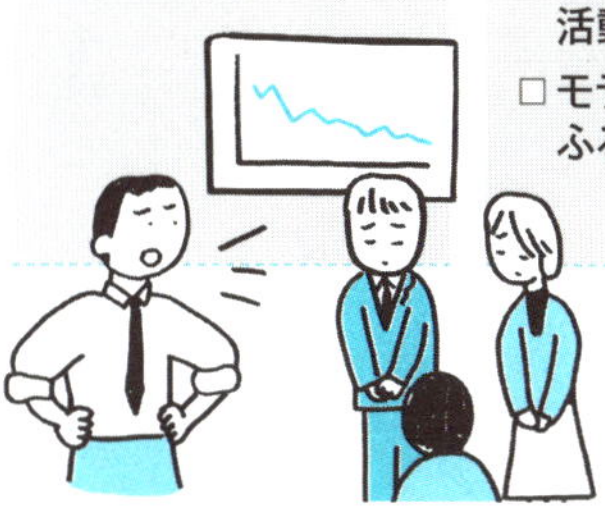

具体的な問題は３つに大別される。健康を害することも、仕事のパフォーマンスに直結している。

＊１　アブセンティズム……心身の不調で遅刻、欠勤、休職するなどで、業務を遂行できない状態
＊２　社会的手抜き……「皆がやっているから、自分ががんばらなくてもばれない」と考えて、仕事の手を抜くこと
＊３　カリスマ的リーダーシップ……かつては優秀な指導者像とされたが、現在は問題視されることが多い（→P33）

Negative Impact on Work

睡眠不足⇒仕事の影響 04

寝不足のリーダーは正しく意思決定できない

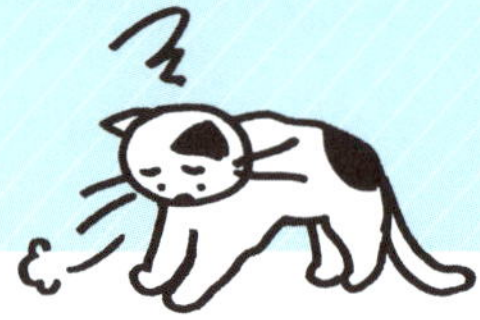

冷静さを欠き、ハイリスク-ハイリターン志向に

寝不足が続くと、自制心が働かなくなります。認知機能が低下し、適切な意思決定をすることもできません。これはチームを率いるリーダーにとって、重大な問題です。

意思決定に関する研究も数多くあり、寝不足の人はリスク志向が強まるとわかっています（Salfi F et al., 2020）。配当を求めてカードをめくる「コロンビアカード課題」でも、その傾向が顕著に認められました。新たなカードをめくっても儲かるとはかぎらず、損失が膨らむかもしれないのに、寝不足の人はカードをめくり続けます。**損失を過小に見積もり、利益を過大視してしまうのです。**

チームを束ねるリーダーがこの状態では、プロジェクトの未来も危ぶまれます。メンバーの意見に耳を貸すことができず、突っ走ってしまうおそれもあります。

利益をほしがる脳の部位「vmPFC」が活性化！

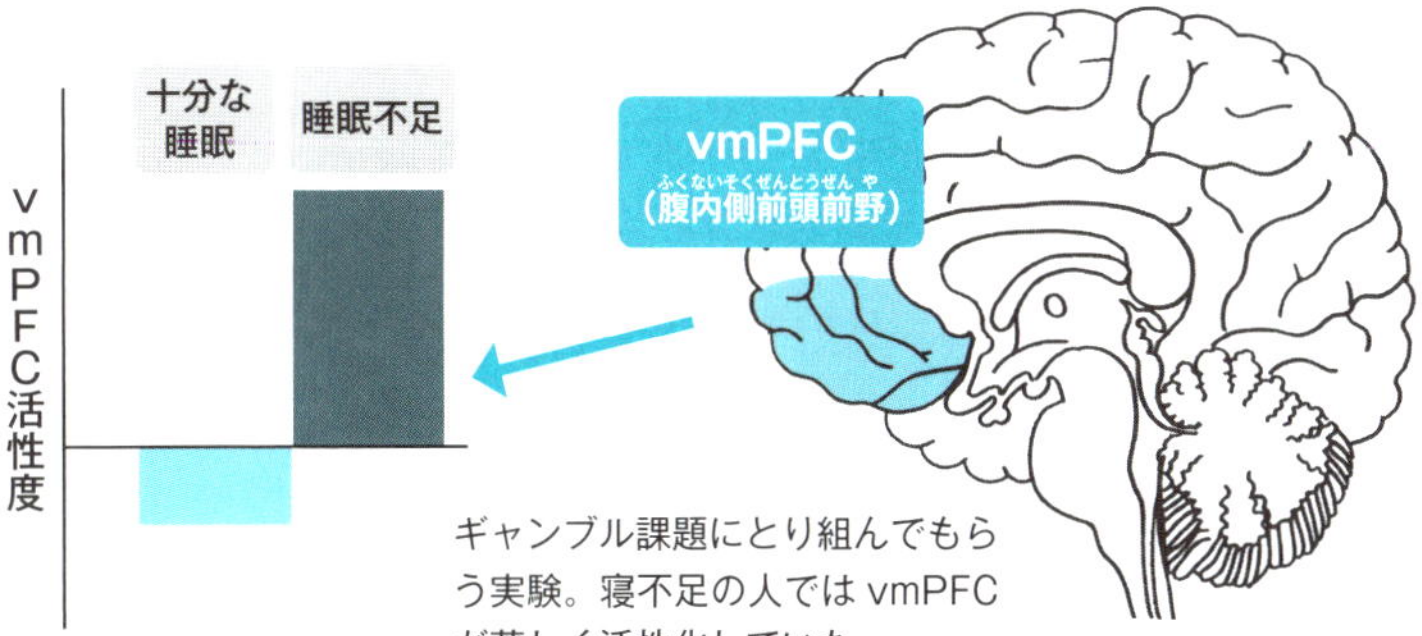

ギャンブル課題にとり組んでもらう実験。寝不足の人ではvmPFCが著しく活性化していた。

(「Sleep deprivation biases the neural mechanisms underlying economic preferences.」Venkatraman V et al.，The Journal of Neuroscience vol.31(10)：3712-3718，2011 より引用)

部下を叱責し、チームの士気を下げることも

企業で働く以上、利益を求める姿勢は不可欠です。けれども熟慮なしに利益を追い求めるのは考えもの。**利益を上げることばかりに意識が向くときは、まず睡眠不足を疑ってください。上図のように脳の一部が活性化し、正しく判断できなくなっているだけかもしれません。**

部下に対しても、「結果を出せ！」ときつく指示するのは逆効果。一時的には必死に働くかもしれませんが、モチベーションや自主性は失われます。カリスマ的リーダーシップが賞賛された時代もありましたが、現代の組織心理学では、部下の意見に積極的に耳を傾けるほうが結果が出るとわかっています。もちろん、部下への八つ当たりはもってのほか。**誰かにきつい発言をしてしまったときは、早く帰って脳を休めることを優先してください。**

じつは
パフォーマンスが
下がってるかも!?

疲労蓄積度をチェック！

**睡眠負債がたまっていても、自分では気づきにくいもの。
疲労蓄積度が2以上なら、睡眠時間と質の改善を。**

この1か月の状況を思い出しながら、もっともあてはまるものに✓をつけます。最後にすべての得点を合計してください。

1 最近1か月の自覚症状

1. イライラする	ほとんどない (0)	ときどきある (1)	よくある (3)
2. 不安だ	ほとんどない (0)	ときどきある (1)	よくある (3)
3. 落ち着かない	ほとんどない (0)	ときどきある (1)	よくある (3)
4. ゆううつだ	ほとんどない (0)	ときどきある (1)	よくある (3)
5. よく眠れない	ほとんどない (0)	ときどきある (1)	よくある (3)
6 体の調子が悪い	ほとんどない (0)	ときどきある (1)	よくある (3)
7. ものごとに集中できない	ほとんどない (0)	ときどきある (1)	よくある (3)
8. することに間違いが多い	ほとんどない (0)	ときどきある (1)	よくある (3)
9. 仕事中、強い眠気に襲われる	ほとんどない (0)	ときどきある (1)	よくある (3)
10. やる気が出ない	ほとんどない (0)	ときどきある (1)	よくある (3)
11. へとへとだ（運動後を除く）	ほとんどない (0)	ときどきある (1)	よくある (3)
12. 朝、起きたとき、ぐったりした疲れを感じる	ほとんどない (0)	ときどきある (1)	よくある (3)
13. 以前とくらべて、疲れやすい	ほとんどない (0)	ときどきある (1)	よくある (3)
14. 食欲がないと感じる	ほとんどない (0)	ときどきある (1)	よくある (3)

合計得点　　　　　点

Ⅰ 0～2点	Ⅱ 3～7点	Ⅲ 8～14点	Ⅳ 15点以上

（「労働者の疲労蓄積度自己診断チェックリスト（2023年改正版）」厚生労働省, 2023より引用）

もっともあてはまるものに✓をつけ、回答後にすべての得点を合計。1の結果とあわせて、疲労蓄積度の判定をチェックします。

2 最近1か月の勤務の状況

1. 1か月の労働時間（時間外・休日労働時間を含む）	適当（0）	多い（1）	非常に多い（3）
2. 不規則な勤務（予定の変更、突然の仕事）	少ない（0）	多い（1）	—
3. 出張にともなう負担（頻度・拘束時間・時差など）	ないまたは小さい（0）	大きい（1）	—
4. 深夜勤務にともなう負担	ないまたは小さい（0）	大きい（1）	非常に大きい（3）
5. 休憩・仮眠の時間数および施設	適切である（0）	適切である（1）	—
6. 仕事についての身体的負担	小さい（0）	大きい（1）	非常に大きい（3）
7. 仕事についての精神的負担	小さい（0）	大きい（1）	非常に大きい（3）
8. 職場・顧客等の人間関係による負担	小さい（0）	大きい（1）	非常に大きい（3）
9. 時間内に処理しきれない仕事	少ない（0）	多い（1）	非常に多い（3）
10. 自分のペースでできない仕事	少ない（0）	多い（1）	非常に多い（3）
11. 勤務時間外でも仕事のことが気にかかってしかたない	ほとんどない（0）	ときどきある（1）	よくある（3）
12. 勤務日の睡眠時間	十分（0）	やや足りない（1）	足りない（3）
13. 終業時刻から次の始業時刻のあいだにある休息時間	十分（0）	やや足りない（1）	足りない（3）

合計得点 点

A 0点　B 1～5点　C 6～11点　D 12点以上

疲労度判定

	点数	疲労蓄積度
判定	0～1	低いと考えられる
	2～3	やや高いと考えられる
	4～5	高いと考えられる
	6～7	非常に高いと考えられる

1と2の判定

		勤務の状況 A	B	C	D
自覚症状	Ⅰ	0	0	2	4
	Ⅱ	0	1	3	5
	Ⅲ	0	2	4	6
	Ⅳ	1	3	5	7

Negative Impact on Health

睡眠不足⇒健康の影響 01

免疫力が低下し、感染症やがんになりやすい

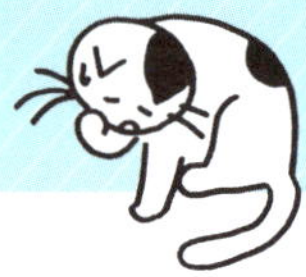

免疫細胞も、ちゃんと寝ないと働けない!!

疲れているとかぜをひきやすいのは、体感としてもよく知られた事実です。睡眠と免疫《めんえき》のあいだには強い相互作用があります。

免疫システムの主役は、B細胞、T細胞、NK細胞などの白血球。ウイルスや細菌などが体に侵入すると、NK細胞が活性化し、病原体を攻撃して食べつくします。さらに病原体情報をもとに、B細胞やT細胞が活性化し、病原体を別ルートで攻撃します。このシステムを調整するのは、サイトカインというたんぱく質です。

寝不足のときは免疫細胞の数が減り、活性も低下します。NK細胞を例にとると、4時間睡眠では活性が28%低下したという報告も（Irwin M et al., 1994）。サイトカインの数も減り、免疫システムが効果的に発動しません。

ちゃんと寝ないと、3倍もかぜをひきやすくなる!

睡眠時間別に、ウイルスへの抵抗力を調べた実験。
睡眠時間が短いほど感染率が高かった。

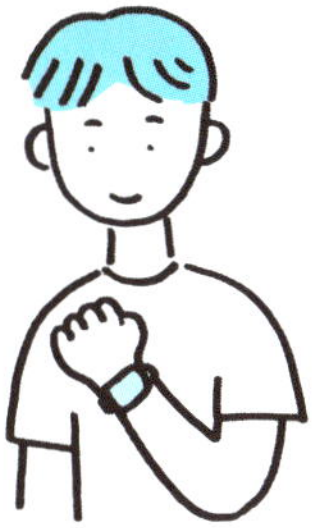

睡眠の量と質をチェック

インタビューと睡眠日誌で、いつもの睡眠時間や自覚的な睡眠の質、入眠困難や中途覚醒などの問題をチェック。

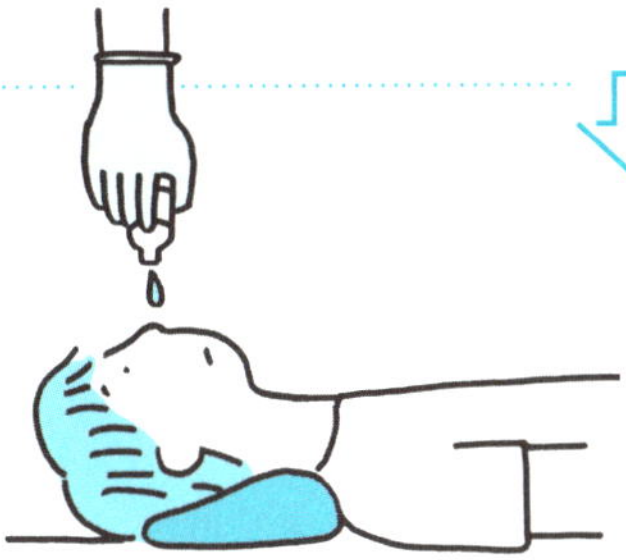

かぜウイルス入り点鼻薬を投与

ホテルに6日間隔離。アデノウイルスを含む点鼻薬を最初に投与してから、ウイルス量と免疫《めんえき》機能を毎日確かめた。

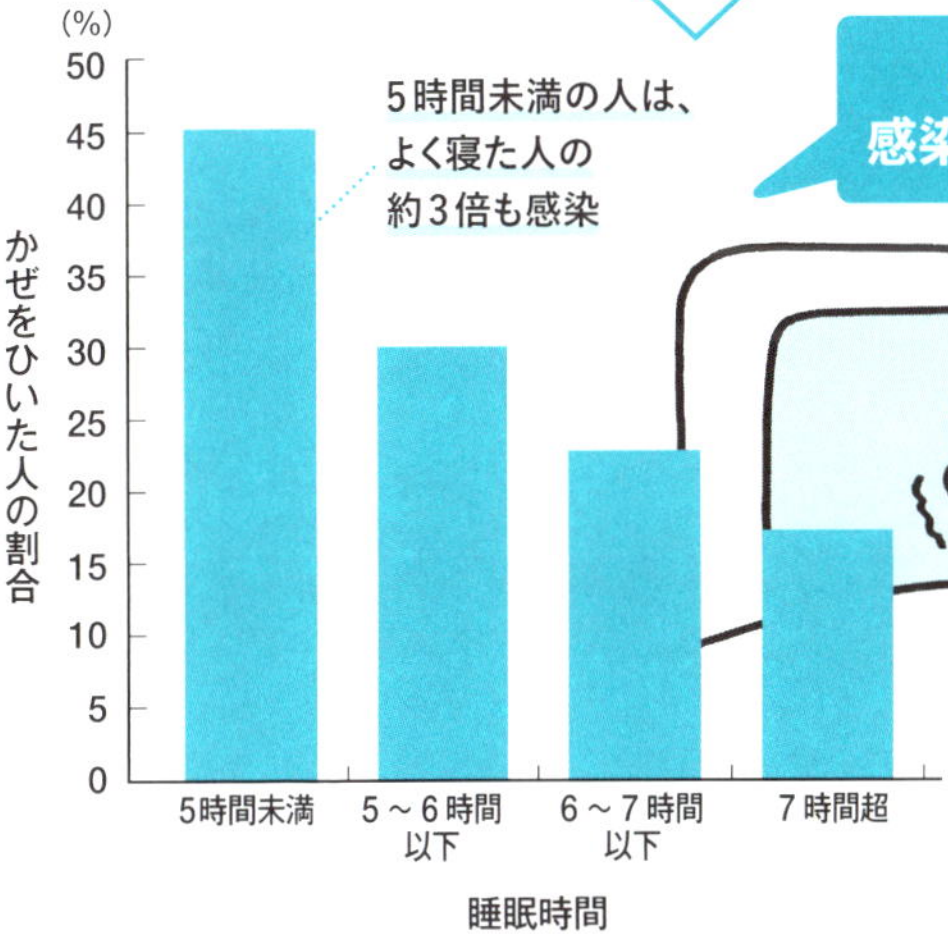
(%)
50
45
40
35
30
25
20
15
10
5
0
かぜをひいた人の割合
5時間未満の人は、よく寝た人の約3倍も感染
5時間未満
5～6時間以下
6～7時間以下
7時間超
睡眠時間

5日後の感染率は……?

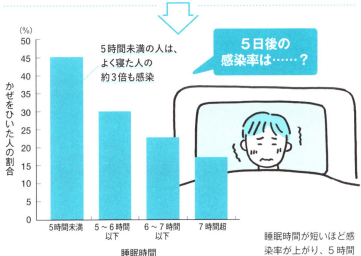

(「Behaviorally assessed sleep and susceptibility to the common cold.」Prather AA et al., Sleep vol.38 (9) : 1353-1359, 2015より引用)

睡眠時間が短いほど感染率が上がり、5時間未満の睡眠では圧倒的な感染率に!

睡眠のリズムも大事。乱れると免疫《めんえき》システムが老化します

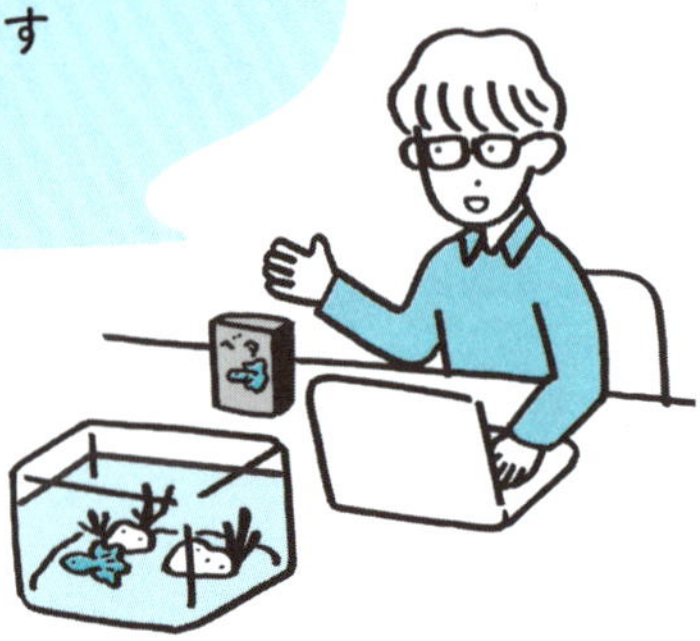

睡眠不足だと、ワクチンも効きにくくなる

かぜをひけば仕事ははかどらず、無理に出社しても、プレゼンティズム（→P27）にしかなりません。インフルエンザでは感染力がより強く、ほかの人にうつさないためにも、数日間は休暇が必要。免疫《めんえき》機能の低下は、仕事にもあきらかに悪影響です。

予防にはワクチンが有効ですが、睡眠不足を改善しないと、ワクチンの効果も落ちることがわかっています。12の研究報告によると、睡眠時間6時間未満の男性では、免疫反応が十分得られないことがあきらかに（Spiegel K et al., 2023）。**ウイルスを認識し、B細胞に伝えるための「抗体」が十分につくられていなかったのです。**

ワクチンの効果を得るには、少なくとも接種前数日間は、7〜8時間の睡眠をとるのが理想です。

リズムが乱れるシフト勤務では、がんのリスクが高い

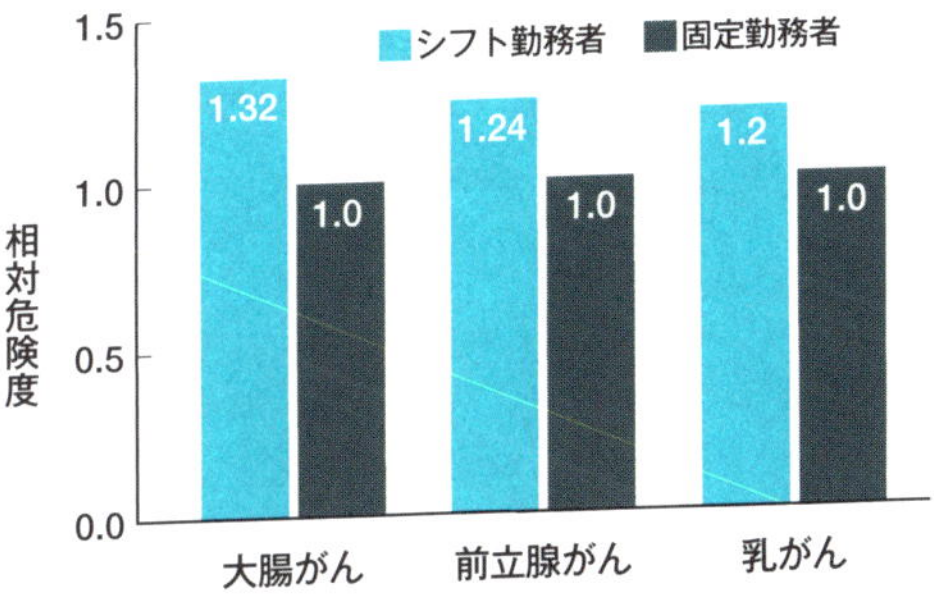

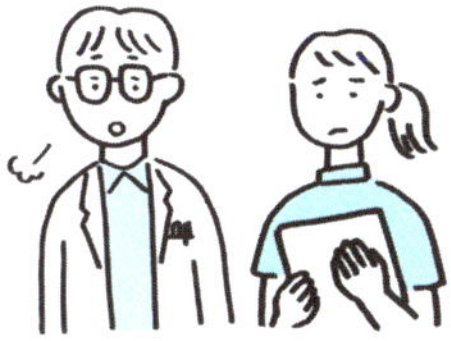

固定勤務の人のリスクを１とすると、シフト勤務者は２～３割も高リスクという結果に。

(「Does night-shift work increase the risk of prostate cancer? : A systematic review and meta-analysis.」Rao D et al., OnchoTargets and Therapy vol.8 : 2817-2826, 2015 ／「A meta-analysis including dose-response relationship between night shift work and the risk of colorectal cancer.」Wang X et al.. Oncotarget vol.6 (28) : 25046-25060, 2015 ／「Does night work increase the risk of breast cancer? : A systematic review and meta-analysis of epidemiological studies.」Jia Y et al., Cancer Epidemiology vol.37 (3) : 197-206, 2013 より作成)

免疫老化も進み、がんのリスクが高くなる

免疫機能が低下していると、体内で発生したがん細胞を排除できず、がんを発症しやすくなります。命にかかわる病気にも、睡眠不足が関係しているのです。**世界の大規模調査では、睡眠時間が6～7時間未満だと、乳がん、前立腺がん、大腸がんなどにかかりやすいとわかっています**（Marrone O & Bonsignore MR, 2020 / Shi T et al., 2020）。**とくに問題となるのが、体内時計が乱れている人。勤務時間が不規則なシフト勤務の人は、その典型です。**概《がい》日《じつ》リズム障害によりT細胞やB細胞の性質が変化し、免疫機能が老化するとわかっています（Inokawa H et al., 2020）。

予防のために大切なのは、規則的で正しい睡眠をとること。不規則なシフト勤務につく場合は、眠りの質を高めつつ、十分な睡眠時間を確保することが大切です。

Negative Impact on Health

睡眠不足⇒健康の影響 02

心臓病や脳卒中、認知症にもなりやすい

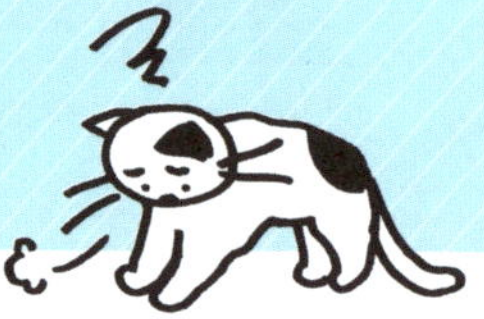

7時間寝ている人が、いちばん病気になりにくい

睡眠不足で高まるのは、がんのリスクだけではありません。**突然の胸痛とともに全身に酸素がいかなくなる「心筋《しんきん》梗塞《こうそく》」の発症率も上昇。**脳梗塞をはじめとする脳卒中にもなりやすく、同じく命にかかわる病気です（左上図参照）。

世界の疫学調査、日本の疫学調査を見ても、睡眠不足と死亡率にはあきらかな関連があります。睡眠時間7時間前後の人で死亡率がもっとも低く、短い人や長い人では上昇する「Uカーブ」を描くのです。**睡眠時間5時間の人は、なんと28％も死亡率が高まります**（左下図参照）。

なお、短時間睡眠の問題はあきらかですが、長時間睡眠が問題かどうかは、現時点ではわかっていません。病気で具合の悪い人が長時間寝ているため、結果として死亡率が上がっている可能性もあります。

短すぎる睡眠も、長すぎる睡眠も危険信号

上は2282名の中高年男性を対象とした
大規模疫学調査「JPHC 研究」の結果。

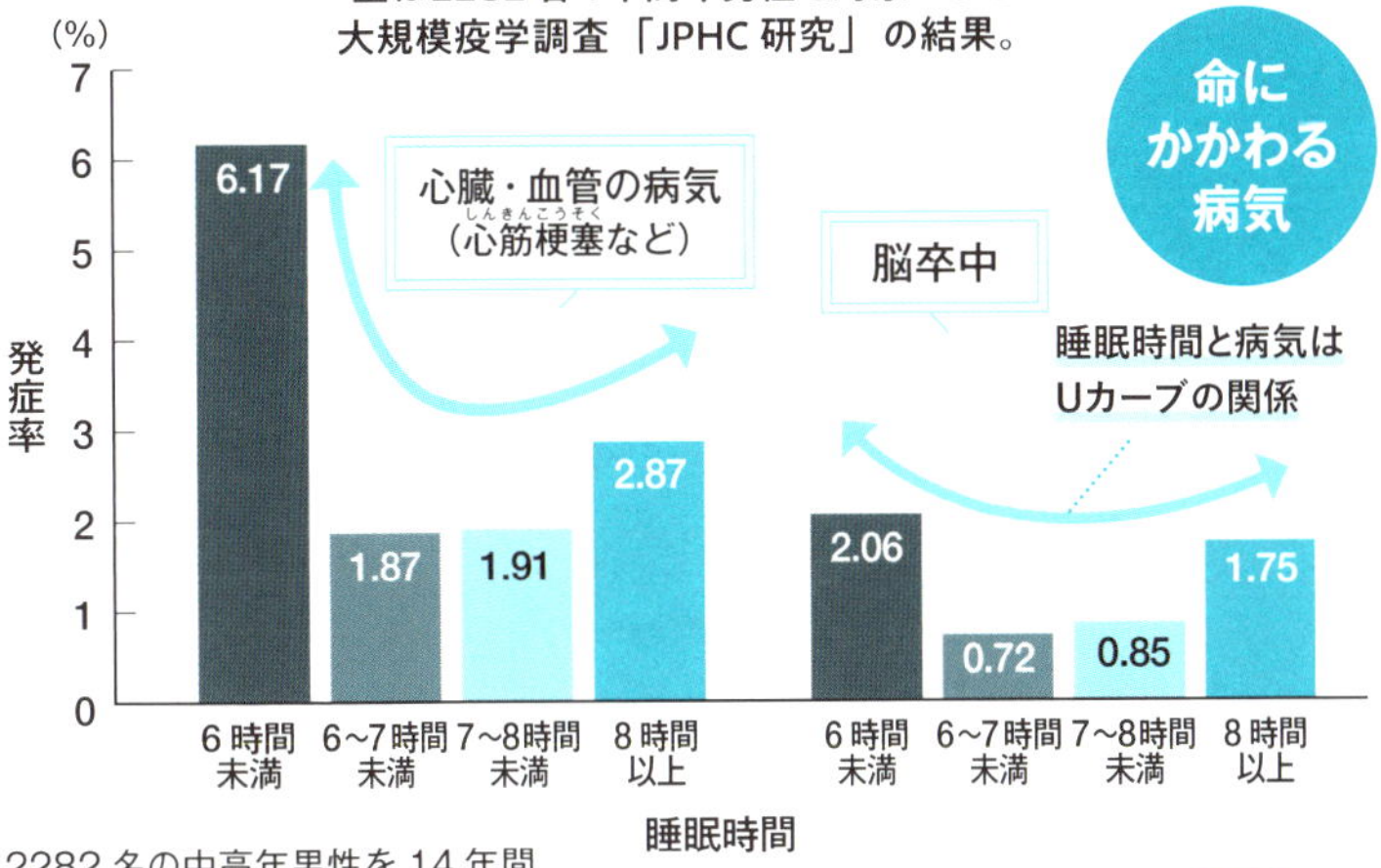

2282 名の中高年男性を 14 年間追跡調査。心血管病も脳卒中も、短時間睡眠で発症率が高かった。

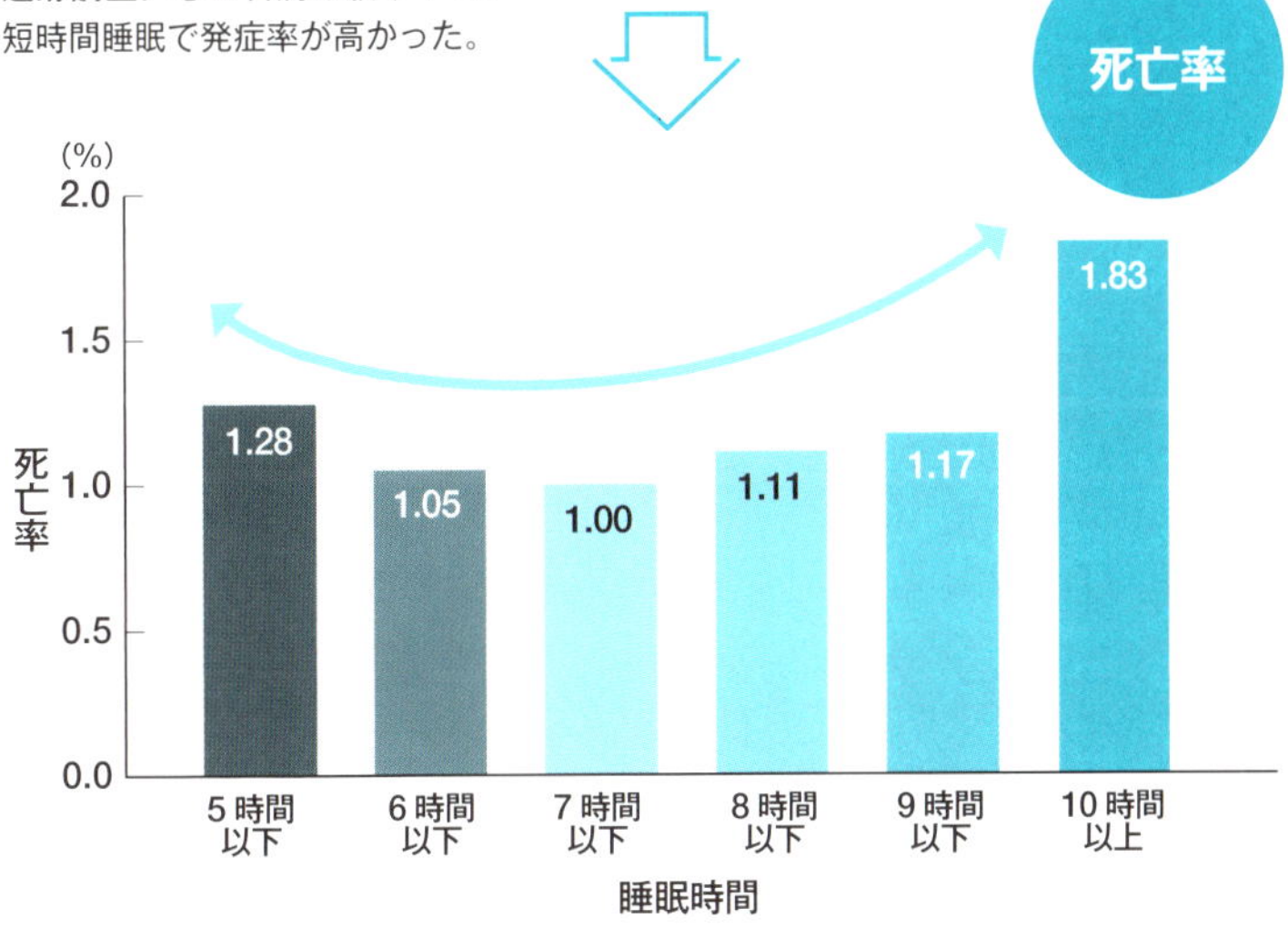

約 11 万人の大規模疫学調査では、男性で図のようなカーブを認め、女性では影響がゆるやかだった。

(上の図:「The effects of sleep duration on the incidence of cardiovascular events among middle-aged male workers in Japan.」Hamazaki Y et al, Scandinavian Journal of Work, Environment&Health vol.37 (5):411-417, 2011 より引用/下の図:「The association between habitual sleep duration and mortality according to sex and age : The Japan public health center-based prospective study.」Svensson T et al., Journal of Epidemiology vol.31 (2):109-118, 2021 より作成)

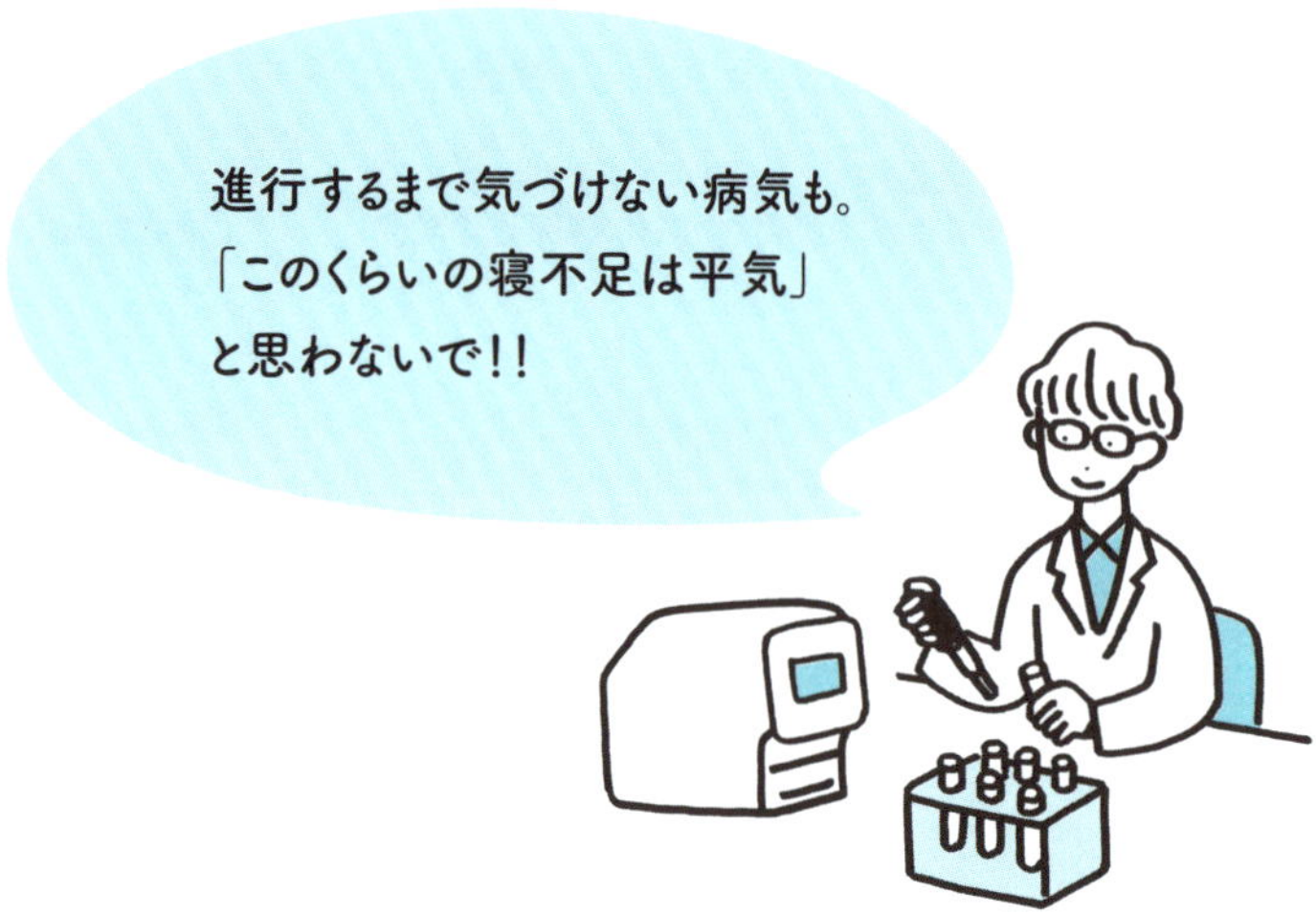
進行するまで気づけない病気も。
「このくらいの寝不足は平気」
と思わないで!!

生活習慣病のほか、心の病気にもなりやすい

心筋梗塞《しんきんこうそく》や脳卒中の背景にある生活習慣病にも、短時間睡眠が大きく関係しています。**アメリカで5万人以上を対象におこなわれた疫学調査では、3人に1人が6時間未満の睡眠しかとれておらず、通常睡眠の人より糖尿病や肥満の割合が高いことがわかりました**（Liu Y et al., 2013）。

睡眠の質も重要です。「寝つきに時間がかかりすぎる」「途中で目が覚める」「熟睡できない」などの不眠症状がある人は、そうでない人に比べ、高血圧のリスクが2倍近くに（Suka M, Yoshida K & Sugimori H, 2003）。**精神面でのダメージも大きく、不眠症状が1年以上持続していた人は、うつ病発症リスクが40倍にも及んだという報告もあります**（Ford DE & Kamerow DB, 1989）。

4時間睡眠の人は、認知症リスクが3倍も高い

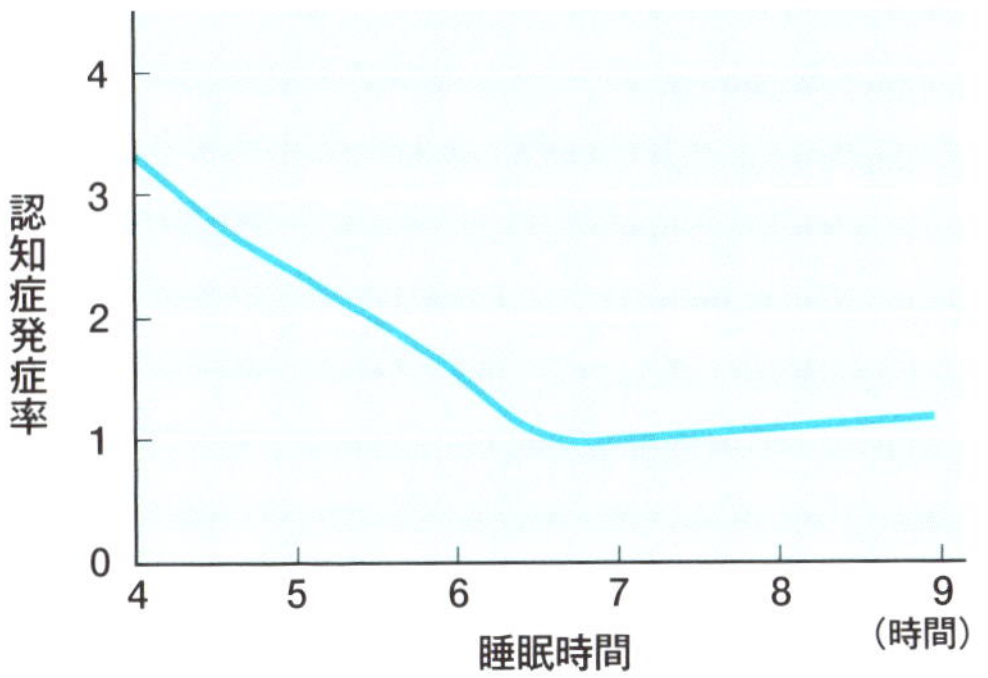

(「Association of sleep duration in middle and old age with incidence of dementia.」Sabia S et al., Nature Communications vol.12 (1) : 2289, 2021 より引用)

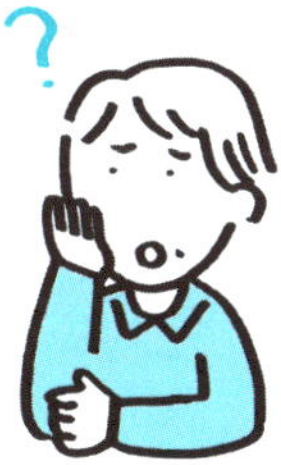

フランスでの25年間の疫学調査の結果。睡眠時間が短いほど、認知症になりやすかった。

認知症を防ぐには、脳ドリルより7時間睡眠!!

目に見えないまま進行するのは、認知症も同じ。認知症の半数以上を占めるアルツハイマー病は、おもにアミロイドβ《ベータ》というたんぱく質によって引き起こされます。これが脳内に20年以上かけて蓄積し、神経細胞が徐々に破壊されるのです。

そしてアミロイドβの量にも、睡眠が影響します。脳の休息時間であるノンレム睡眠（→P74）中に、アミロイドβが脳の外に排出されるのです。つまり睡眠の質や量の確保が、認知症病予防につながるということ。**フランスの疫学調査によると、中年期に十分な睡眠をとっていた人は、70歳以上での認知症リスクを20～40%も抑えられていました。**将来の認知症が不安な人は、いまのうちによく寝ておきましょう。

Negative Impact on Health

睡眠不足⇒健康の影響 03

睡眠不足は肥満のもと。ジャンクフードがほしくなる！

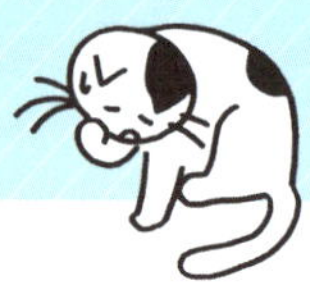

やせたいならちゃんと寝る。ベストは7時間

忙しくて不規則な生活が続き、気づけばおなかまわりがポッコリ……こんな経験がある人もいるのでは？　私たちの体型も、睡眠と無縁ではいられません。睡眠時間とＢＭＩ（体格指数）には相関関係があり、短時間睡眠の人ほど肥満していることがわかっています（左図参照）。

理由はさまざまですが、寝不足のときは、食欲を刺激する生理活性物質「グレリン」が増えます。反対に、食欲をコントロールするホルモン「レプチン」は減少。そのため、さほど空腹でなくても何か食べたくなり、太りやすくなるのです。寝不足だと扁桃体《へんとうたい》の働きも暴走し、自制心でブレーキをかけることも困難に。**体型と健康を保つためには、7時間は寝るのが理想。ダイエット中の人はとくに十分な睡眠をとりましょう。**

寝ないと食欲ホルモンが増え、太りやすい

体が食物を必要としていないときも、脳内で食欲が生まれてしまう。

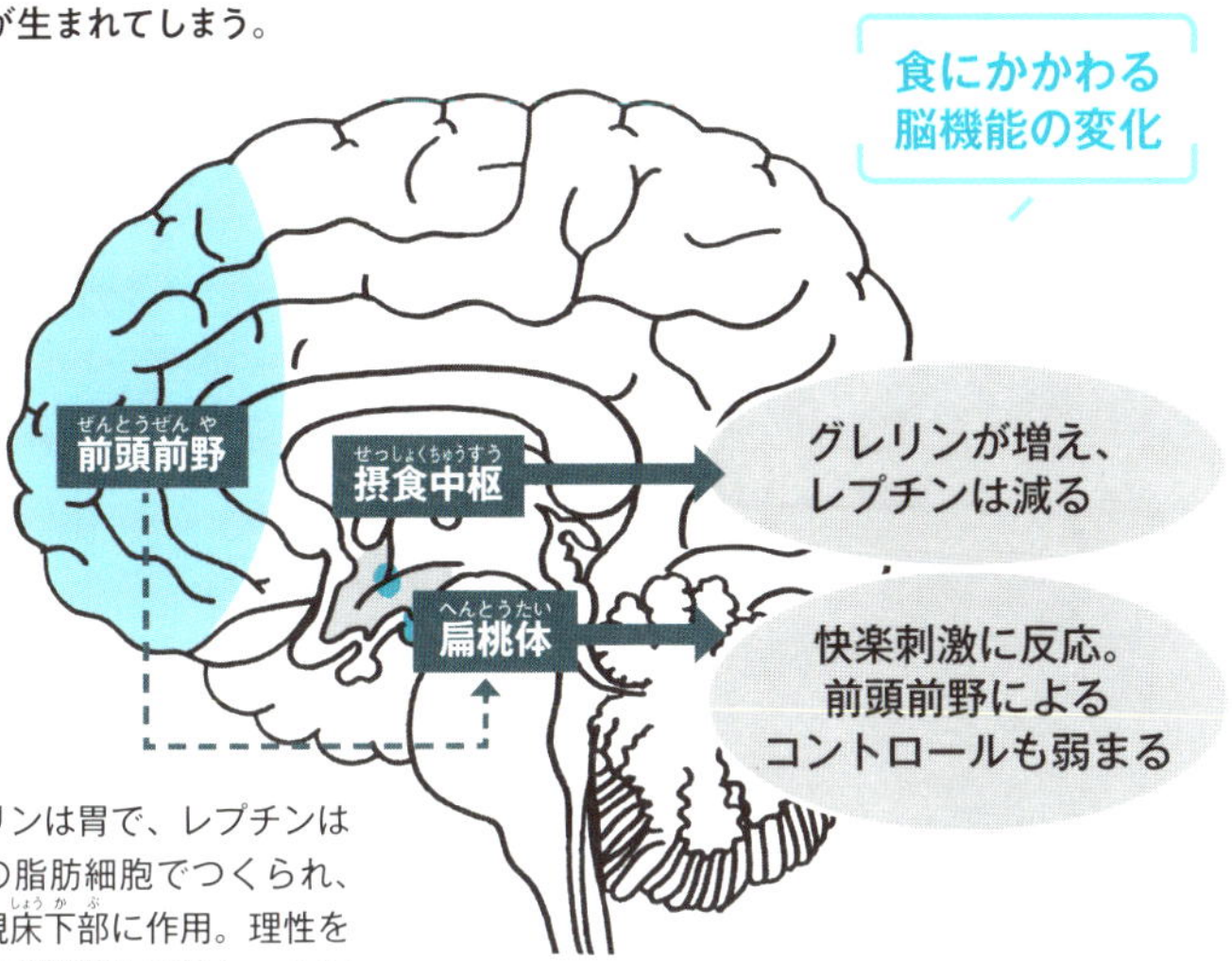
食にかかわる脳機能の変化
前頭前野《ぜんとうぜんや》
摂食中枢《せっしょくちゅうすう》
グレリンが増え、レプチンは減る
扁桃体《へんとうたい》
快楽刺激に反応。前頭前野によるコントロールも弱まる

グレリンは胃で、レプチンは全身の脂肪細胞でつくられ、脳の視床下部《ししょうかぶ》に作用。理性を司る前頭前野と連携し、食行動を決めている。

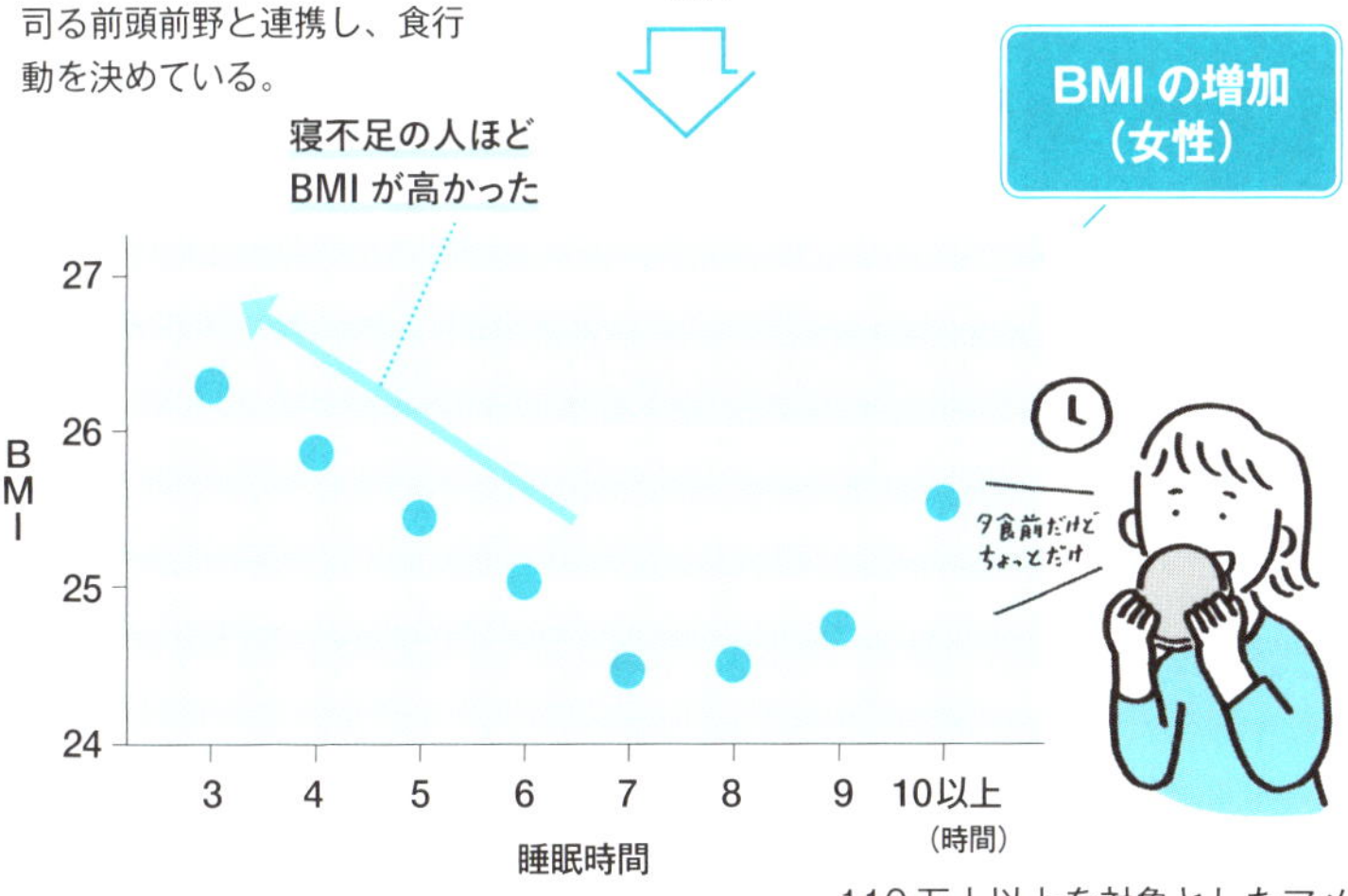
BMIの増加（女性）
寝不足の人ほどBMIが高かった
27
26
25
24
BMI
3
4
5
6
7
8
9
10以上
（時間）
睡眠時間
夕食前だけど
ちょっとだけ

（「Mortality associated with sleep duration and insomnia.」Kripke DF et al., Archives of General Psychiatry vol.59（2）: 131-136, 2002より引用）

110万人以上を対象としたアメリカの研究。男性の場合は、身長が低い人ほど影響が認められた。

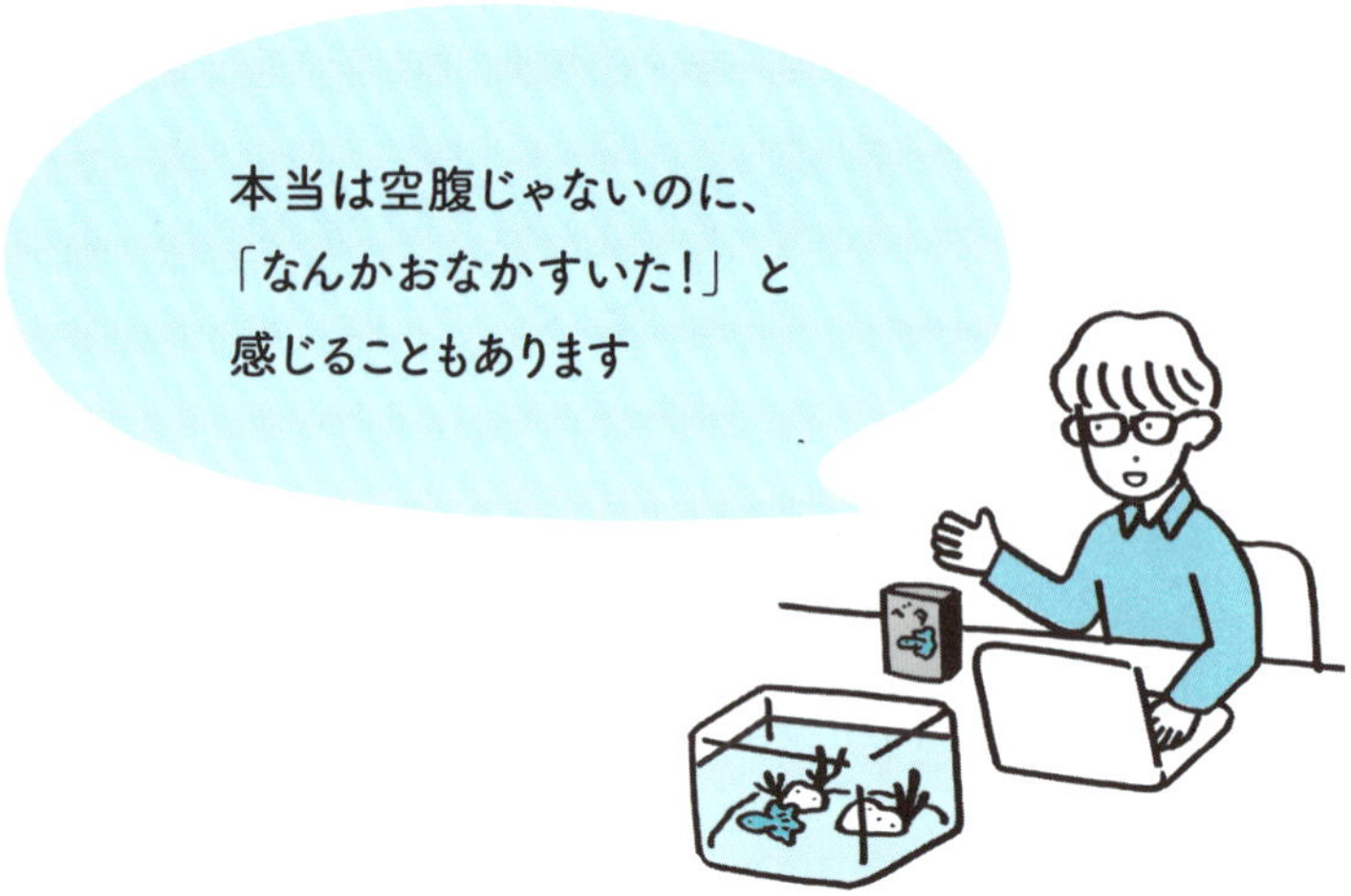
本当は空腹じゃないのに、
「なんかおなかすいた！」と
感じることもあります

食事でなく、おやつ分のカロリー摂取が増える

スウィーツやポテトチップス片手に、動画を見て夜更かし。こんな行動がやめられない人もいるのでは？

じつは睡眠不足は、食べかたや食の好みにも影響を与えます。 健康的な食事を3食しっかりとるより、間食を多く欲するようになるのです。

ときどき間食を多くとる程度なら、大きな影響はありません。**しかし夜勤を含むシフト勤務者では、深夜の間食が習慣化するおそれがあります。** しかも固定勤務者に比べると、日中のエネルギー消費量、睡眠時のエネルギー消費量が低下しています。血液検査では、固定勤務者よりレプチンの血中濃度が低いことも判明（McHill AW, et al., 2014）。**体内時計が乱れることで、全身でさまざまな反応が起き、結果として太りやすい体になっているのです。**

短時間睡眠の人は間食をとりたがる。とくに脂質や糖質を好むという報告が多い。

寝不足の人は、
脂質や糖質たっぷりの
おやつを好む

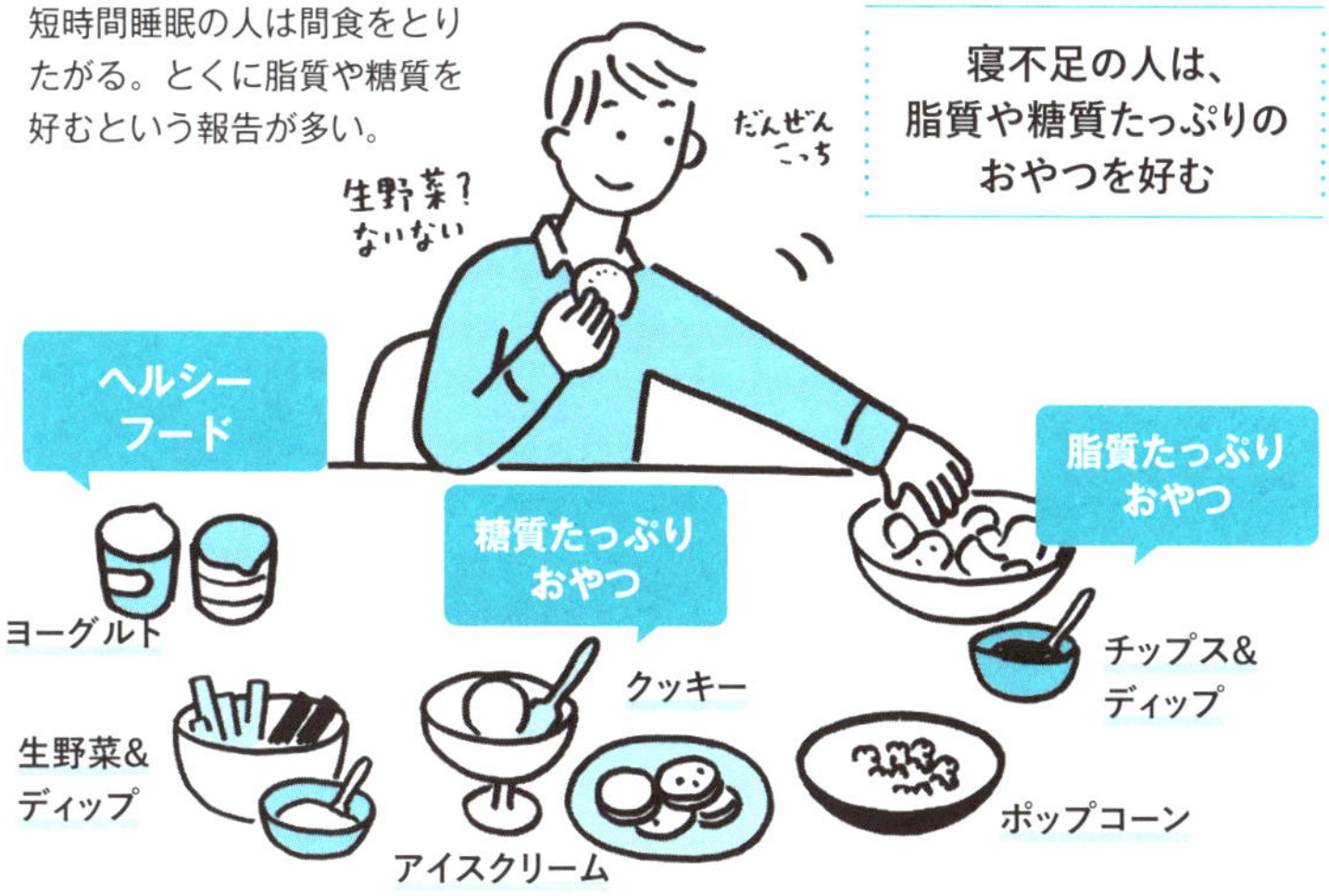
だんぜんこっち
生野菜？ないない
ヘルシーフード
脂質たっぷりおやつ
糖質たっぷりおやつ
ヨーグルト
クッキー
チップス&ディップ
生野菜&ディップ
ポップコーン
アイスクリーム

深夜のスナックバー。あなたは誘惑に勝てる!?

睡眠不足で間食をとりたがる傾向は、アメリカの実験でも確認されています。５・５時間睡眠と８・５時間睡眠で、食行動を比べた研究です。実験協力者はホテルで14日間過ごし、バランスのとれた食事が三食提供されるほか、「スナックバー」も利用し放題（上図参照）。

この状況で14日間の食行動を調べたところ、１日平均摂取カロリーは、標準睡眠で３４０３kcal、短時間睡眠で３７００kcalという結果に。**約３００kcalの違いですが、短時間睡眠の人は、チップスやクッキーについ手が伸びて、１０００kcal以上を間食からとっていました。**

太りにくい体をめざすなら、強い意思以上に睡眠が大事。決まった時間に三食とることも大切です。体内時計が整い、「よい食生活↓よい睡眠」の好循環が生まれます。

Negative Impact on Health

睡眠不足⇒健康の影響 04

実年齢より"老け見え"するのも、睡眠不足のせい!?

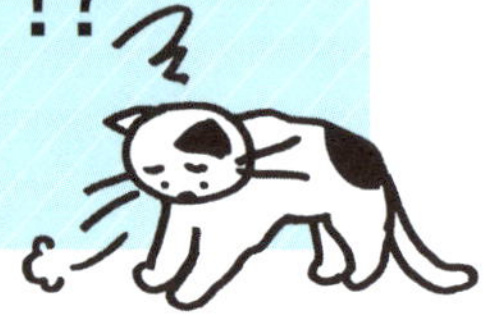

体内の健康状態が、顔にそのまま現れる

残業続きの帰宅中、電車の窓に映った自分の顔ときたら……！　その老け込み具合に絶望的な気持ちになるものです。そうでなくても、睡眠不足で無理が続けば、目の下のクマなどが気になってしまいますね。

この自覚的評価があたっているかを確かめた研究が、いくつかあります（Sundelin T et al., 2013 / Leger D et al., 2022）。

実験では健康な成人女性の睡眠を3時間または5時間に制限し、翌日の顔の変化を評価しました。たったひと晩でしたが、変化はあきらか。目もと1つとっても、目は腫れぼったく、まぶたは垂れ下がり、クマは濃くなる傾向に。皮膚の色味は変化し、シワや小ジワも増えていました。皮膚は皮脂分泌《ぶんぴつ》も水分量も低下し、ハリのない状態に。**顔に現れた老化のサインは本物だったのです。**

自分が思う以上に、疲れは顔に現れている

ひと晩程度の無理は、誰もが経験している。 しかしたったひと晩でも、顔は確実に老化する。

睡眠不足が続くと……

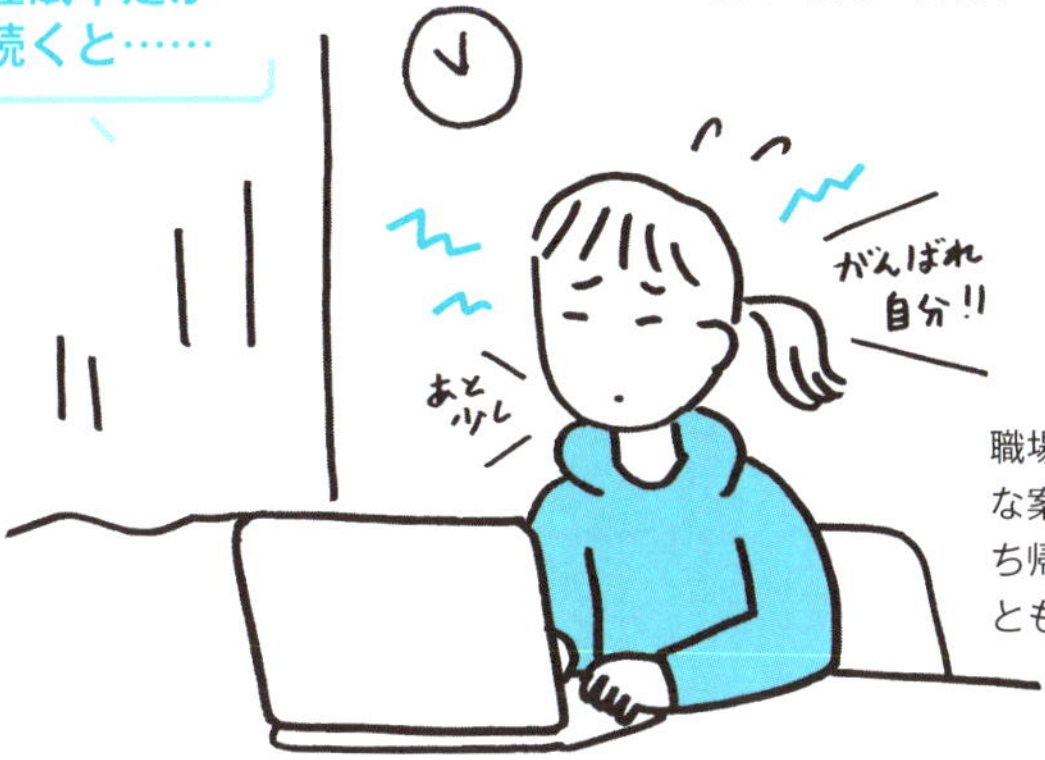
がんばれ
自分!!
あと
少し

職場の人手不足や急な案件で、残業や持ち帰り仕事が続くこともある。

顔色や目もとがあきらかに変化！

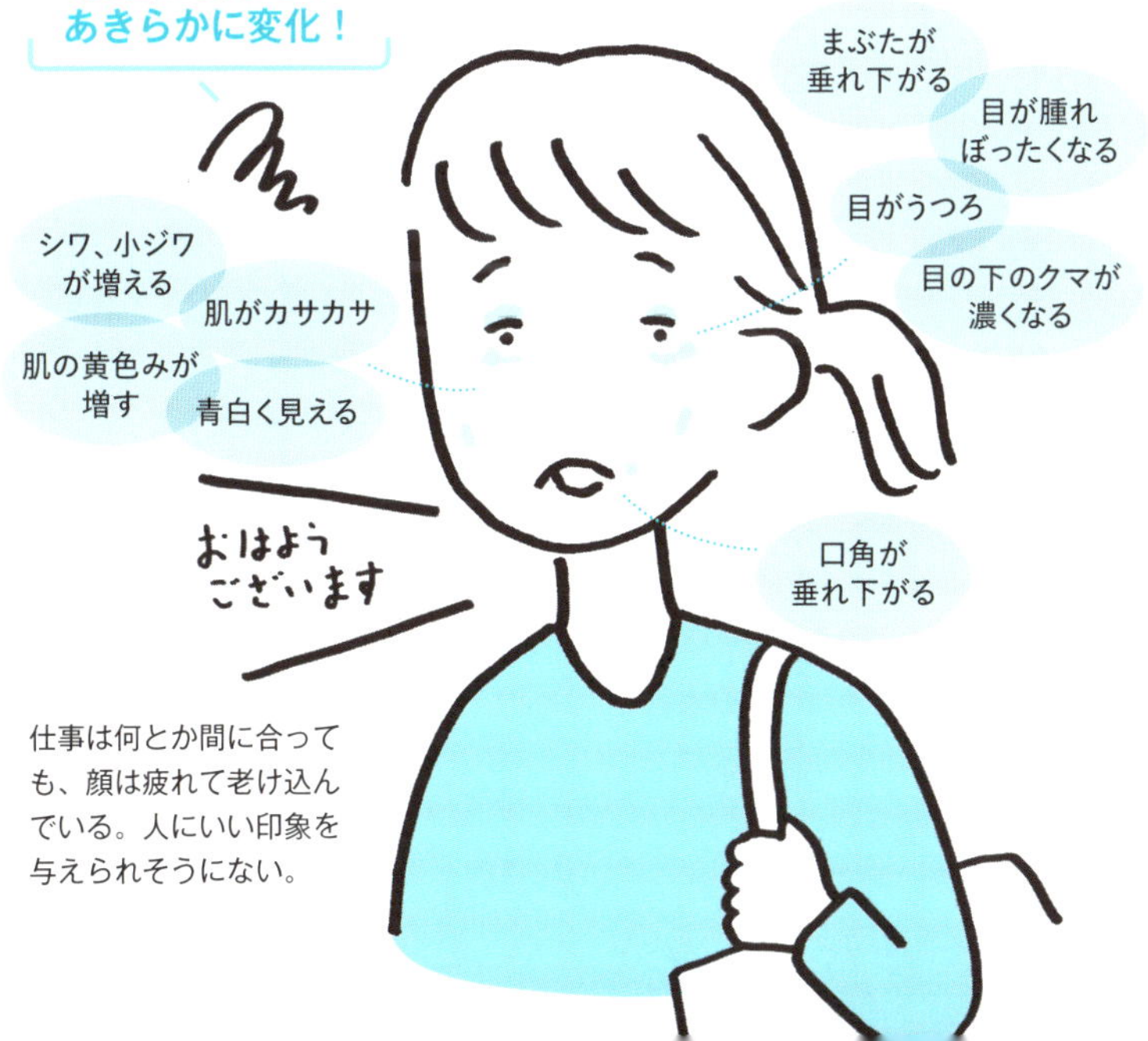
まぶたが
垂れ下がる
目が腫れ
ぼったくなる
目がうつろ
目の下のクマが
濃くなる
シワ、小ジワ
が増える
肌がカサカサ
肌の黄色みが
増す
青白く見える
おはよう
ございます
口角が
垂れ下がる

仕事は何とか間に合っても、顔は疲れて老け込んでいる。人にいい印象を与えられそうにない。

老年医学では、
見た目年齢と体内年齢の
関係もあきらかになっています

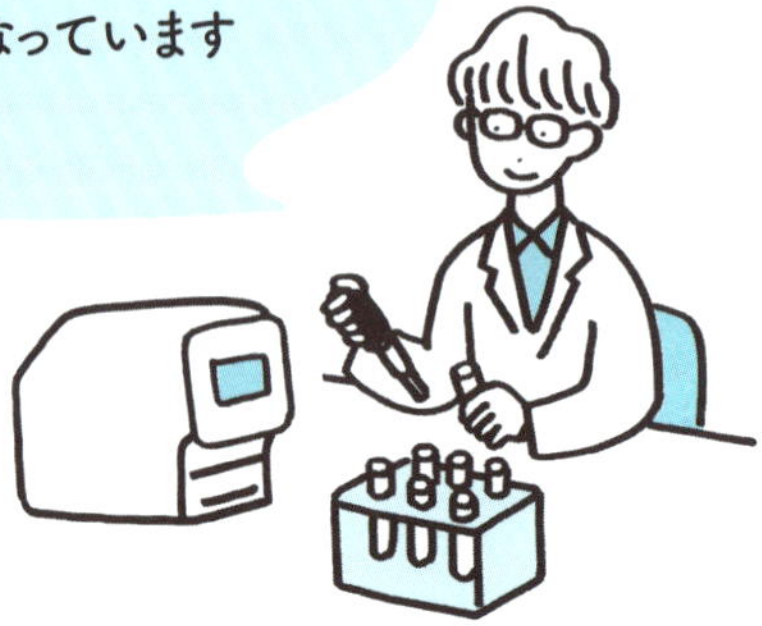

実年齢より老けた人は、寿命も短い傾向に

見た目の老化は体内の若さと直結しています。たった数日の睡眠不足なら、やがては負債をとり返せるでしょう。しかし日常的に5、6時間睡眠を続け、睡眠負債を抱えていると、全身が老化してしまうのです。

見た目年齢は、老年医学でも注目の研究テーマです。たとえばデンマークの双子研究（Christensen K et al., 2009）。70歳以上の双子1826名の顔写真をデジカメで撮影。実験協力者グループに見せ、年齢を推定してもらいました。そして身体機能や認知機能、細胞レベルの老化情報、その後の死亡率との相関関係を評価。**結果としては、全評価者グループと双子のあいだで、見た目の評価と実際の体内年齢に有意な相関がありました**。睡眠不足をはじめとする生活の乱れは、体を確実に老けさせるのです。

寝不足の顔では、取引先にも好かれない！

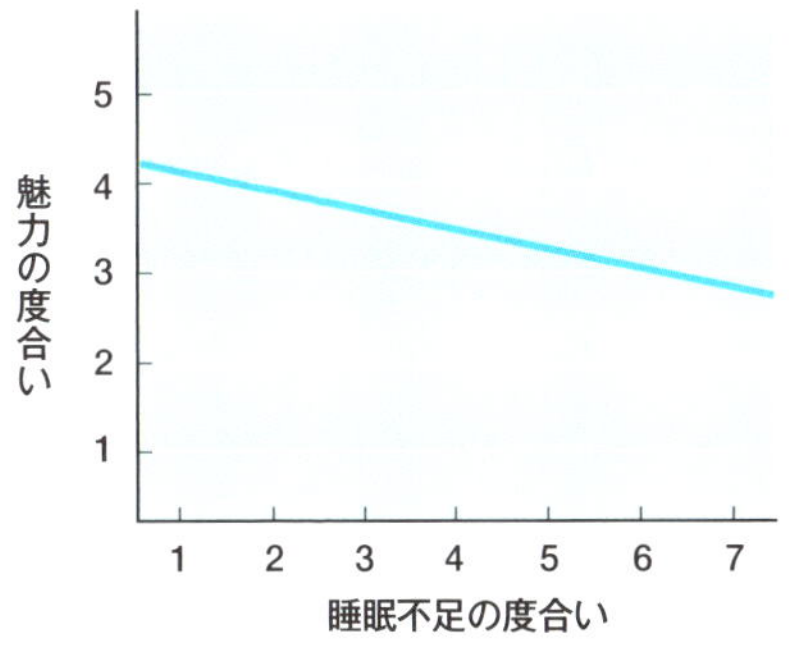

（「Negative effects of restricted sleep on facial appearance and social appeal.」Sundelin T et al., Royal Society Open Science vol.4 (5) : 160918, 2017 より引用）

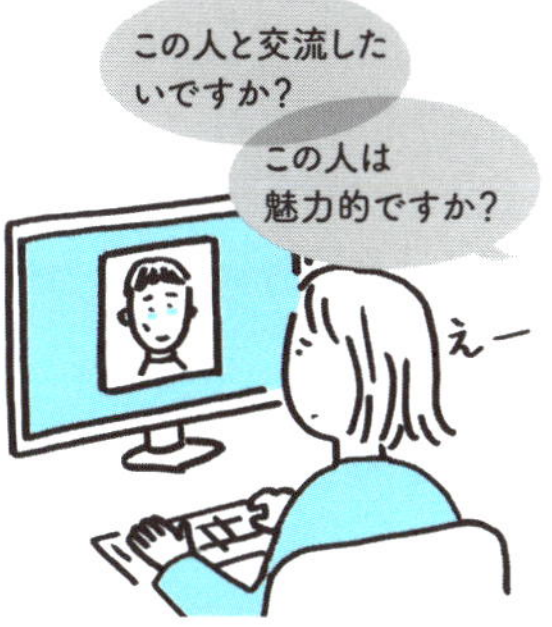
この人と交流したいですか？
この人は魅力的ですか？
えー

同一条件で撮影した写真を実験協力者に提示。眠気が強く見える人ほど、魅力を感じてもらえなかった。

寝ないで働きまくる人は、ちっとも素敵じゃない

人をルックスで判断するのはよくありませんが、はじめての人に会うとき、見た目は大きな判断材料。そこから人柄や能力を推し量るのは自然なことです。

そこで心理学や認知神経科学では、寝不足の顔が人に与える印象も研究されています。 スウェーデンでおこなわれた上図の実験もその1つ。「8時間睡眠を2日」「4時間睡眠を2日」の2条件で実験協力者の写真をとり、別の実験参加者たちに印象を評価してもらいました。**すると短時間睡眠の人には、社会的魅力や信頼性などが感じられず、あまり交流をもちたくないという結果に。ビジネスの場面では、あまりに大きな損失です。**

十分に寝て、心身にゆとりのある状態で人と会うことは、現代のビジネスマナーともいえそうです。

COLUMN

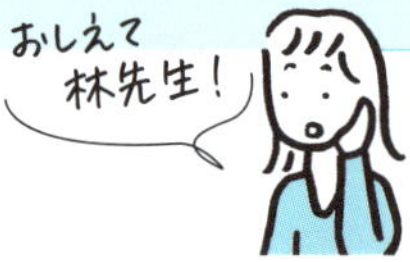
おしえて
林先生！

睡眠の先生の睡眠習慣、実際どうなんですか？

理想は7時間半睡眠。忙しいときは早朝に仕事

大学教員の仕事は、研究、教育に加え、会議や書類仕事も多く、毎日の業務をこなすので精いっぱい。「睡眠の研究者たるもの、睡眠生活は完璧ですよ」なんて、とても言えません。

理想の睡眠時間は7時間半ですが、現状では7時間未満の日が多く、週末に1、2時間遅く起きているのが現状。気になる仕事のことを考えていると、布団に入っても交感神経《こうかんしんけい》が活性化して、寝つけなくなることもあります。対策としては、〝寝る前に仕事のメールを見ない〟くらいでしょうか。

締め切りに追われていることもあり、以前は夜中まで作業したりしていました。けれど2時、3時までがんばっても頭が回りませんし、いまは一度寝て、早朝に作業するようにしています。

使っているマットレスや枕も、ごく普通のもの。いびきをかくことがあるので、出張先でも自宅でもいびき対策マスクを使っています。家族には笑われますが、意外と効果が高いんですよ。

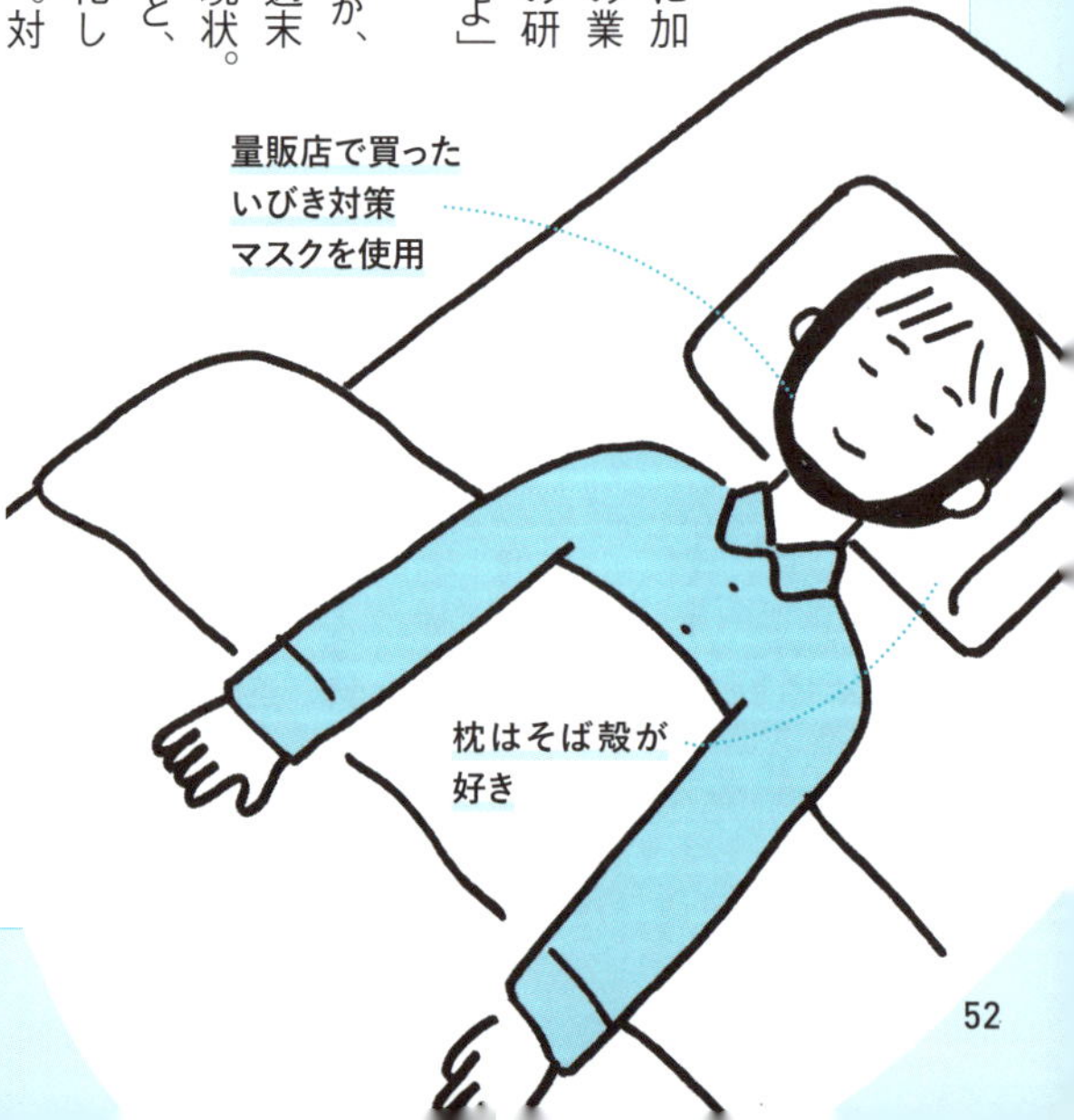
量販店で買った
いびき対策
マスクを使用
枕はそば殻が
好き

ヒトはなぜ眠るの?
なぜ眠れないの?

最新神経科学でわかった睡眠のしくみ

Part

2

Mechanisms of Sleep

睡眠のメカニズム 01

眠らないと眠くなる。これが睡眠の基本

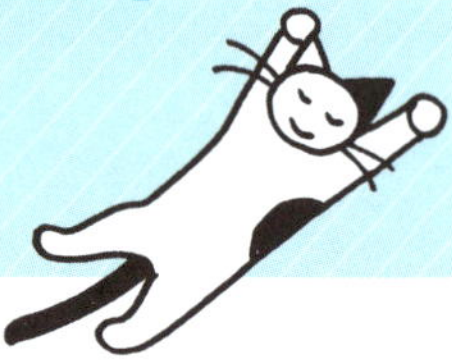

眠る理由は謎。でも、寝ないと死んでしまう!!

人はなぜ眠るのか。眠りの最大の役割は何か――これは睡眠科学最大の謎です。この謎が解ければ、効率よく睡眠をとる方法や、睡眠以外の代替手段で補う方法も見つかるかもしれません。けれど人の体は、じつに精巧にできています。医学的にもわからないことのほうが多く、わかることを組み合わせて新たな仮説を立て、実証するという途上にあります。

現在わかっているのは、眠らないと健康を害して死ぬこと。これは数々の断眠実験であきらかになっています。眠りを奪われたラットは、2～3週間で命を落とします。人間では、アメリカの男子高校生の自由研究が有名で、開始数日後からさまざまな神経症状が現れ、悪化していきました（左上の図参照）。

徹夜をずっと続けると、精神症状に苦しめられる

研究者立ち会いのもと、11日間眠らずに過ごしたが、やがて通常の会話も困難に。

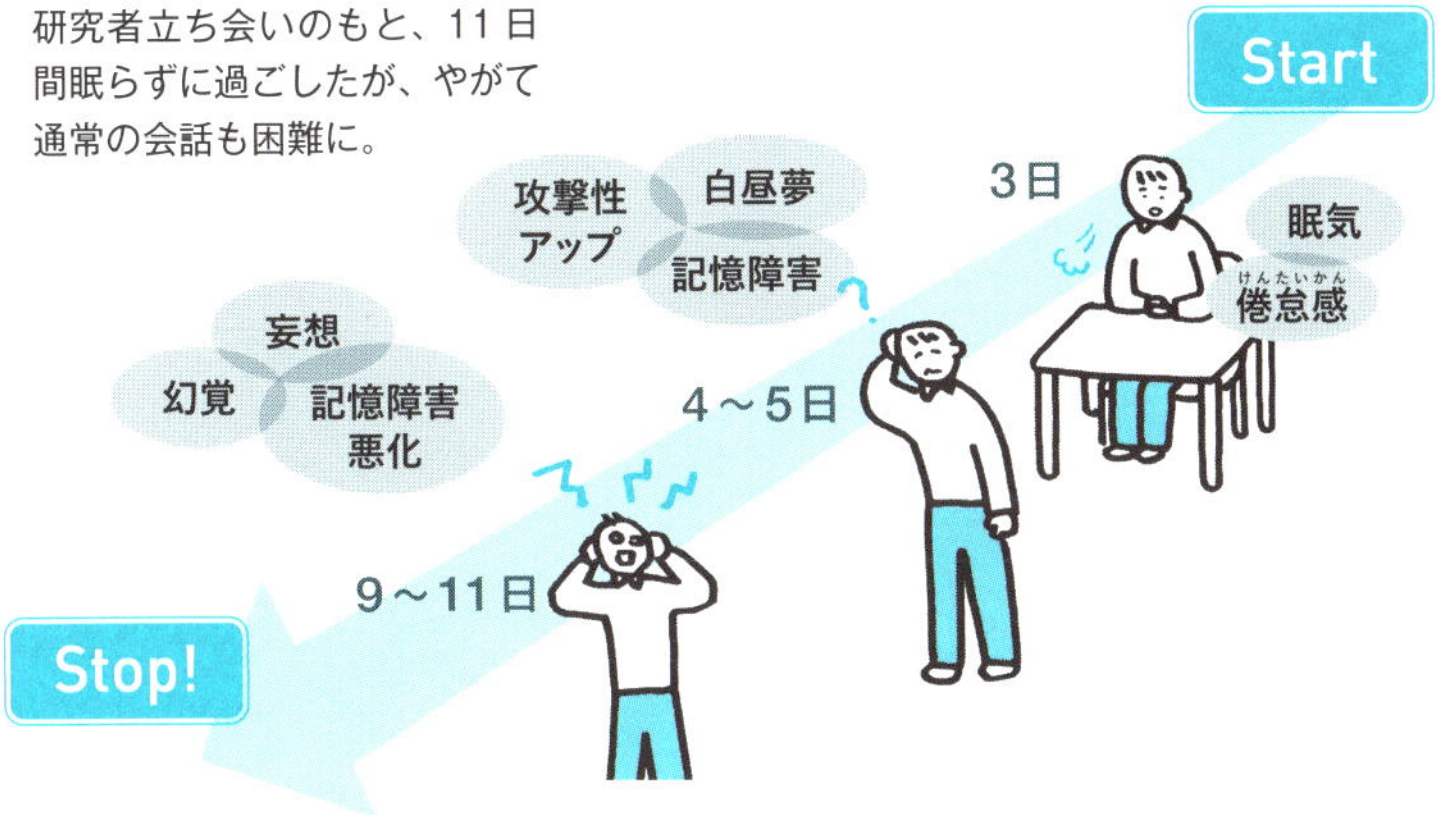
Start
3日
眠気
倦怠感《けんたいかん》
4～5日
攻撃性アップ
白昼夢
記憶障害
9～11日
妄想
幻覚
記憶障害悪化
Stop!

「睡眠圧」が強くなると、眠気に襲われる

断眠による死から体を守るのが、「眠気」です。**眠らずにいると、脳に眠気物質がたまっていきます。**これが一定以上になると起きていられなくなり、睡眠スイッチが入ります。もう1つ、睡眠を支える要となるのが、「体内時計」です。太陽光のリズムで睡眠—覚醒スイッチを切り替えられるよう、体内にセットされたしかけです（↓P58）。

この2つが眠りをもたらす「睡眠圧」を構成し、人を眠りへと導きます。これは1984年に提唱された「2プロセスモデル」という仮説で、現在もっとも有力な考えかた。眠気物質の蓄積は「プロセスS」、体内時計の働きは「プロセスC」とよばれ、1日のうちに大きく変化しています（↓P56）。

睡眠圧は、「プロセスC」「プロセスS」の2つで成り立つ

2プロセスモデルの概念図。
プロセスＳが増え、Ｃと交叉するところで眠りに落ちる。

プロセスC

➡ 朝に目覚めて、夜に眠る生体のリズム

細胞の１つ１つに時計遺伝子があり、脳の中枢で制御されている。この時計の力で、夜になるにつれて体が睡眠モードに入り、朝の光を浴びると覚醒する。

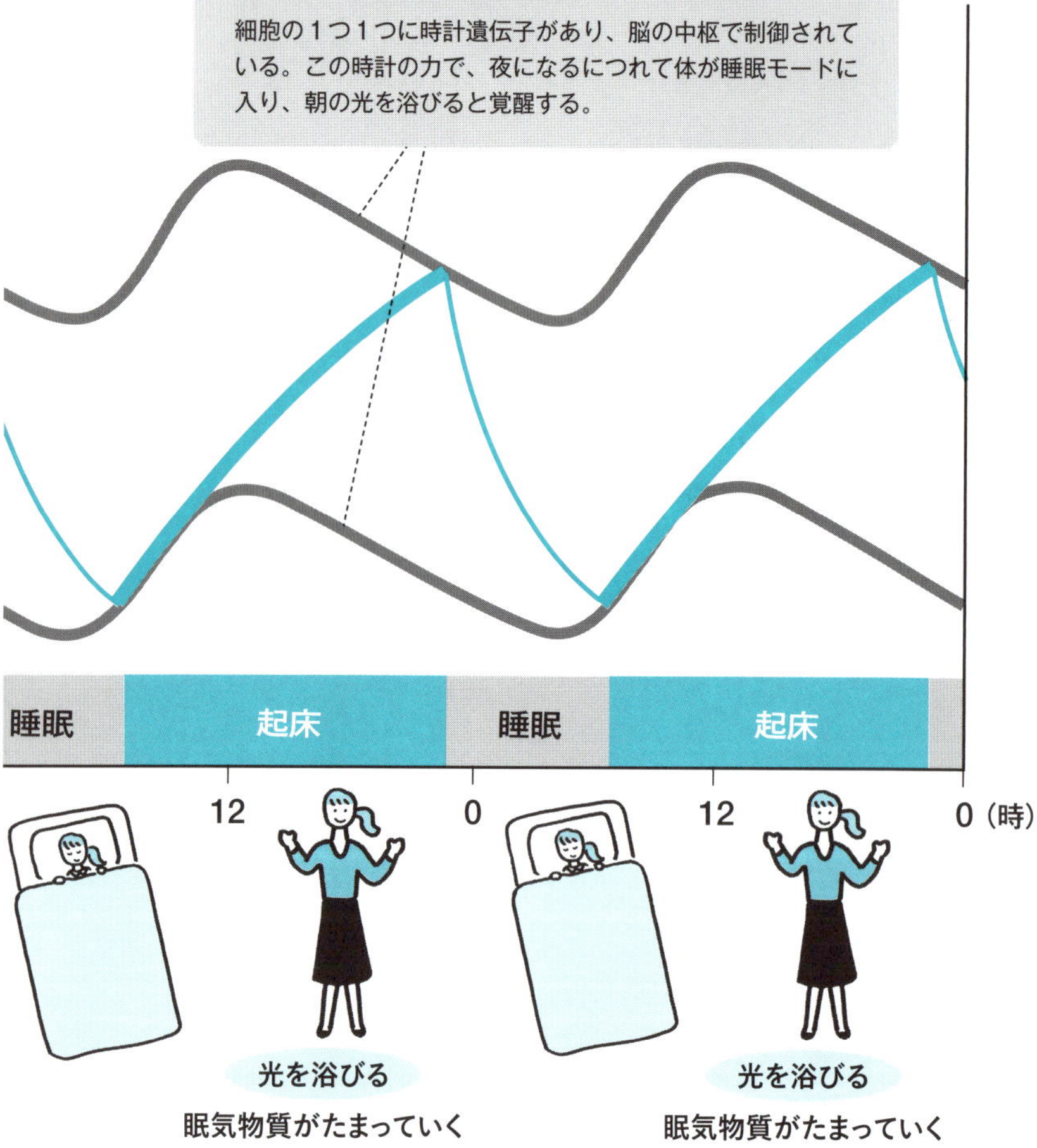

プロセスS

➡ 起きているあいだにたまる、謎の睡眠物質

眠りをもたらす物質と、覚醒を促して維持する物質があるが、すべてはわかっていない。前者にはアデノシンやメラトニン、後者にはオレキシン、ノルアドレナリンなどがある（→ P63）。

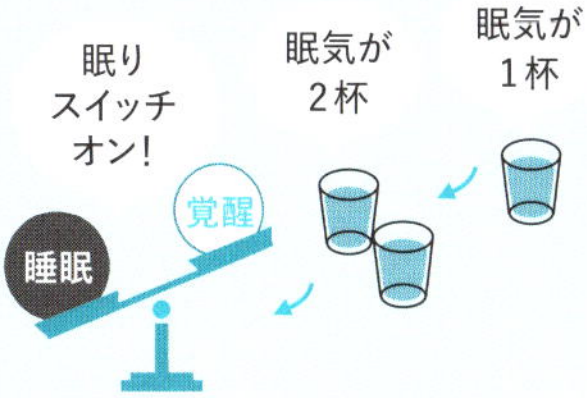

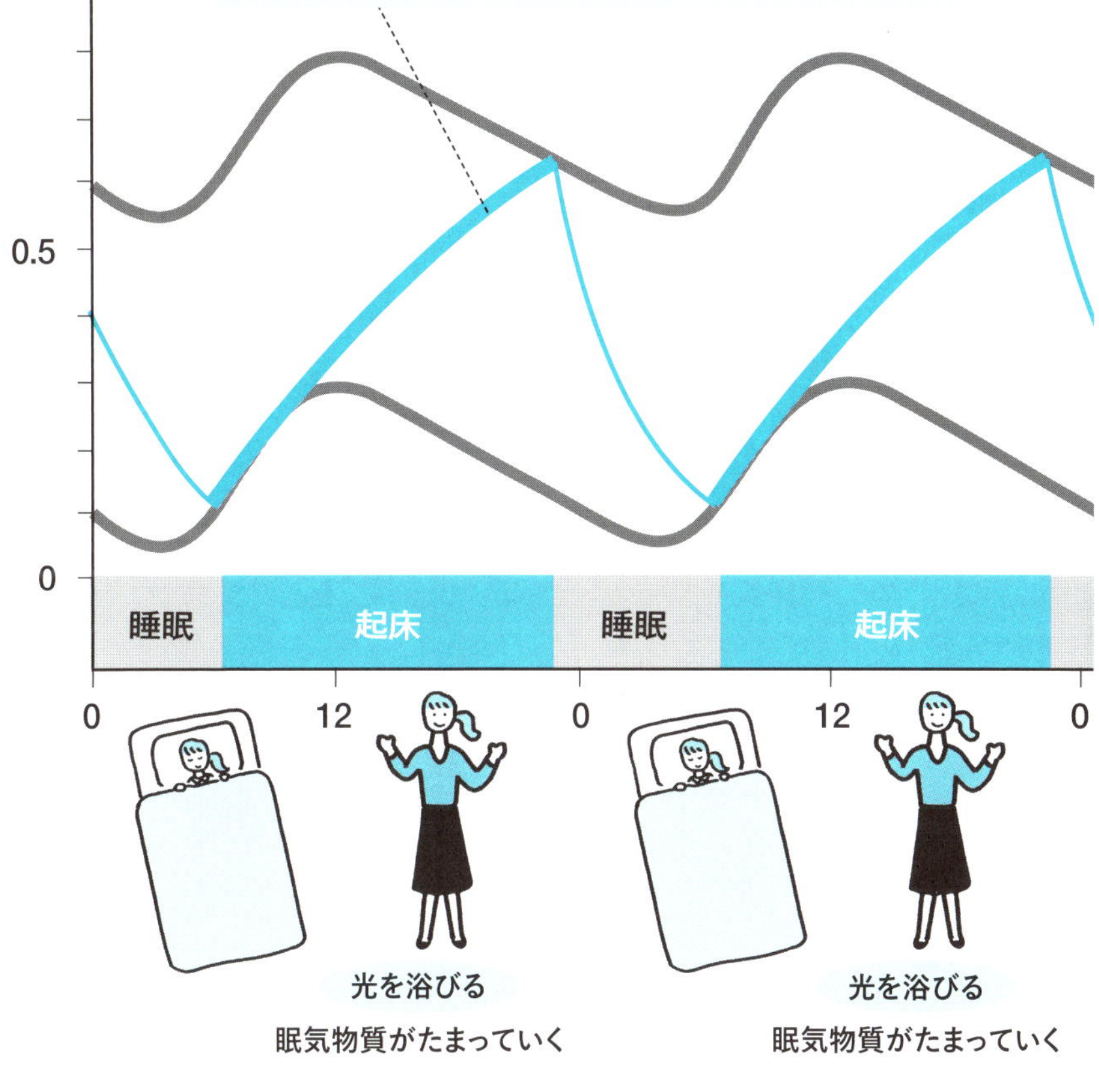

（「生体リズムと睡眠障害」肥田昌子・北村真吾・三島和夫，精神保健研究 vol.61：73-80，2015／「The two-process model of sleep regulation：Beginnings and outlook.」Borbély A，Journal of Sleep Research vol.31（4）：e13598，2022 より作成）

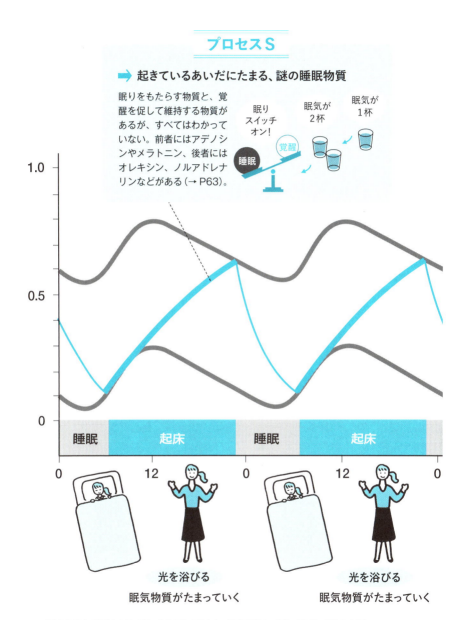

Mechanisms of Sleep

睡眠のメカニズム 02

概日リズムは24時間10分。そもそも10分足りない！

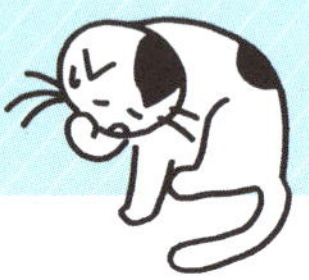

社会は24時間単位だが、人間はそうでもない

2プロセスモデルのうち、まずはプロセスC「体内時計」について見ていきましょう。

私たちの体は何十兆個もの細胞でできています。**その細胞のほとんどに時計遺伝子があり、それぞれに時を刻んでいます**。動物や爬《は》虫類《ちゅうるい》、両生類、魚、細菌類も同じ。植物にも時計遺伝子があり、アサガオが朝日とともに花を咲かせるのも、時計遺伝子が働いているからです。

体内時計は、地球の動きにあわせて時を刻みます。ただし困ったことに、24時間ちょうどではありません。**ヒトでは平均24時間10分あり、ほうっておくとリズムが後ろにずれてしまいます**。個人差もあり、23時間40分の人もいれば、24時間30分の人も。この場合、生活リズムの調整がさらにむずかしくなります。

地球の生きものは、太陽にあわせて生きている

生体のリズムは平均24時間10分が基本だが、大幅にずれる「概日リズム障害」もある。

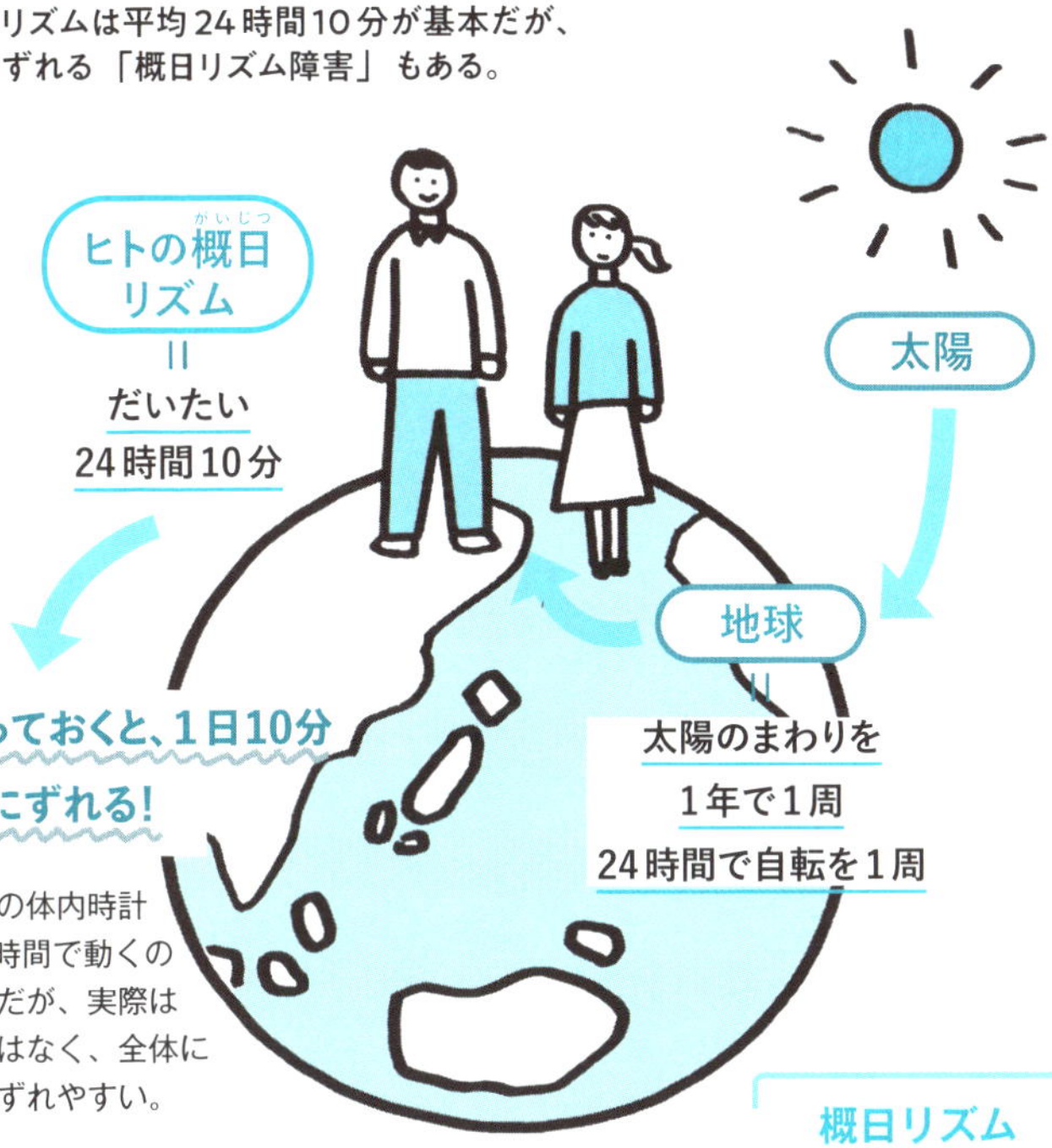
ヒトの概日《がいじつ》リズム
＝
だいたい
24時間10分
ほうっておくと、1日10分後ろにずれる!
太陽
地球
＝
太陽のまわりを
1年で1周
24時間で自転を1周

すべての体内時計が24時間で動くのが理想だが、実際はそうではなく、全体に後ろにずれやすい。

概日リズム障害のタイプ

睡眠相前進型

まれな遺伝性疾患。概日リズムが前にずれ、極端な早寝早起きになってしまう。

睡眠相後退型

とくに多いタイプ。リズムが2時間以上後ろにずれ、社会生活に適応できない。

フリーラン型

難治性の睡眠障害。毎日30～1時間ずつ、概日リズムが後ろにずれていく。

不規則型

1日3回以上の睡眠時間帯が現れ、起床時刻も入眠時刻も予測できなくなる。

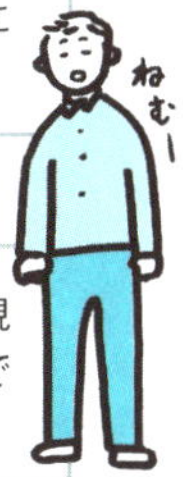
ねむー

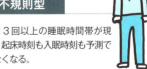

（「生体リズムと睡眠障害」肥田昌子・北村真吾・三島和夫，精神保健研究 vol.61：73-80，2015より作成）

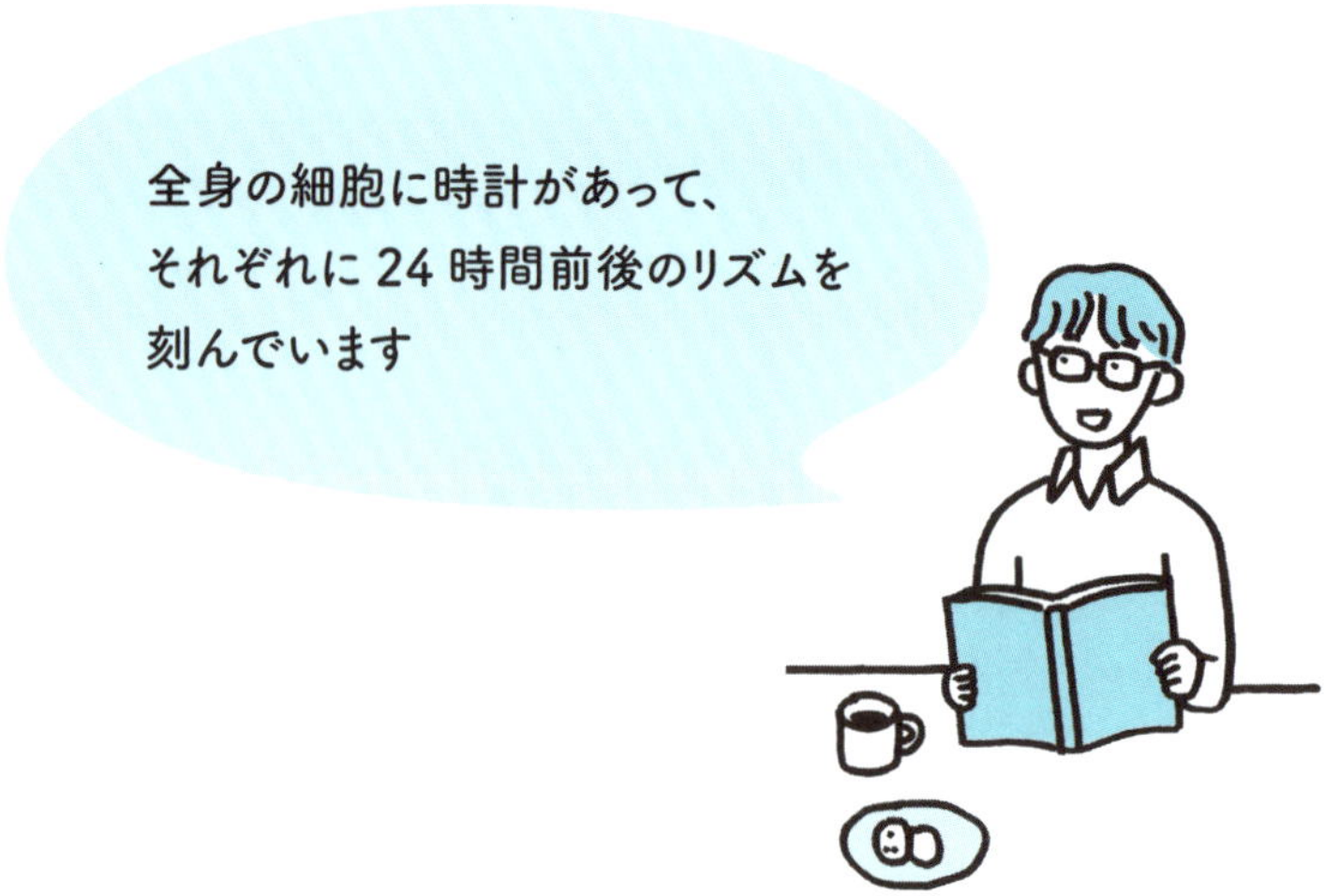
全身の細胞に時計があって、
それぞれに24時間前後のリズムを
刻んでいます

全身の時計の中枢は、脳の「視交叉上核」

体は1日のうちでも変化し、朝~昼は体温や心拍数が上がって覚醒モードに入ります。夜になるとこれらが下がり、睡眠モードに。この周期が「概日《がいじつ》リズム」で、各細胞の時計の働きで成り立っています。

その中枢となるのが、脳深部にある「視交叉上核《しこうさじょうかく》（中枢時計）」の時計細胞。網膜《もうまく》経由で光情報が届くことで、概日リズムを調節しています。調節の媒介役はカルシウムイオンです。光情報で細胞が興奮すると、細胞内のカルシウムイオン濃度が増え、時計遺伝子が活発に働いて時間を調節します。

全身の細胞（末梢時計）にも、ホルモンなどの物質経由でこの情報が伝わり、全身の器官が同じ周期で変動するよう調整されています。

中枢時計が、全身の細胞の時計あわせをしている

視交叉上核は、時計のリズムの中枢。
全身の細胞もそれにあわせて時計を調節している。

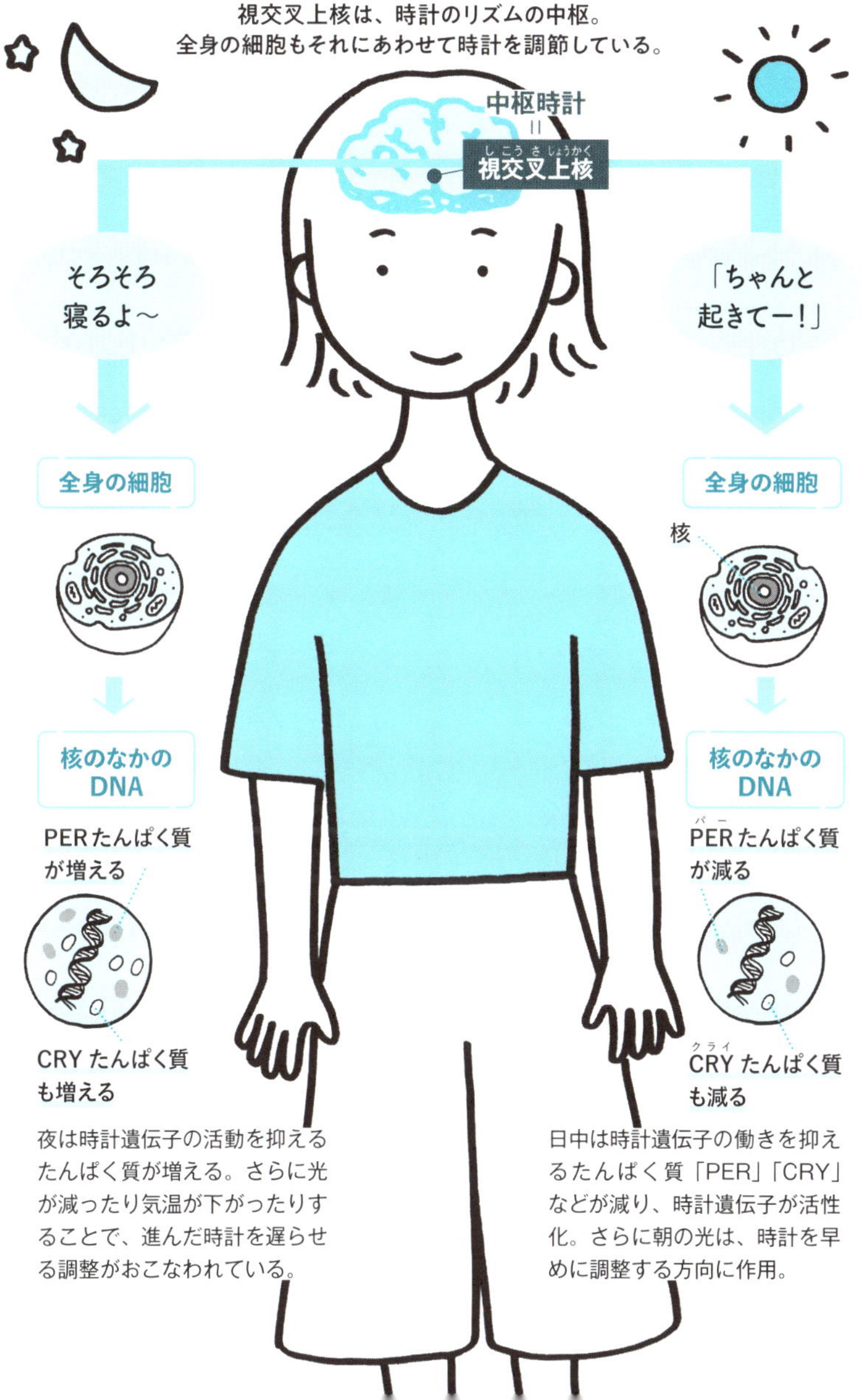
中枢時計
＝
視交叉上核《しこうさじょうかく》
そろそろ寝るよ〜
「ちゃんと起きてー！」
全身の細胞
全身の細胞
核
核のなかのDNA
核のなかのDNA
PERたんぱく質が増える
PER《パー》たんぱく質が減る
CRYたんぱく質も増える
CRY《クライ》たんぱく質も減る

夜は時計遺伝子の活動を抑えるたんぱく質が増える。さらに光が減ったり気温が下がったりすることで、進んだ時計を遅らせる調整がおこなわれている。

日中は時計遺伝子の働きを抑えるたんぱく質「PER」「CRY」などが減り、時計遺伝子が活性化。さらに朝の光は、時計を早めに調整する方向に作用。

Mechanisms of Sleep

睡眠のメカニズム 03

オレキシンなどの物質が睡眠 - 覚醒スイッチに関与

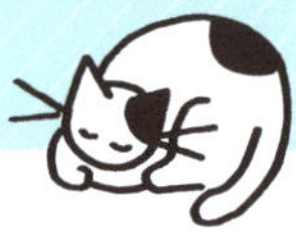

オレキシンがないと、日中も起きていられない

睡眠 - 覚醒スイッチには、数多くの物質がかかわっています。**「これが決定的」といえるものは残念ながらわかっていませんが、とりわけ重要とされるのがオレキシンです**。

オレキシンは神経細胞間の情報伝達をおこなう「神経ペプチド」の一種。脳深部の視床下部《ししょうかぶ》でつくられます。ユニークなのは、睡眠 - 覚醒スイッチを直接押す役割ではなく、覚醒スイッチを維持する役割を果たすところ。**スイッチがグラグラ揺れ動かないよう、システムを強固に固定しているのです**。オレキシンが足りないと、日中もすぐ居眠りしてしまいます。

このほかに、覚醒スイッチを押すための物質として、モノアミン類などの神経伝達物質があります。

脳でつくられる物質やホルモンが眠りを調整

眠気を生み出す物質と、覚醒を引き起こしそれを維持するための物質が関与している。

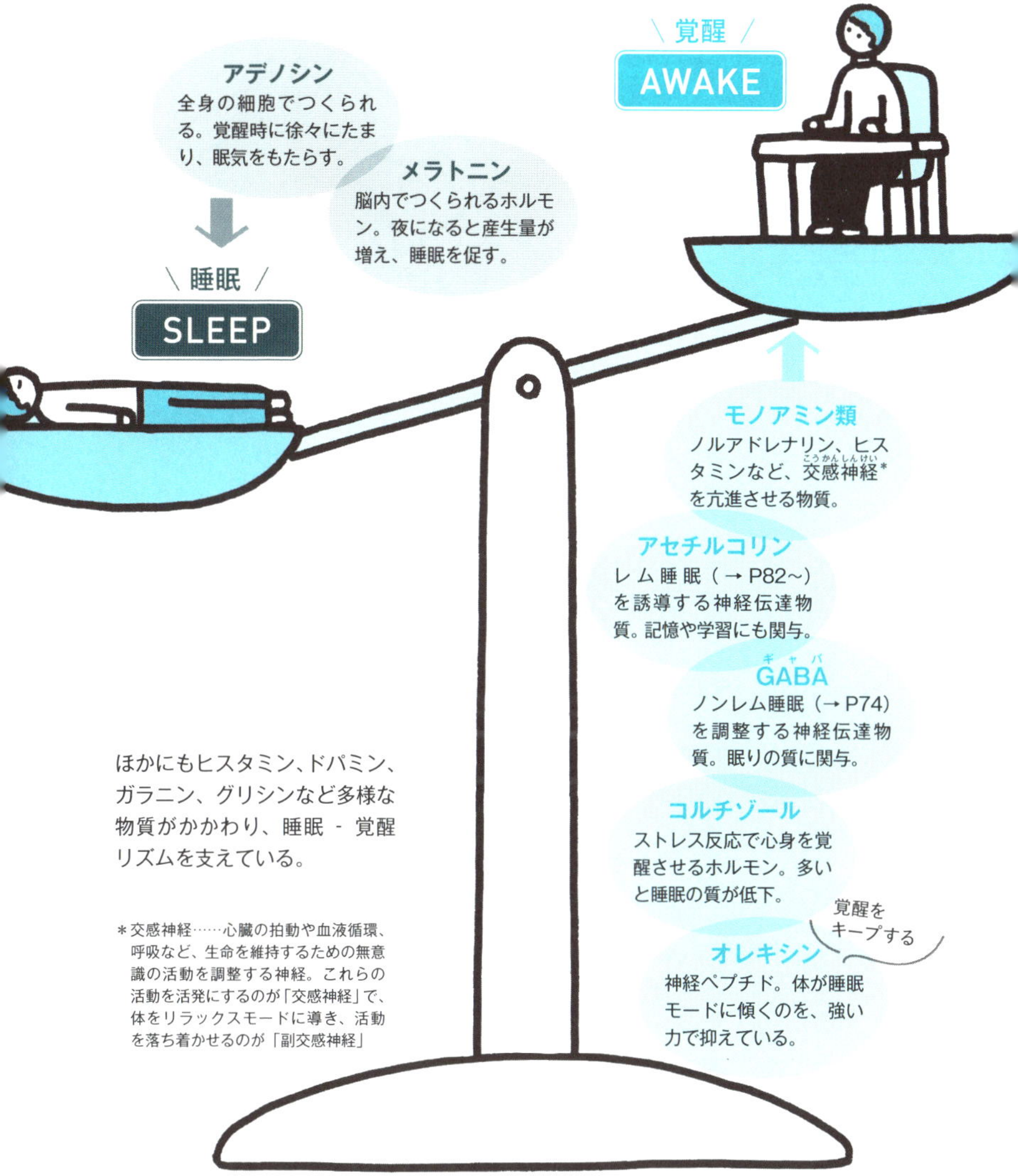

覚醒
AWAKE
アデノシン
全身の細胞でつくられる。覚醒時に徐々にたまり、眠気をもたらす。
メラトニン
脳内でつくられるホルモン。夜になると産生量が増え、睡眠を促す。
睡眠
SLEEP
モノアミン類
ノルアドレナリン、ヒスタミンなど、交感神経《こうかんしんけい》*を亢進させる物質。
アセチルコリン
レム睡眠（→P82~）を誘導する神経伝達物質。記憶や学習にも関与。
GABA《ギャバ》
ノンレム睡眠（→P74）を調整する神経伝達物質。眠りの質に関与。
コルチゾール
ストレス反応で心身を覚醒させるホルモン。多いと睡眠の質が低下。
覚醒をキープする
オレキシン
神経ペプチド。体が睡眠モードに傾くのを、強い力で抑えている。

ほかにもヒスタミン、ドパミン、ガラニン、グリシンなど多様な物質がかかわり、睡眠 - 覚醒リズムを支えている。

＊交感神経……心臓の拍動や血液循環、呼吸など、生命を維持するための無意識の活動を調整する神経。これらの活動を活発にするのが「交感神経」で、体をリラックスモードに導き、活動を落ち着かせるのが「副交感神経」

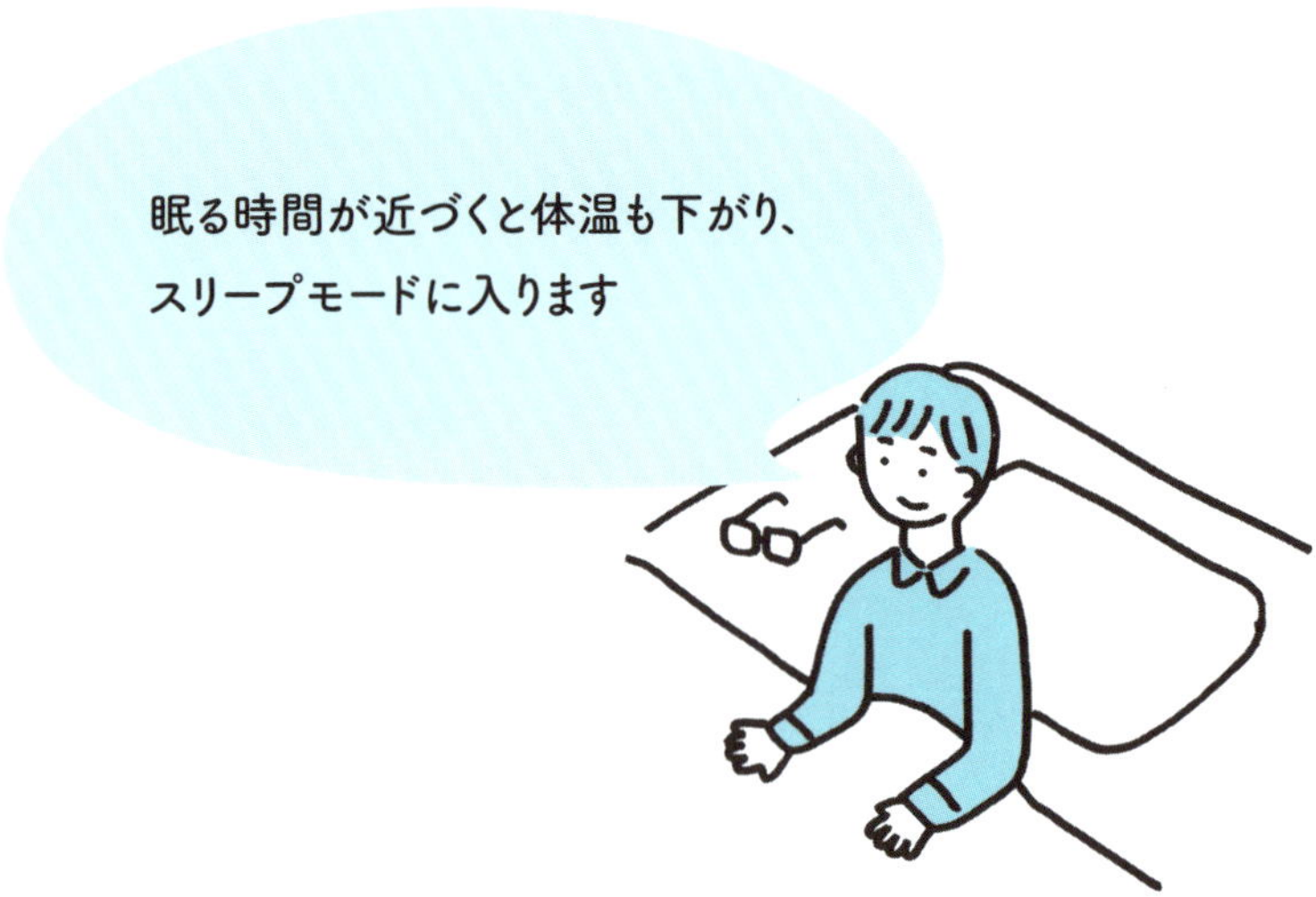
眠る時間が近づくと体温も下がり、
スリープモードに入ります

寝る時間が近づくと、脳も体もお休みモードに

睡眠を促す物質で、重要なのはアデノシンです。全身の細胞がエネルギーを生み出すときに生まれる代謝物質で、睡眠のほか、意欲にもかかわっています。**覚醒時間の長さに比例して蓄積し、眠気をもたらします。**行動する気力も起きにくくなります。眠気覚ましにカフェインが効くのは、アデノシンの働きを抑える働きがあるためです。

メラトニンという物質も睡眠に関与しています。脳深部の松果体《しょうかたい》で分泌《ぶんぴつ》されるホルモンで、夜になると分泌量が増え、体が睡眠モードに入れるように体温などを調節します。眠りの質を高めることから、神経細胞でのメラトニンの作用を強めて睡眠障害を改善する「メラトニン受容体作動薬」も開発されています。

睡眠物質の増減とともに、全身状態も変化する

体温などの全身状態も概日《がいじつ》リズムで変化し、体を睡眠または覚醒モードに導く。

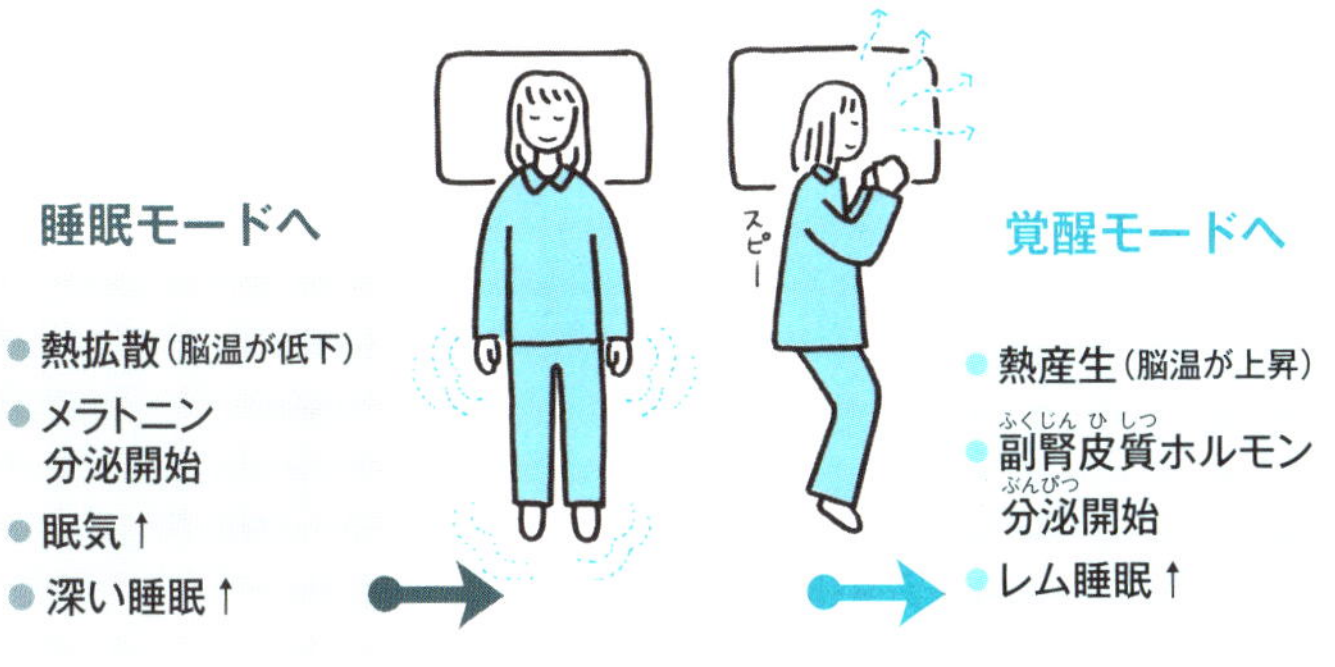

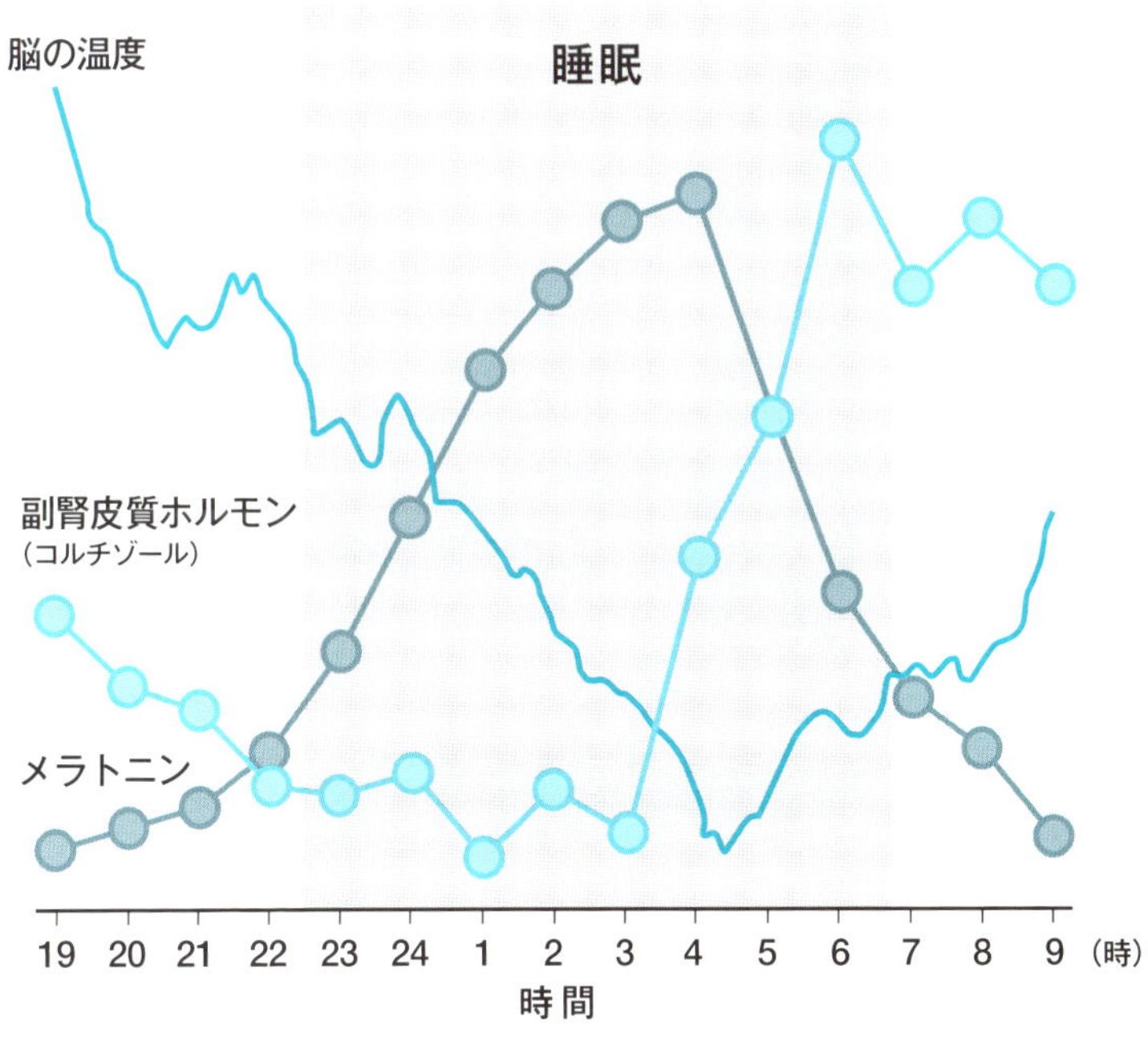

各種物質の増減により、睡眠時は脳の温度を下げて脳を休ませ、日中には活動性を高めるように調整されている。

（「e-ヘルスネット：眠りのメカニズム」厚生労働省より作成）

Mechanisms of Sleep

睡眠のメカニズム 04

リズムがずれるのは、遺伝子と概日リズムのせい

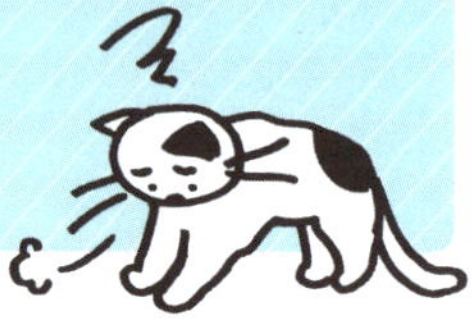

日本人では夜型2割。超夜型も1割に及ぶ

体内時計には個人差があります。朝から元気に動ける人もいれば、夕方以降に本領を発揮する人も。**体内時計のこの傾向を「クロノタイプ」といいます**。

クロノタイプを決定づける最大の要因は、遺伝子。イギリス人の大規模ゲノム解析では、朝型のクロノタイプに、計351もの遺伝子がかかわっていると判明しました（Jones SE et al., 2019）。

その1つがPeriod《ピリオド》遺伝子変異です。関連するたんぱく質「PER2《パーツー》」の形が違うことで、日の出前には目覚めるほどの極度の朝型になることがあります。一方、同じ遺伝子の変異で夜型になることも。たんぱく質「PER3《パースリー》」の形が違うと、明け方まで眠れないほどの夜型になってしまいます。

朝型・夜型遺伝子は、仕事のパフォーマンスにも影響

日本人1170人を対象とした調査では、「夜型」「強い夜型」が多かった。

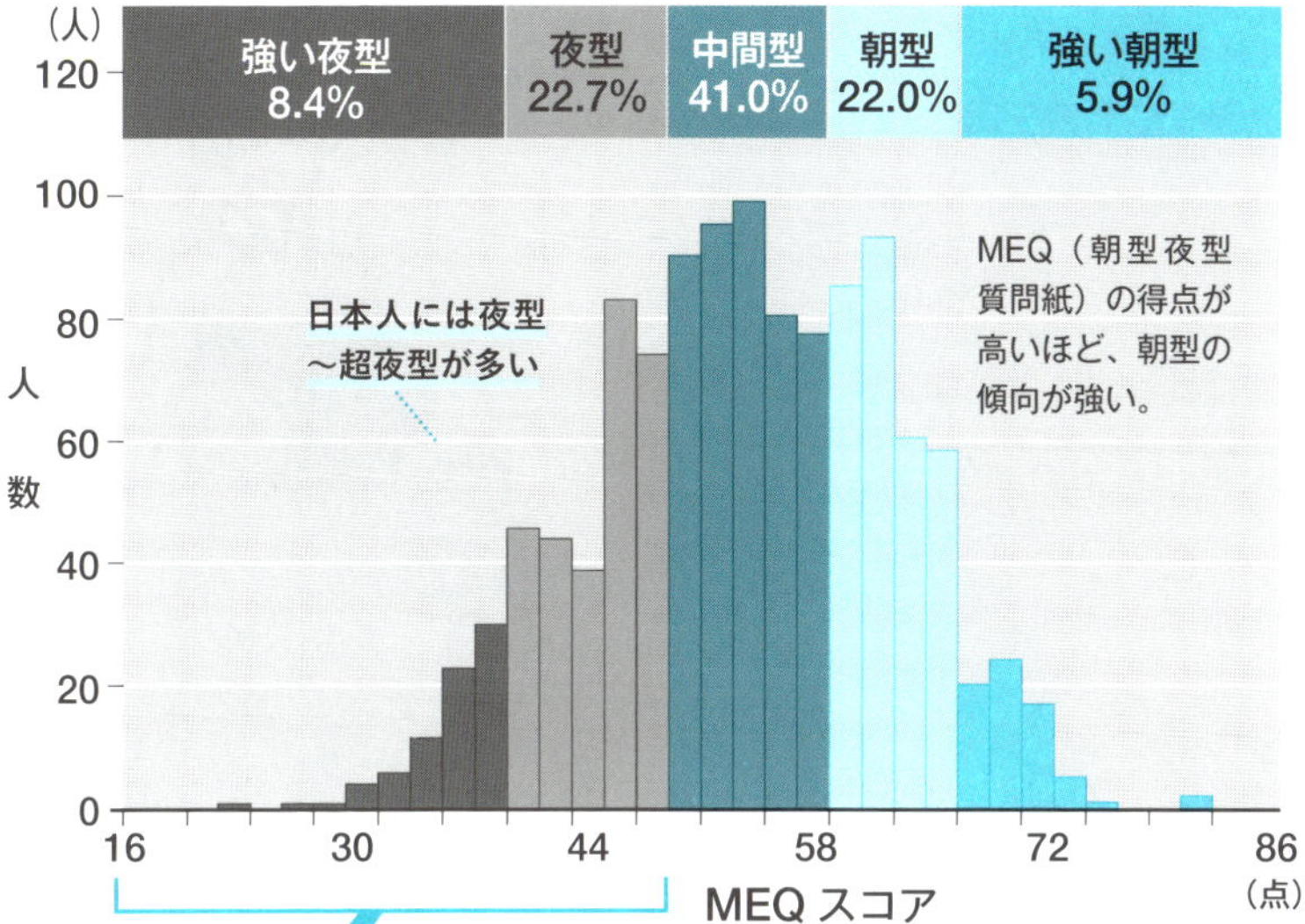
強い夜型 8.4%
夜型 22.7%
中間型 41.0%
朝型 22.0%
強い朝型 5.9%
(人)
120
100
80
60
40
20
0
人数
日本人には夜型〜超夜型が多い
MEQ（朝型夜型質問紙）の得点が高いほど、朝型の傾向が強い。
16
30
44
58
72
86
MEQ スコア
(点)

(「Evening preference is related to the incidence of depressive states independent of sleep-wake conditions.」Kitamura S et al., Chronobiology International vol.27 (9-10) : 1797-1812, 2010 より引用)

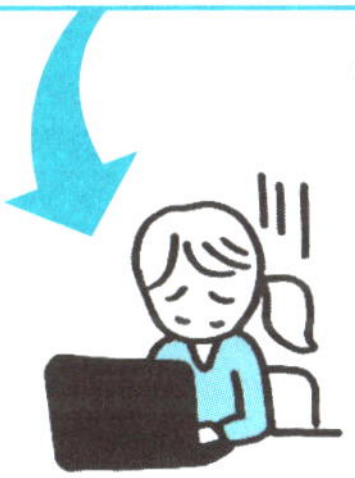

夜型の人のパフォーマンス

夜型の人では下記のような問題が起きやすい。数字が大きいほど影響が強いことを表す。

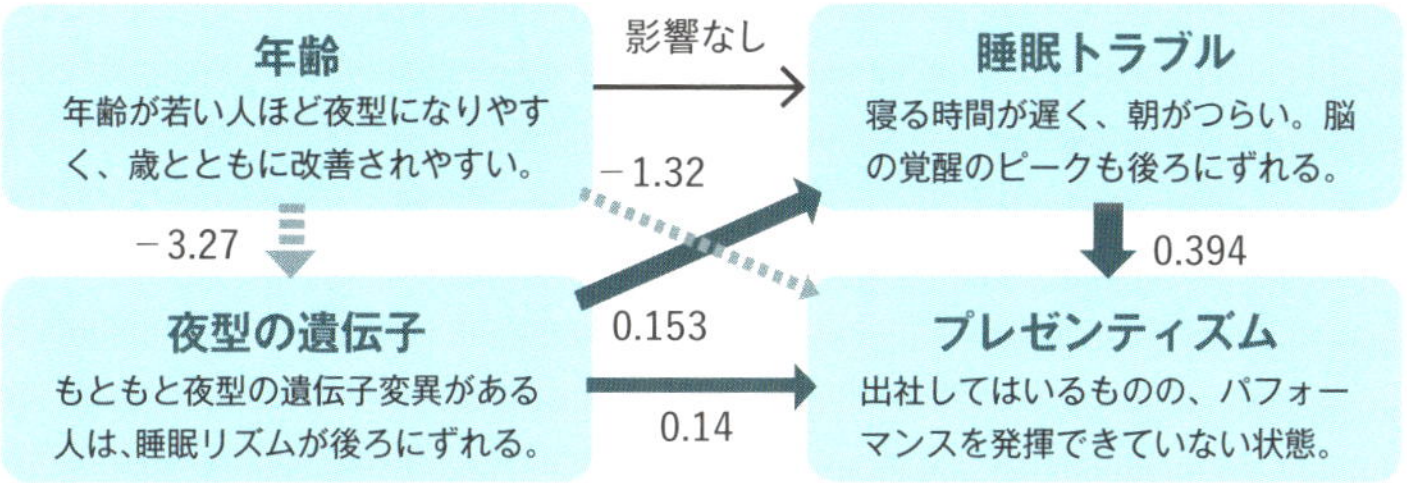
年齢
年齢が若い人ほど夜型になりやすく、歳とともに改善されやすい。
影響なし
睡眠トラブル
寝る時間が遅く、朝がつらい。脳の覚醒のピークも後ろにずれる。
−1.32
−3.27
0.394
夜型の遺伝子
もともと夜型の遺伝子変異がある人は、睡眠リズムが後ろにずれる。
0.153
0.14
プレゼンティズム
出社してはいるものの、パフォーマンスを発揮できていない状態。

(「On workdays, earlier sleep for morningness and later wakeup for eveningness are associated with better work productivity.」Shimura A et al., Sleep Medicine vol.92 : 73-80, 2022 より作成)

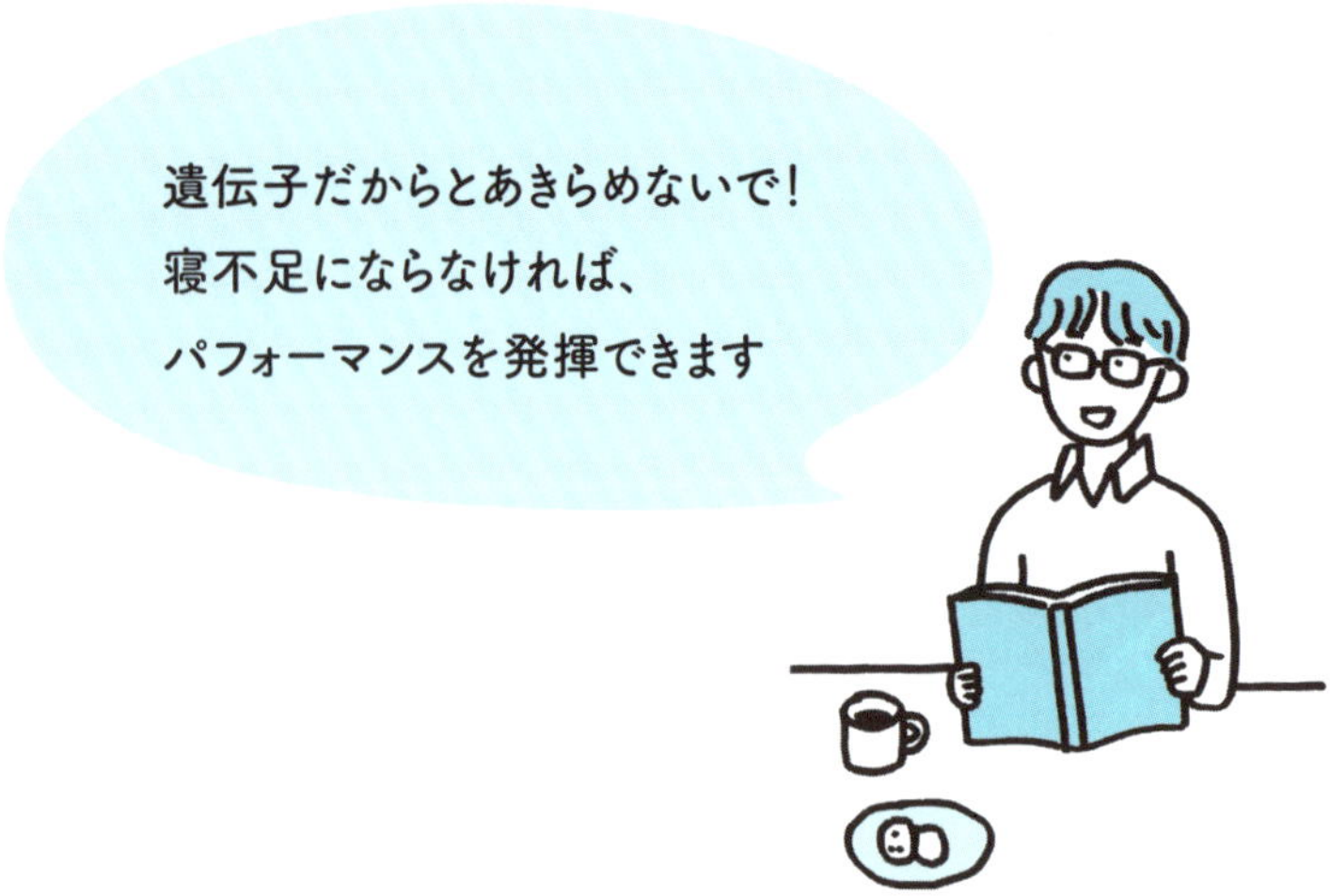
遺伝子だからとあきらめないで！
寝不足にならなければ、
パフォーマンスを発揮できます

無理な早起き⇅寝だめをくり返してない？

社会生活で問題となりやすいのは、朝型の人より、夜型の人でしょう。10時に起きて昼出社とはいかず、無理な早起きを強いられます。**社会の時間と体内時計がずれる「ソーシャルジェットラグ」が生じ、仕事にも健康面にも悪影響**（左図参照）。早く寝ようとしても、深夜になるまで体が睡眠モードに入りません。結果として睡眠時間が短くなり、週末に寝だめをくり返すという悪循環に陥りやすいのです。

とはいえクロノタイプの約50％は、遺伝子以外の要因で決まります。年齢、性別、居住地域の日の出時刻、ライフスタイルなどです。夜型の人も、「寝だめをしない」「夜に強い光を浴びない」などの工夫で、睡眠負債を抱えない生活をめざしましょう（↓Ｐａｒｔ３、４）。

夜型はとくに、ソーシャルジェットラグに注意！

社会生活にあわせるために睡眠負債を負い、
それがさらなる悪影響へとつながる。

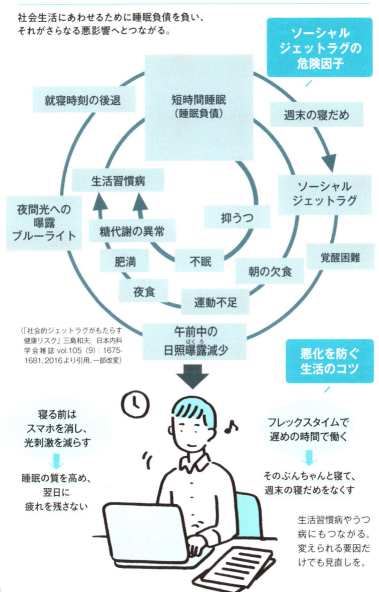

ソーシャルジェットラグの危険因子

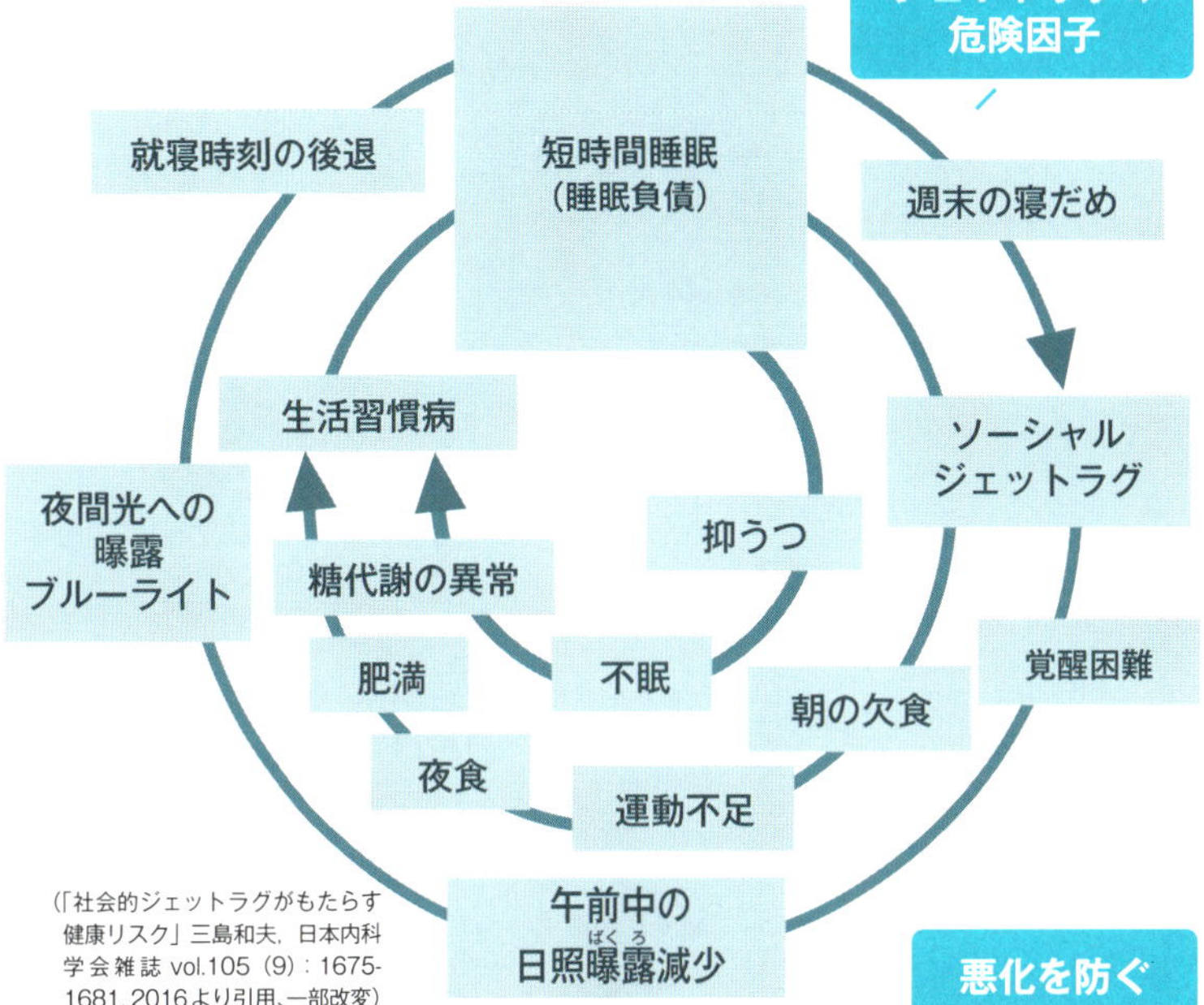
短時間睡眠
（睡眠負債）
週末の寝だめ
ソーシャルジェットラグ
覚醒困難
朝の欠食
運動不足
午前中の
日照曝露《ばくろ》減少
夜食
肥満
不眠
抑うつ
糖代謝の異常
生活習慣病
夜間光への
曝露
ブルーライト
就寝時刻の後退

（「社会的ジェットラグがもたらす健康リスク」三島和夫，日本内科学会雑誌 vol.105（9）：1675-1681，2016より引用、一部改変）

悪化を防ぐ生活のコツ

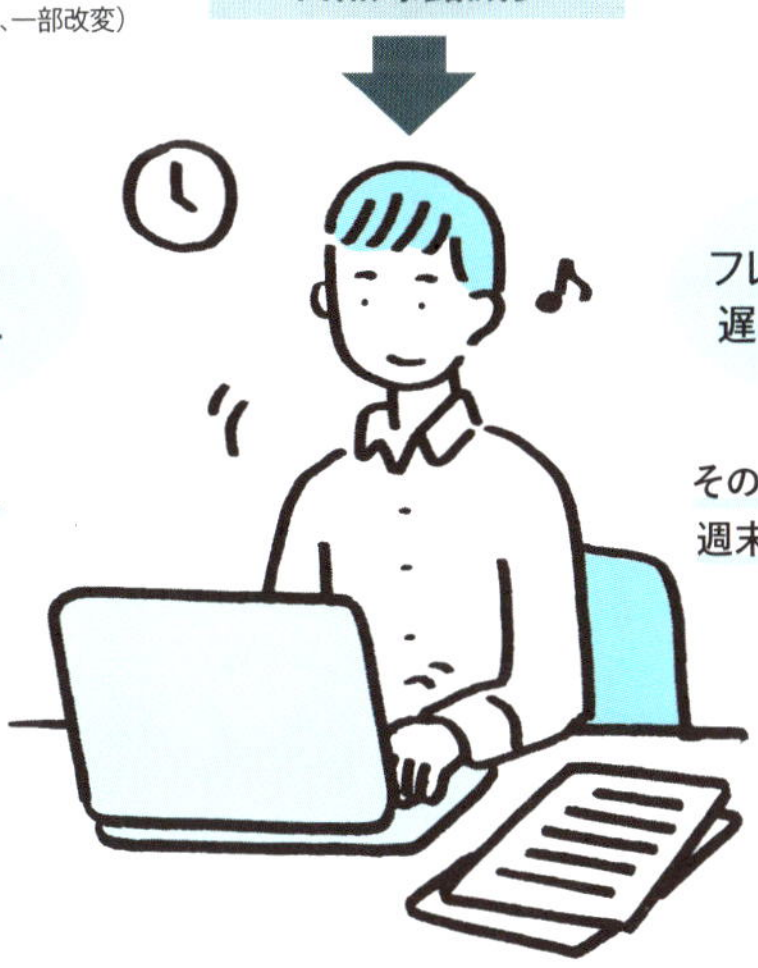

寝る前は
スマホを消し、
光刺激を減らす

↓

睡眠の質を高め、
翌日に
疲れを残さない

フレックスタイムで
遅めの時間で働く

↓

そのぶんちゃんと寝て、
週末の寝だめをなくす

生活習慣病やうつ病にもつながる。変えられる要因だけでも見直しを。

Mechanisms of Sleep

睡眠のメカニズム 05

理想は7～8時間。ただし個人差も大きい!!

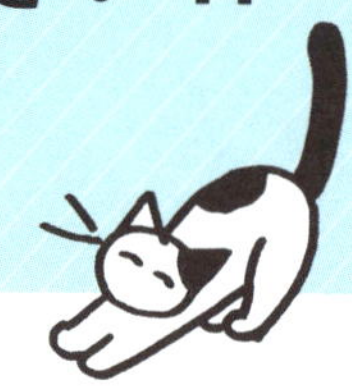

憧れのショートスリーパー。でも、努力ではなれない

睡眠時間にも遺伝子タイプが関係しています。短時間で自然と目が覚め、疲れがとれる人もいれば、長く寝ないとつらい人も。**睡眠時間6時間未満で平気な人はショートスリーパー、9時間以上必要な人はロングスリーパーとよばれています**。

わずかな睡眠でバリバリ働くショートスリーパーは、かつて世界のビジネスパーソンの憧れでした。**しかしショートスリーパーの割合は、全人口の1%未満と推定されています**。いわば、遺伝子的な〝ラッキー体質〟。努力でなれるものではありません。

時代とともに価値観も変わりました。自分にあった睡眠時間でほどよく働き、プライベートも大切にする人のほうがずっと素敵かもしれません。

ショート&ロングスリーパーは、全体の10%以下

グラフの波線は眠気の強さ、水色の部分は睡眠時間。 両者の睡眠時間差は3時間半以上もある。

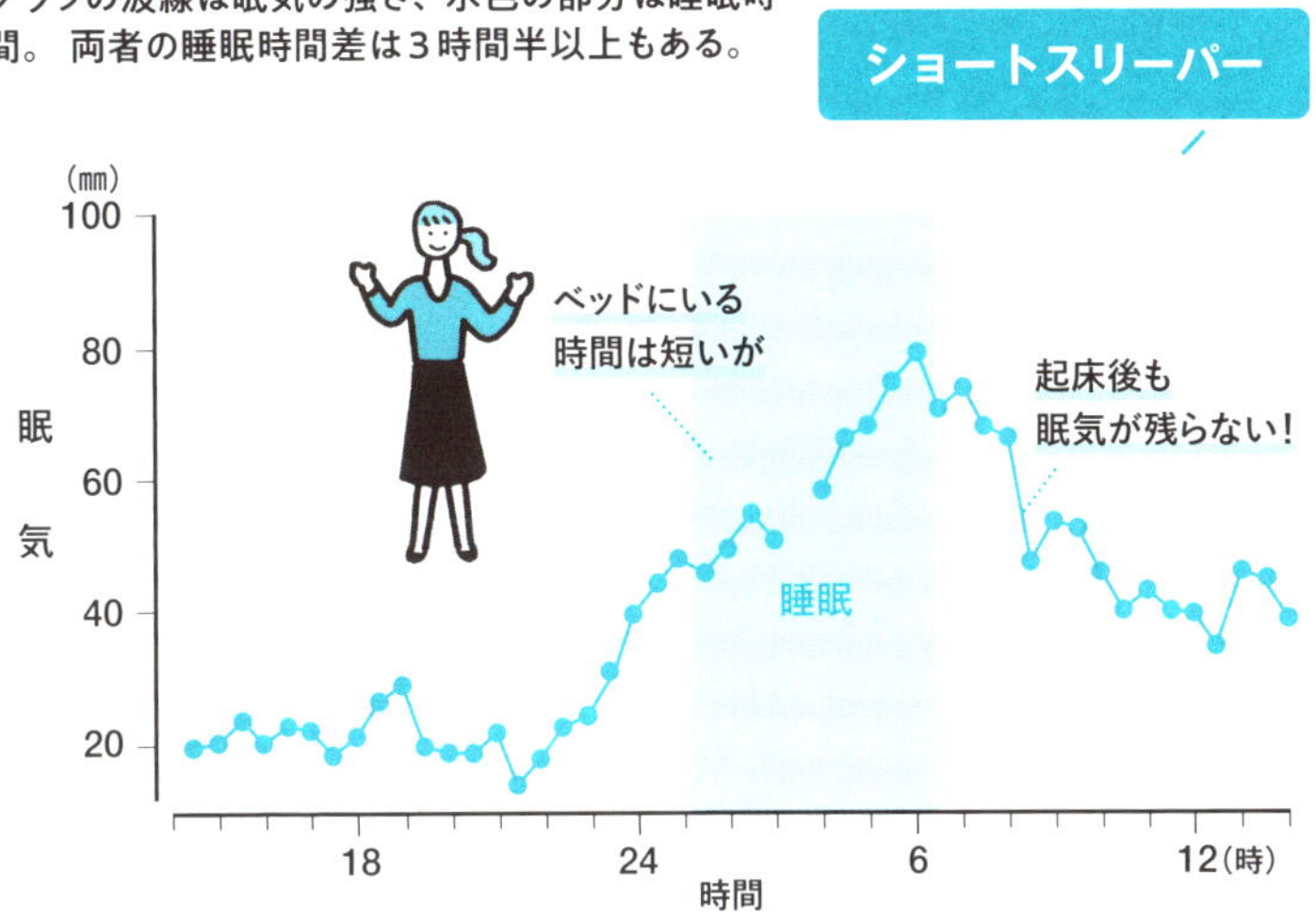

24時を回るころにようやく眠気が強くなり、8時ごろにはしっかり覚醒している。

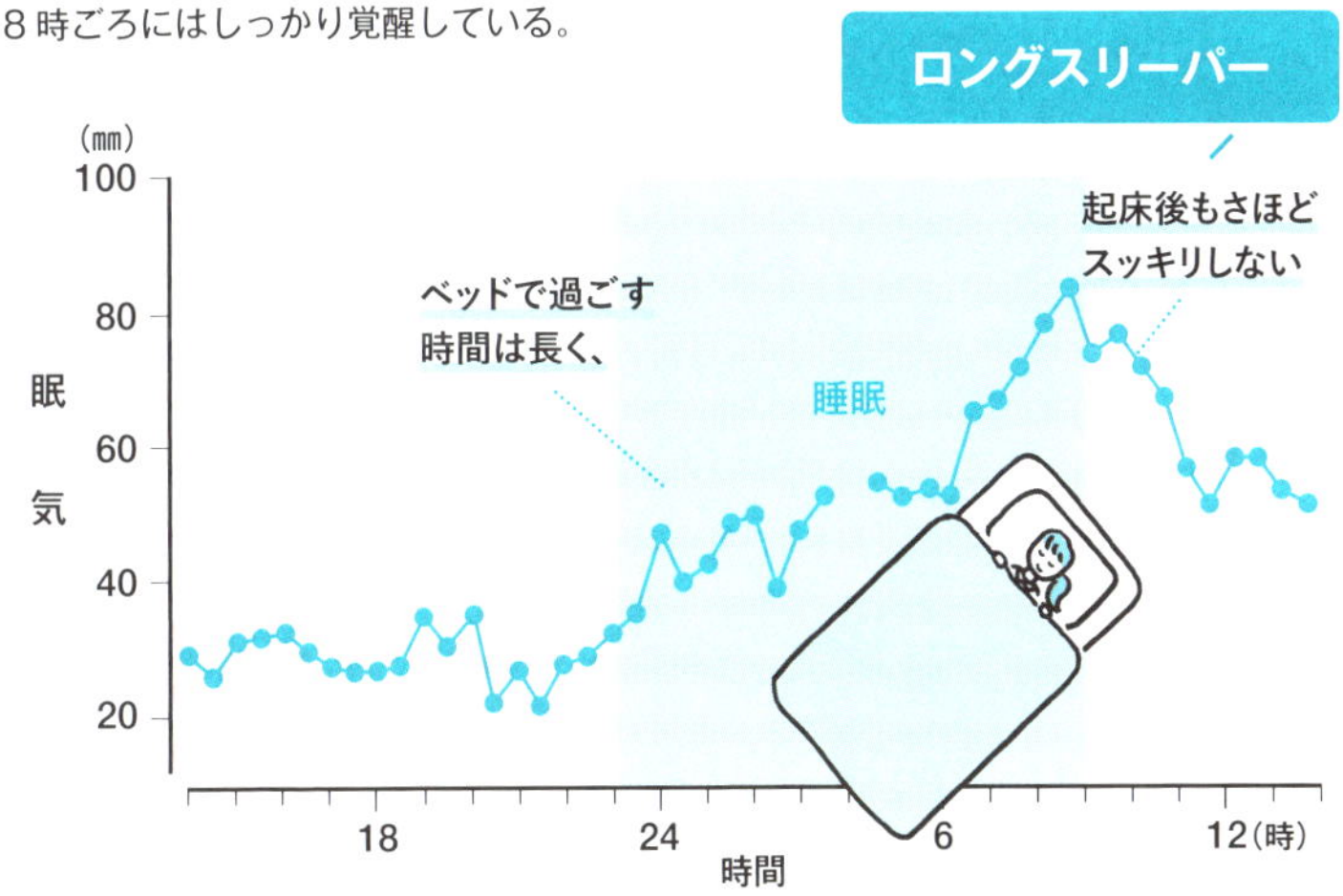

(「A longer biological night in long sleepers than in short sleepers.」Aeschbach D et al., The Journal of Clinical Endocrinology & Metabolism vol.88 (1): 26-30, 2003より引用)

ショートスリーパーよりメラトニン量が多く、早く眠りにつく。朝もなかなか眠気がとれない。

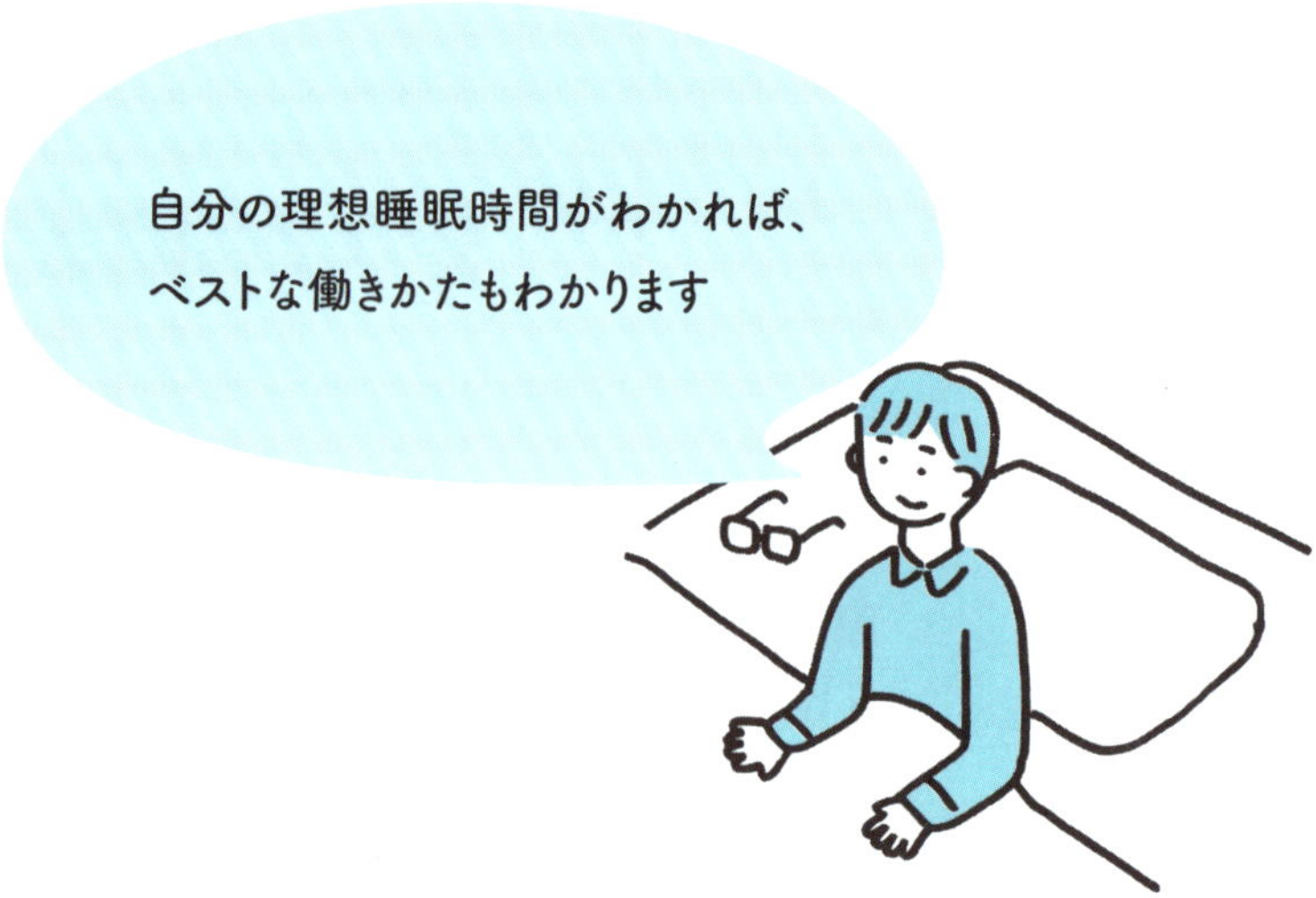
自分の理想睡眠時間がわかれば、
ベストな働きかたもわかります

好きなだけ寝てみると、理想の睡眠時間がわかる

理想の睡眠時間は、一般的に8時間前後とされています。ただしショートスリーパー、ロングスリーパー以外でも、個人差は必ずあるものです。**自分にとってベストの睡眠時間を知り、それをもとに生活リズムを調整しましょう。**

睡眠外来などで時間をかけて調べる方法もありますが、じつはもっと単純な算出法があります。好きなだけ寝られる環境をつくり、目覚ましをかけずに寝てみる実験です（左図参照）。**睡眠負債とともに、理想の睡眠時間を割り出すことができます。**

理想の時間がわかったら、起床時刻、就寝時刻とともに、働きかたも見直して、睡眠負債をため込まない生活リズムをつくっていきましょう。

理想の睡眠時間とともに、睡眠負債もあきらかに!

理想の睡眠時間、現在の睡眠時間がわかれば、
ベストの就寝&起床時刻も決められる。

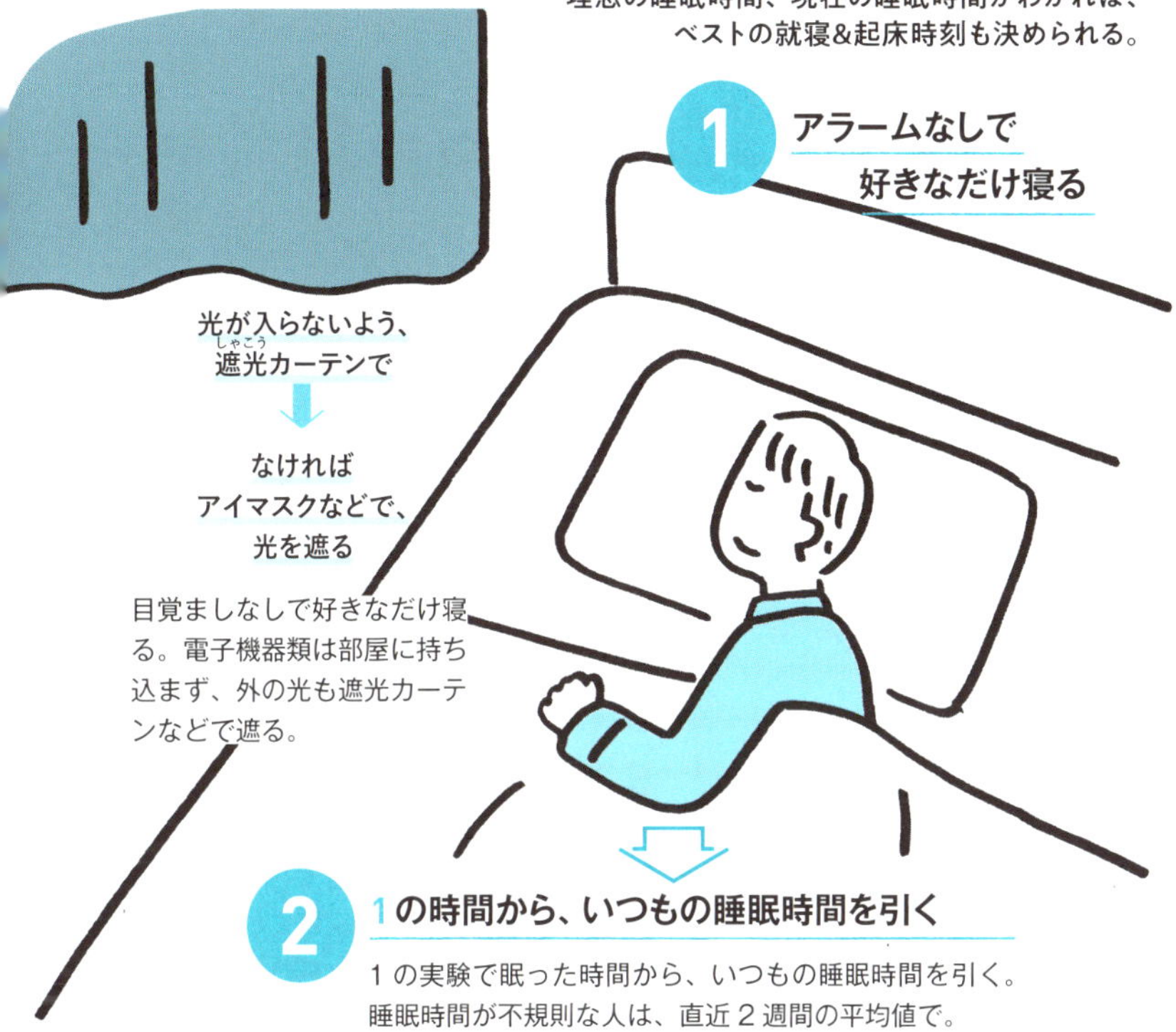

1 アラームなしで好きなだけ寝る

光が入らないよう、
遮光《しゃこう》カーテンで

↓

なければ
アイマスクなどで、
光を遮る

目覚ましなしで好きなだけ寝る。電子機器類は部屋に持ち込まず、外の光も遮光カーテンなどで遮る。

2 1の時間から、いつもの睡眠時間を引く

1の実験で眠った時間から、いつもの睡眠時間を引く。
睡眠時間が不規則な人は、直近2週間の平均値で。

3 2の時間から、1.5時間分を引く

1.5を引いた数値が、あなたの睡眠負債。いつもの睡眠時間に睡眠負債を足すと、理想の睡眠時間がわかる。

睡眠負債は	時間
理想の睡眠時間は	時間

Stages of Sleep

睡眠の種類 01

ノンレム睡眠中に脳がメンテナンスされている

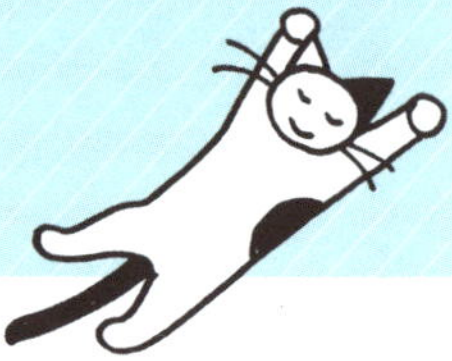

睡眠には「ノンレム」「レム」のモードがある

睡眠でパフォーマンスを上げるためには、量だけでなく〝質〟も重要。**そして睡眠の質を考えるうえで知っておきたいのが、睡眠の種類です**。

入眠後すぐに生じるのは、ノンレム睡眠。**眠りの深さによって、「ステージ1」「ステージ2」「ステージ3」の3段階に分けられます**。眠っているので自分では気づきようもありませんが、脳波を見ると異なる波形がはっきりと出ています（→P77）。ステージ1ではθ《シータ》波、ステージ2では紡錘《ぼうすい》波《は》、ステージ3ではδ《デルタ》波という波形が多く認められます。

そしてノンレム睡眠の後、突然覚醒モードに近づくのが、「レム睡眠」。脳が活発に活動している状態で、これを経て、再びノンレム睡眠へと移行します。

脳が活発に働いているかどうかが、2つのモードの違い

レム睡眠
REM Sleep

夢を見ていることが多く、脳の活動は活発。眼球が急速に動くため、「Rapid Eye Movement」の頭文字から名づけられた。

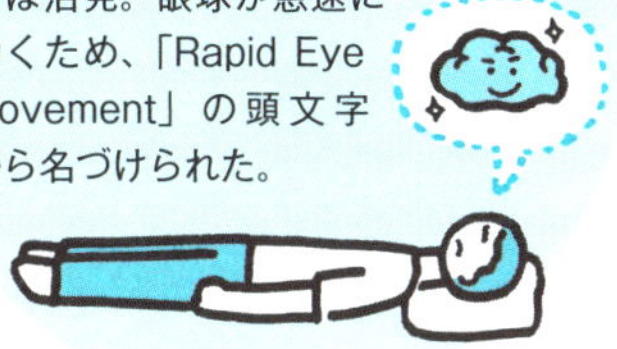

ノンレム睡眠
non-REM Sleep

脳をメンテナンスする時間。もっとも深い眠りであるステージ3（徐波《じょは》睡眠）を長くとれると、質のよい睡眠といえる。

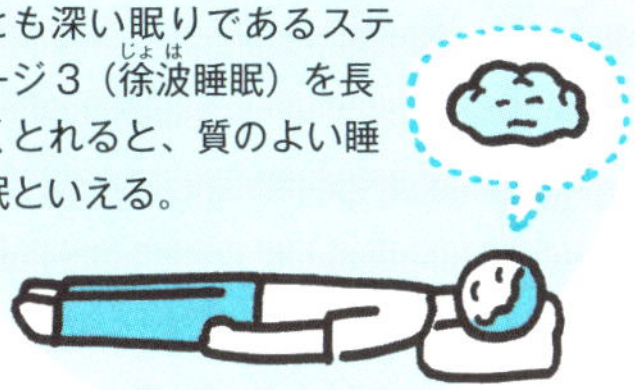

ノンレムでは脳を休めつつ、不要物を除去する

ノンレム睡眠の第一の役割は、覚醒時に酷使した脳をクールダウンさせることです。**しかし、ただの休息時間ではありません。覚醒時に得た情報を、記憶として保存するメンテナンス時間でもあります。**

脳機能の主役はニューロン（神経細胞）で、その数は推定１０００億〜１５００億個。その接続部である「シナプス」で神経伝達物質などをやりとりし、学習・記憶などの高次脳機能を実現しています。

ノンレム睡眠は、シナプス間の伝達をよくしたり、いらない接続をはずしたりする時間。**これにより記憶を強化したり、不要な記憶を除去できます。**ニューロンにたまった老廃物を洗い出すというメンテナンスも、ノンレム睡眠時におこなわれています。

レム+ノンレム3段階が、睡眠の1サイクル

ノンレムとレムを行き来するサイクルを「睡眠構築」といい、
片方だけとることはできない。

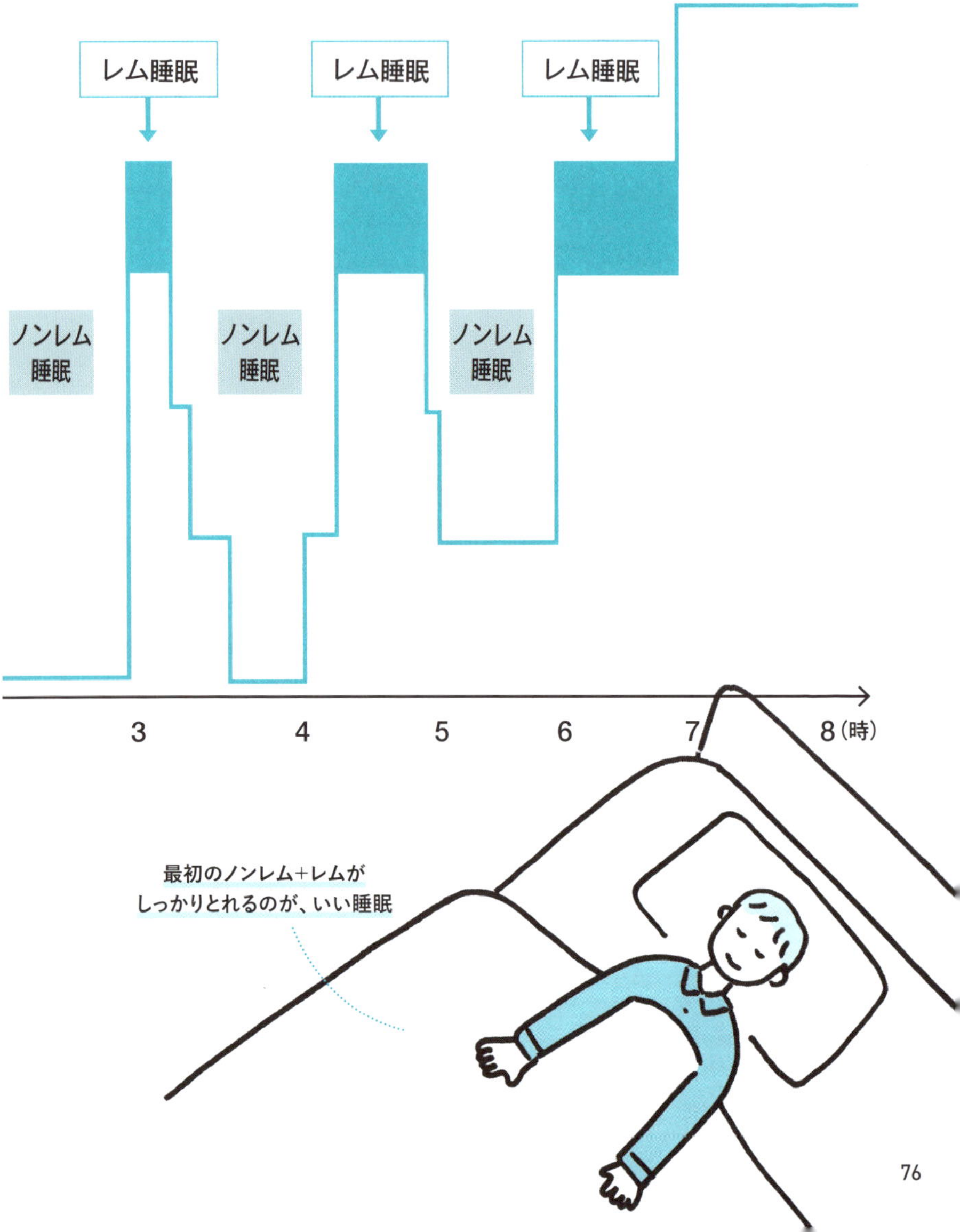

レム睡眠と、ノンレム睡眠3段階

覚醒

α《アルファ》波が出る

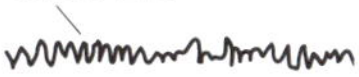

目をつぶってじっとしていると、リラックス時に特有のα波が出る。周波数は8～13Hz未満で、縦の振幅も大きい。

レム睡眠

β《ベータ》波が出る

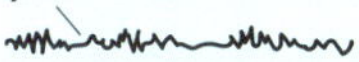

全身の筋肉は弛緩しているが、脳の一部は活動。覚醒時と同様の小さな速波が多く、集中しているときに見られるβ波も出現。

ノンレム睡眠1

θ《シータ》波が出る

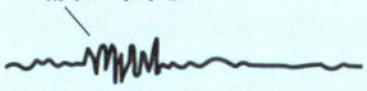

ウトウトしている段階。脳波が小刻みに見える低振幅波《ていしんぷくは》（θ波）が中心に。神経細胞の活動がバラバラであることを示す。

ノンレム睡眠2

紡錘波《ぼうすいは》が出る

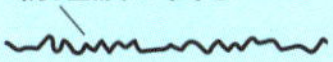

浅い眠りだが、眠気を解消する効果がある。θ波に加え、紡錘波とよばれるさらに小刻みな波が見られ、ともに記憶の強化に関与。

ノンレム睡眠3

δ《デルタ》波が出る

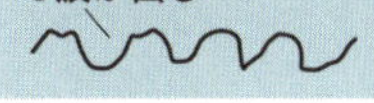

深い眠りで、簡単には覚醒しない。ゆったりした波であるδ波（徐波）が多く、細胞がいっせいに休んだり活動したりをくり返している。

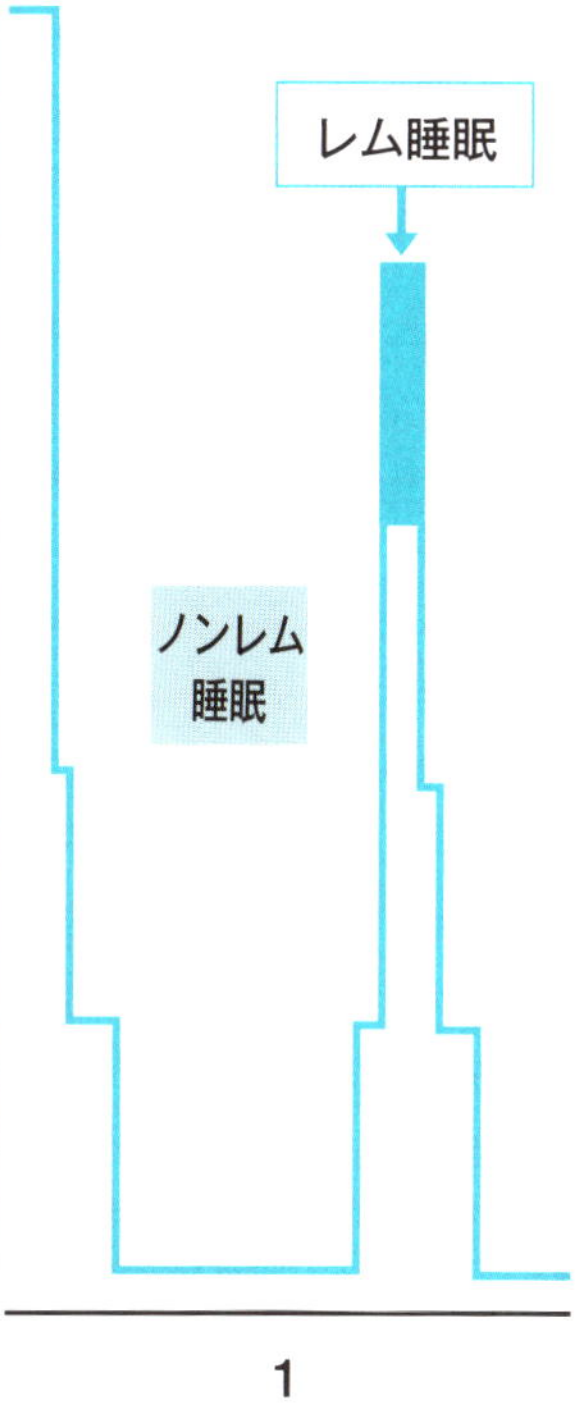

レム睡眠
ノンレム睡眠
1

睡眠の質は「デルタパワー」でわかる！

δ波が多いほど、心身の疲れが十分とれて成長ホルモンも増える。そこで右図のように量を測定し、「デルタパワー」として睡眠の質の評価に用いられている。

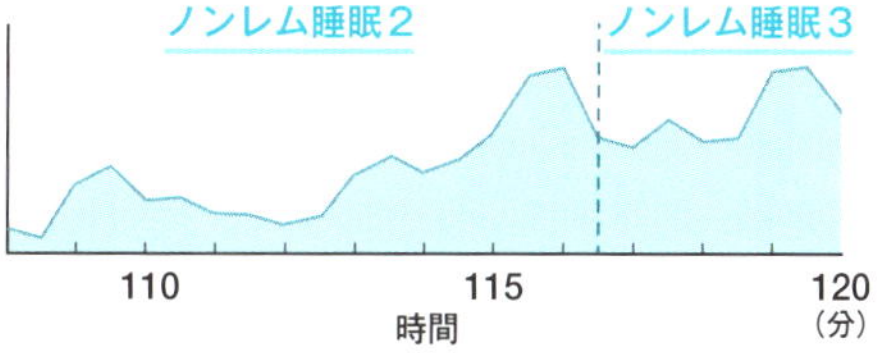

ノンレム睡眠2
ノンレム睡眠3
110
115
120
時間
（分）

Stages of Sleep

睡眠の種類 02

記憶を定着させるのも、ノンレム睡眠の役割

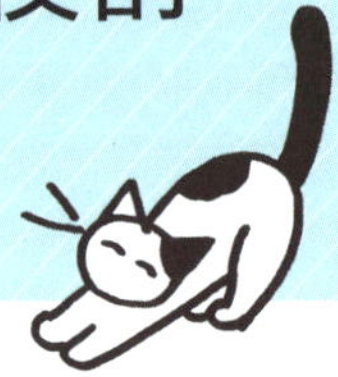

勉強後の質のいい睡眠で、記憶力アップ！

記憶には、「記銘《きめい》」「保持」「想起」の3つのプロセスがあります。情報をまとまりのある思考やアイディア、イメージにして、保存するのが「記銘（エンコード）」。これを長期記憶庫に貯蔵しておくのが「保持」で、必要時にとり出すのが「想起」です。

ノンレム睡眠は、記憶の保持において重要な役割を担っています。固有名詞やできごとを覚える**「エピソード記憶」、動作を覚えて習熟する「作業記憶」のいずれにおいても、記憶後の睡眠で記憶力がアップ**。とくに徐波《じょは》睡眠の時間が長く、ぐっすり眠れたときほど、記憶力が高まります。徐波睡眠や低振幅波《ていしんぷくは》を人為的に増幅《ぞうふく》させた実験でも、通常の睡眠後に比べ、単語の記憶力が高くなっていました（Marshall L et al., 2006）。

学習中+睡眠中の香り刺激で、効果が高まる

より効果的な学習につなげるための実験も。 学習時と睡眠時に同じ香りをかがせると、記憶した内容を思い出しやすい。

実験協力者の学生

A 香り刺激なし
学習するときも睡眠中も、香り刺激をいっさい与えない。

B 自宅学習&テスト中に香り刺激
自宅学習中とテスト中に、バラのお香の香りをかがせる。

C Bの条件+テスト前も香り刺激
自宅学習・テスト中、テスト前週の睡眠中に香りをかぐ。

Step1 学校で ドイツ語&英語の語《ご》彙《い》ペアの学習

Step2 自宅で テストに向けて、習った語彙を復習

Step3 学校で ドイツ語&英語の語彙の翻訳テスト

テスト結果

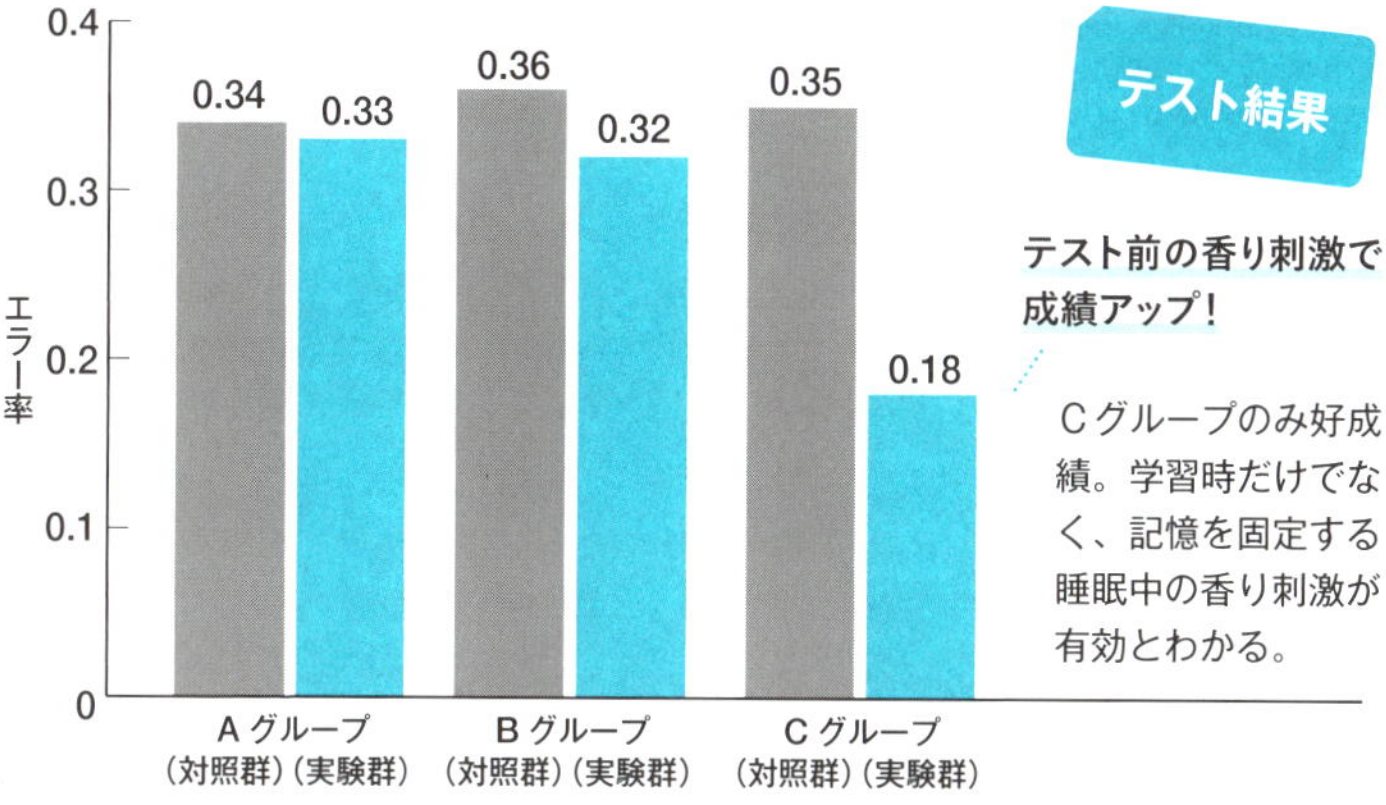

0.4
0.3
0.2
0.1
0
エラー率
0.34
0.33
0.36
0.32
0.35
0.18
Aグループ (対照群)(実験群)
Bグループ (対照群)(実験群)
Cグループ (対照群)(実験群)

テスト前の香り刺激で成績アップ!

Cグループのみ好成績。学習時だけでなく、記憶を固定する睡眠中の香り刺激が有効とわかる。

(「How odor cues help to optimize learning during sleep in a real life-setting.」Neumann F, Oberhauser V & Kornmeier J, Scientific Reports vol.10 (1) : 1227, 2020 より作成)

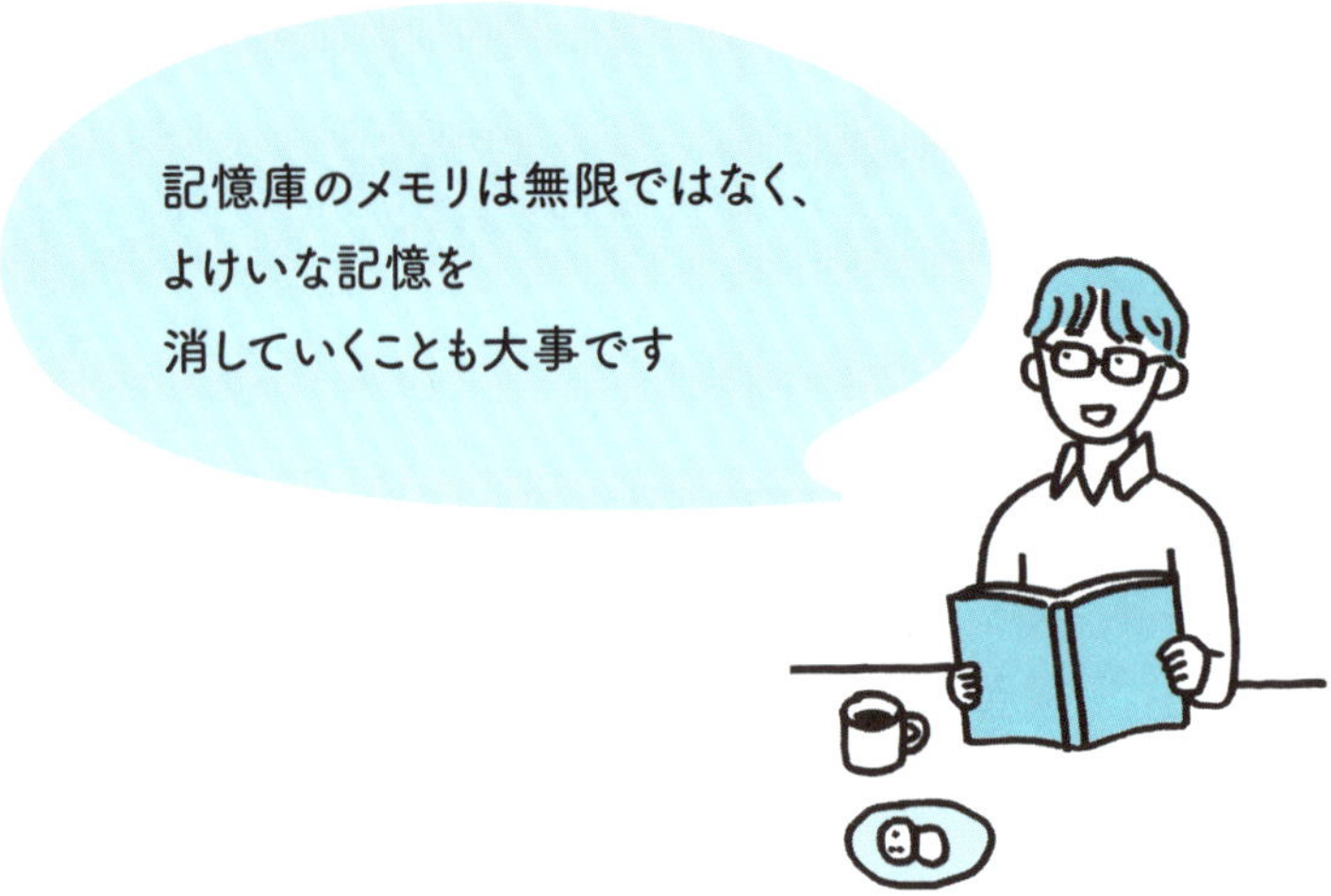
記憶庫のメモリは無限ではなく、
よけいな記憶を
消していくことも大事です

細胞間の接続をよくし、記憶を定着させる

睡眠中の記憶の働きは未知の部分も多いものの、どこで何がおこなわれているか、徐々にわかってきています。**記憶の一次保管庫は脳深部の「海馬《かいば》」で、長期保管庫は脳表面の「大脳皮質《だいのうひしつ》」**。レム睡眠中に、一時保管庫から長期保管庫への移送作業をしている可能性があります。

ただし記憶庫の容量は無限ではありません。どうでもいい情報を忘れることも大切です。そこでノンレム睡眠で紡錘波《ぼうすいは》が出ているときに、記憶の選別がおこなわれているという報告もあります（Saletin JM & Walker MP, 2012）。

さらにアルツハイマー病の原因物質「アミロイドβ《ベータ》」は、レム睡眠中だけでなく、ノンレム睡眠中にも除去されています。ノンレム睡眠はこれほど重要で、多面的なメンテナンス機能を担っているのです。

記憶の強化も除去も、睡眠中におこなわれる

ノンレム睡眠中の脳内では下のようなメンテナンスがおこなわれ、大事な記憶を残している。

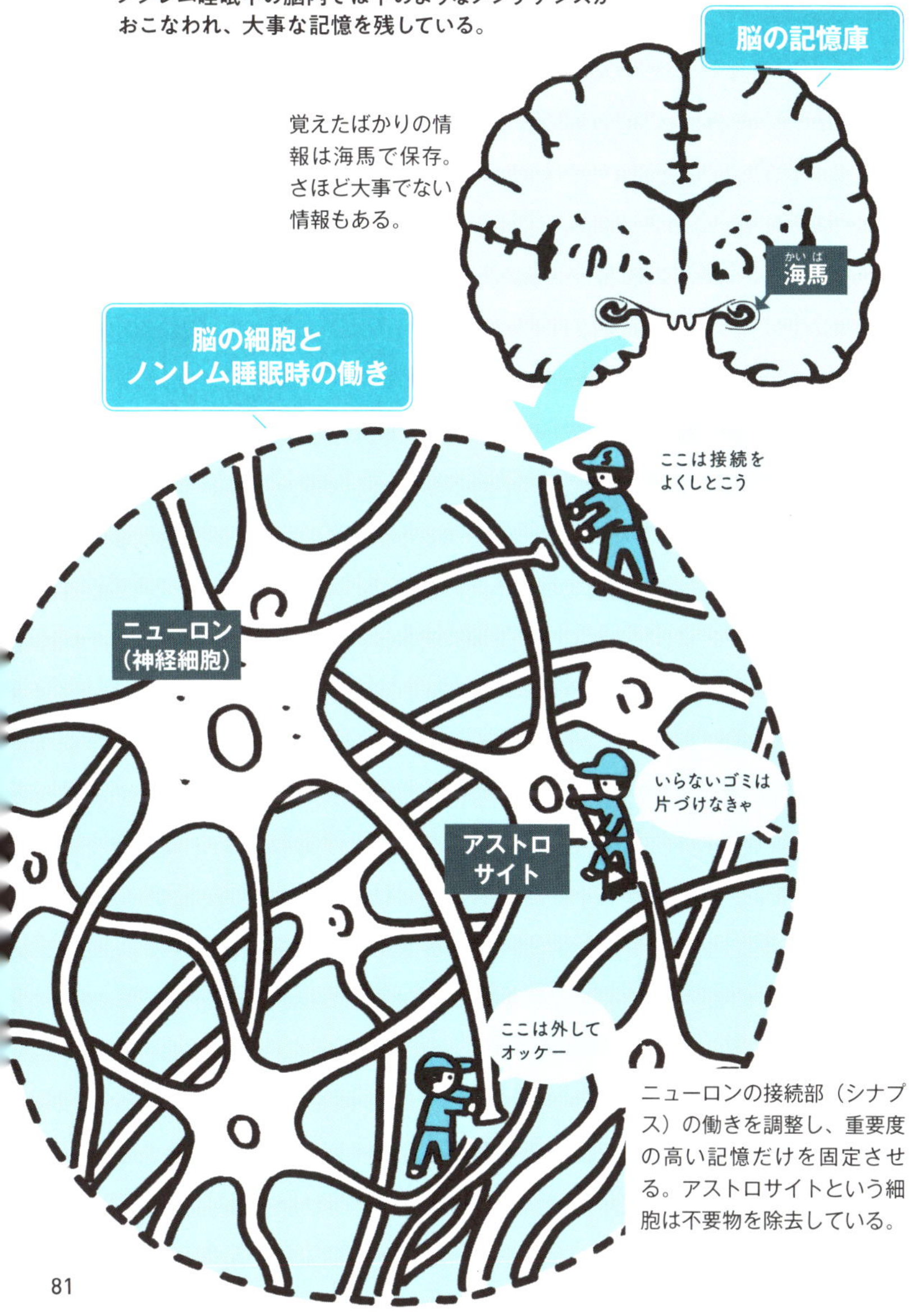
脳の記憶庫
覚えたばかりの情報は海馬で保存。さほど大事でない情報もある。
海馬《かいば》
脳の細胞とノンレム睡眠時の働き
ここは接続をよくしとこう
ニューロン（神経細胞）
いらないゴミは片づけなきゃ
アストロサイト
ここは外してオッケー
ニューロンの接続部（シナプス）の働きを調整し、重要度の高い記憶だけを固定させる。アストロサイトという細胞は不要物を除去している。

Stages of Sleep

睡眠の種類 03

レム睡眠時の脳は、起床時以上に活動している

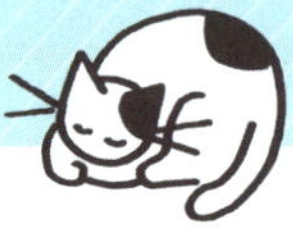

寝ていても起きている、アイドリング状態

眠っているのに、眼球も脳も活発に動いている――そんな不思議な状態が発見され、「レム睡眠」と名づけられたのは、１９５３年のこと。しかしノンレム睡眠の研究が進む一方で、レム睡眠の役割は謎のままでした。

しかしそのレム睡眠に、再び脚光が集まっています。

近年わかったのは、レム睡眠は脳のアイドリング状態ということ。高次脳機能を担う大脳《だいのう》皮質《ひしつ》の血流量は、起床時に比べ、約2倍にまで増加（Tsai CJ et al., 2021）。いつでもエンジンをかけられるよう準備しながら、創造性や複雑な推論、学習・記憶などの高次脳機能を支えているのです（→P84）。レム睡眠には、ノンレム睡眠中の徐波《じょは》を増やす働きもあり、ノンレム睡眠中の学習・記憶機能にも関与しています（Hayashi Y et al., 2015）。

体は動かないが、眼球や脳波の動きは活発！

睡眠時間の約２割を占めるレム睡眠。眠ってはいるが完全な休息ではない、不思議な状態だ。

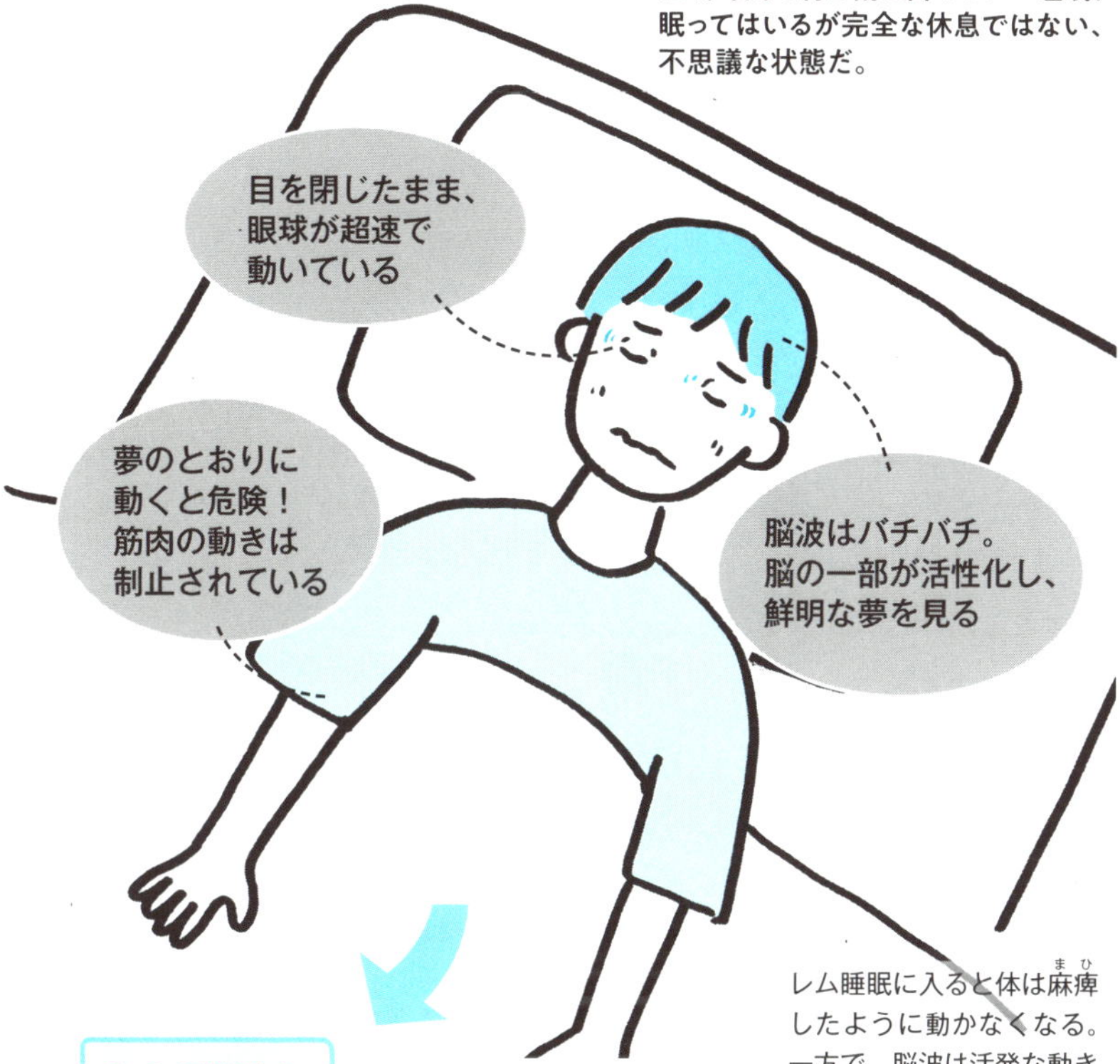
目を閉じたまま、眼球が超速で動いている
夢のとおりに動くと危険！筋肉の動きは制止されている
脳波はバチバチ。脳の一部が活性化し、鮮明な夢を見る

レム睡眠に入ると体は麻痺《まひ》したように動かなくなる。一方で、脳波は活発な動きを見せる。

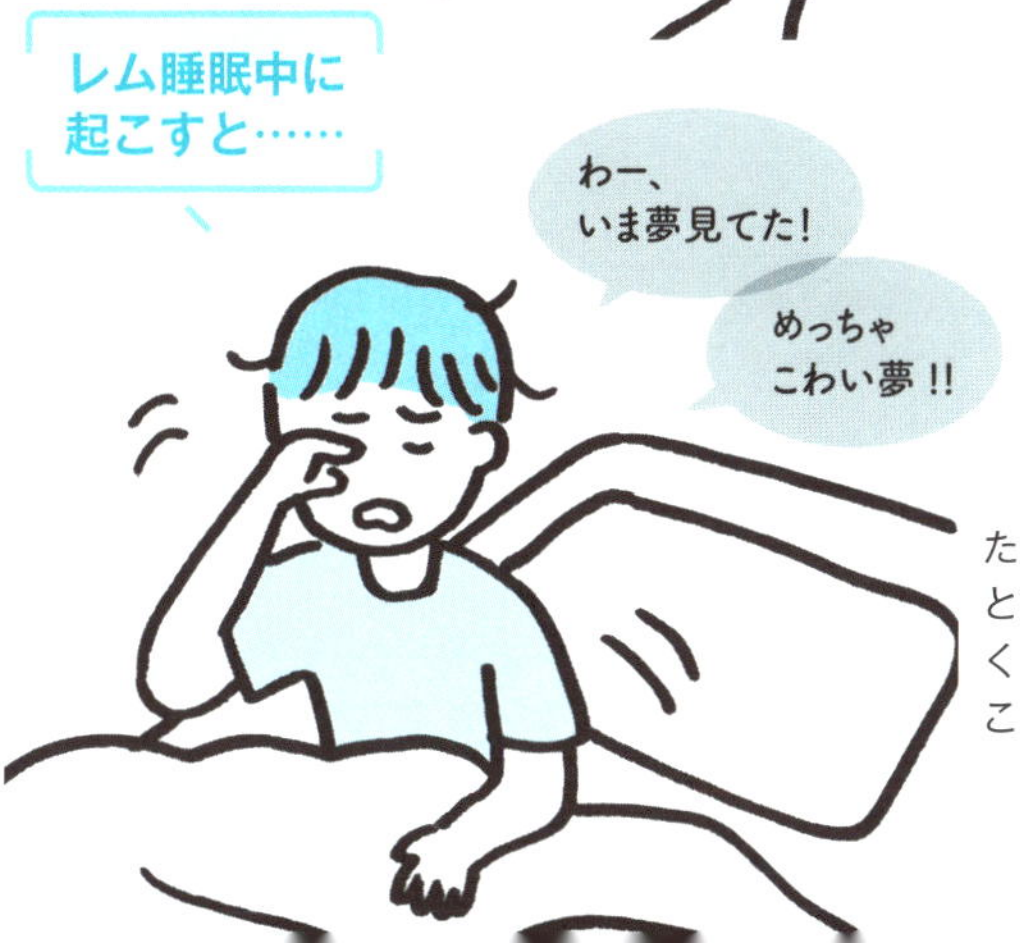
レム睡眠中に起こすと……
わー、いま夢見てた！
めっちゃこわい夢!!

たいていは「夢を見ていた」と話す。それも感情が強く動く内容、奇妙なストーリーのことが多い。

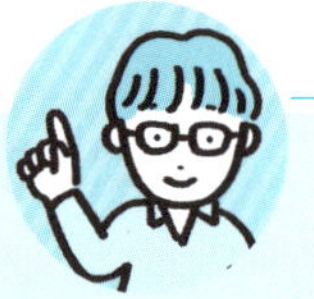

軽視されていたけど、
本当はスゴイ!

レム睡眠の役割

**レム睡眠中はただ夢を見ているだけではない。
記憶や感情の高度な処理で、覚醒時の活動を支えている。**

1 課題解決に役立つ推論をする

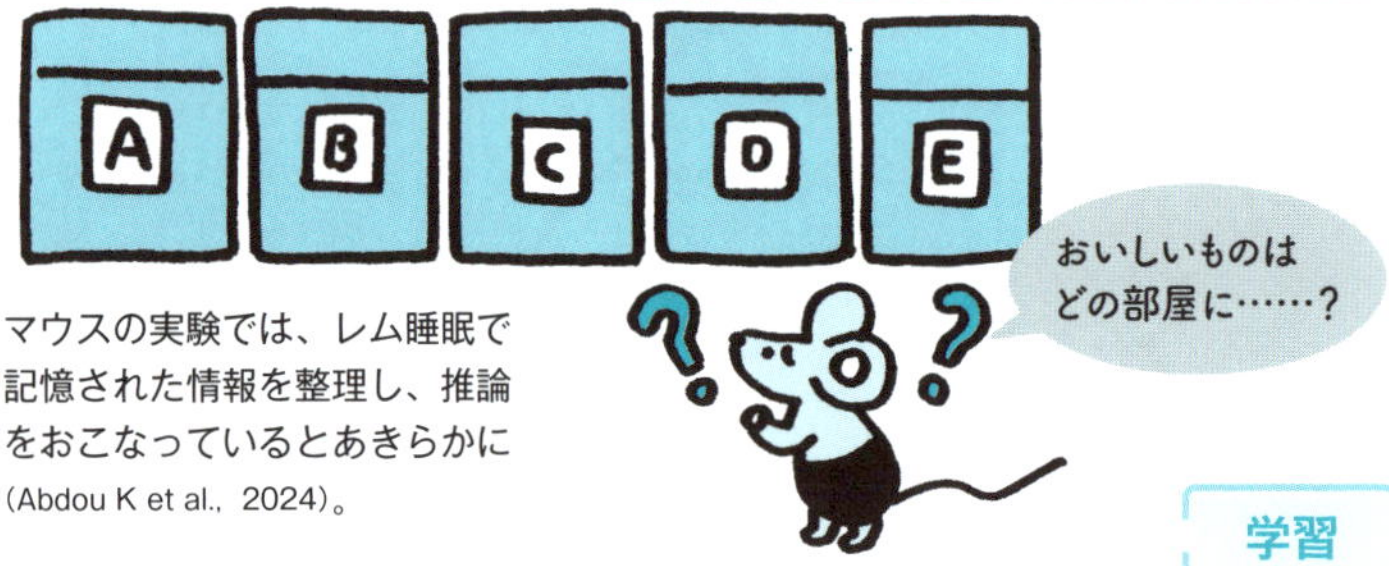
A
B
C
D
E
おいしいものは
どの部屋に……?

マウスの実験では、レム睡眠で記憶された情報を整理し、推論をおこなっているとあきらかに(Abdou K et al., 2024)。

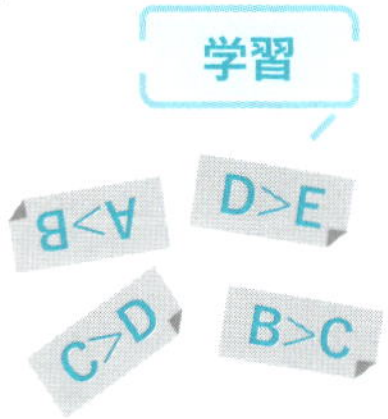
学習
B>A
D>E
C>D
B>C

箱どうしの階層を個別に学習。「BよりもAに食べ物が入っている」など。

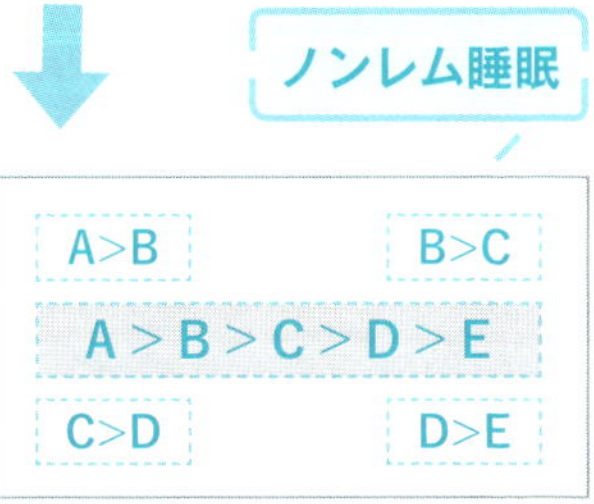
ノンレム睡眠
A>B
B>C
A > B > C > D > E
C>D
D>E

「A>B」「B>C」などの断片的情報から、階層構造をつかむ。

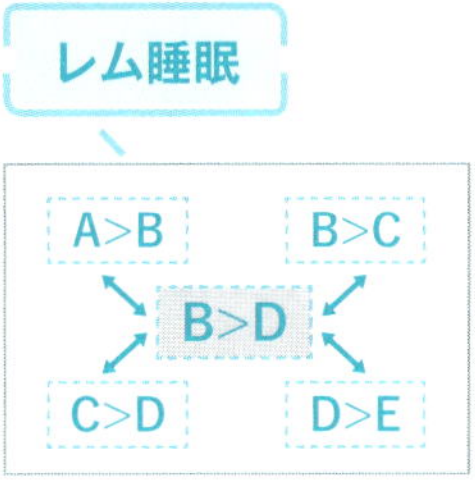
レム睡眠
A>B
B>C
B>D
C>D
D>E

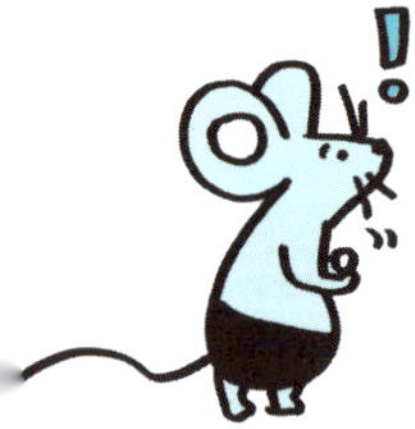

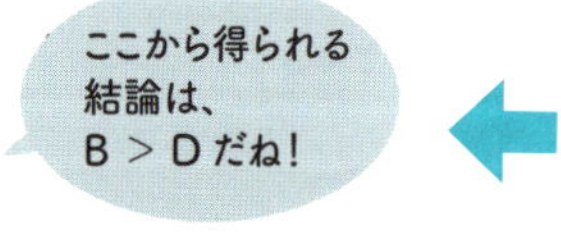
ここから得られる
結論は、
B > Dだね!

「BとDの関係性は?」のはじめての問いにも、正しい推論が可能になる。

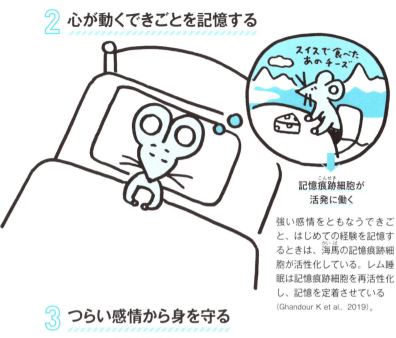

2 心が動くできごとを記憶する

**記憶痕跡《こんせき》細胞が
活発に働く**

強い感情をともなうできごと、はじめての経験を記憶するときは、海馬《かいば》の記憶痕跡細胞が活性化している。レム睡眠は記憶痕跡細胞を再活性化し、記憶を定着させている(Ghandour K et al., 2019)。

3 つらい感情から身を守る

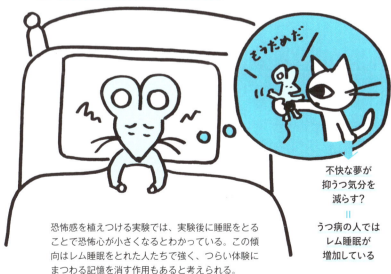

**不快な夢が
抑うつ気分を
減らす?**

||

**うつ病の人では
レム睡眠が
増加している**

恐怖感を植えつける実験では、実験後に睡眠をとることで恐怖心が小さくなるとわかっている。この傾向はレム睡眠をとれた人たちで強く、つらい体験にまつわる記憶を消す作用もあると考えられる。

Stages of Sleep

睡眠の種類 04

夢の役割はいまも謎。ただし心理学的な意味はない

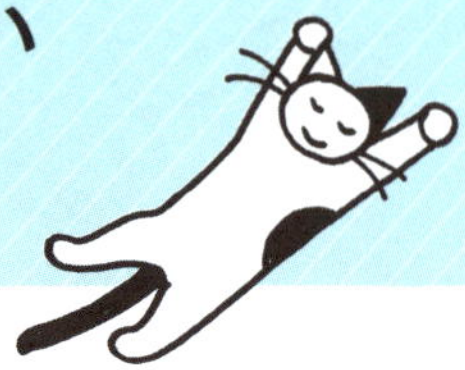

深層心理ではないが、感情は強く現れる

抑圧された欲求が夢に現れると考えたのは、19世紀の精神分析家フロイトです。その後も夢分析として発展し、日本でも夢占いが流行しました。

しかし現在の神経科学、心理学では、夢にこのような意味があるとは考えません。では、夢の本当の役割は何かというと、研究はまだまだ道半ばです。

わかっているのは、夢を見ているときの脳の活動。**レム睡眠中は、視覚情報を処理する領域が強く活性化しています**。夢の色が鮮明で、実世界と同じ立体映像が映るのはそのためです。さらに感情を司る「扁桃体《へんとうたい》」、記憶を処理する「海馬《かいば》」も活性化しています。**こうした脳の活動により、恐怖などの感情をともなうリアルな体験となるのです**。

夢を見るときは、感情や視覚の領域が活性化

ノンレム睡眠よりは覚醒状態に近いが、脳の活動は覚醒時と大きく異なっている。

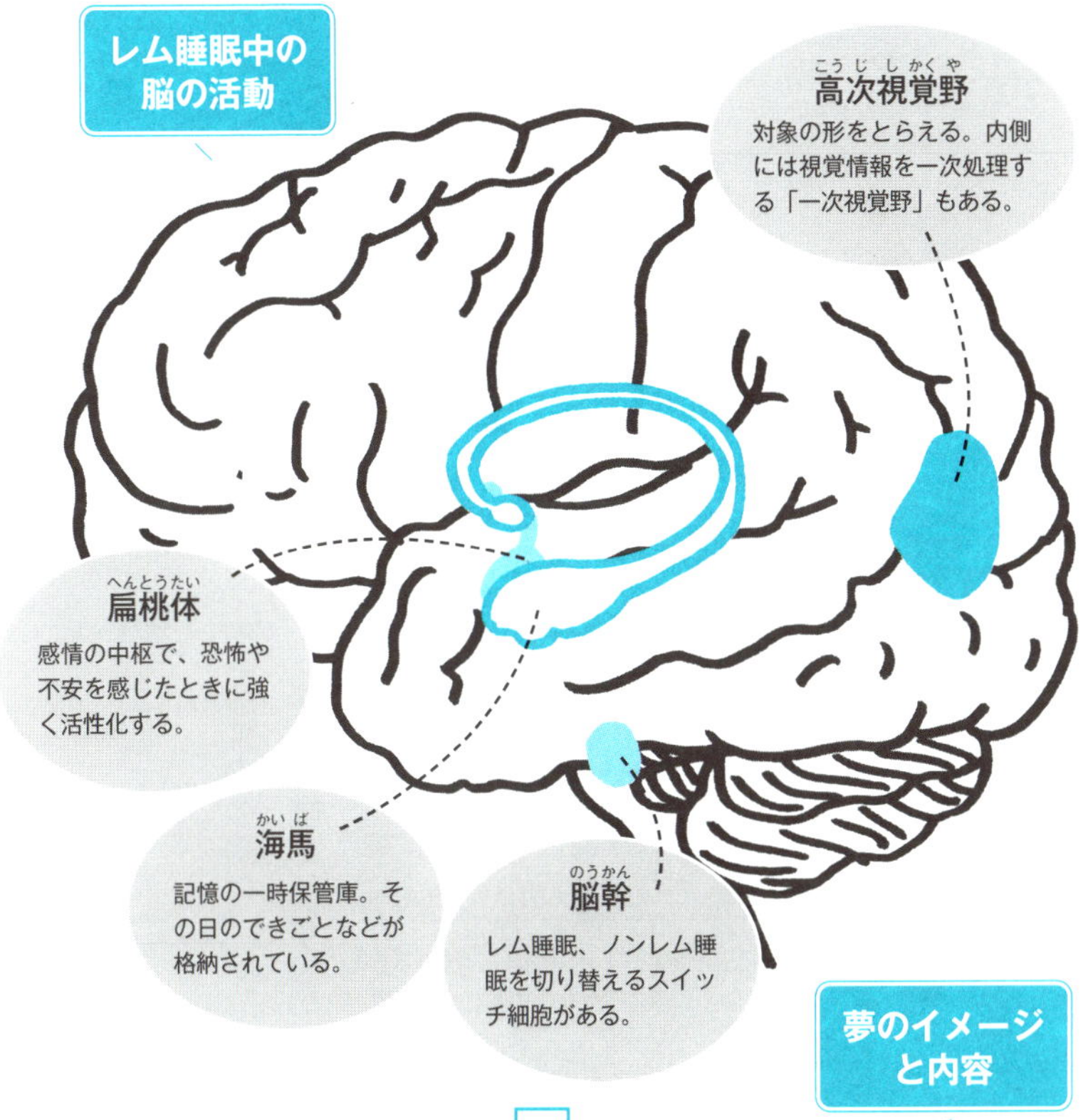
レム睡眠中の脳の活動
高次視覚野《こうじしかくや》
対象の形をとらえる。内側には視覚情報を一次処理する「一次視覚野」もある。
扁桃体《へんとうたい》
感情の中枢で、恐怖や不安を感じたときに強く活性化する。
海馬《かいば》
記憶の一時保管庫。その日のできごとなどが格納されている。
脳幹《のうかん》
レム睡眠、ノンレム睡眠を切り替えるスイッチ細胞がある。
夢のイメージと内容

ビジュアルも感情もリアルな「夢」を見る

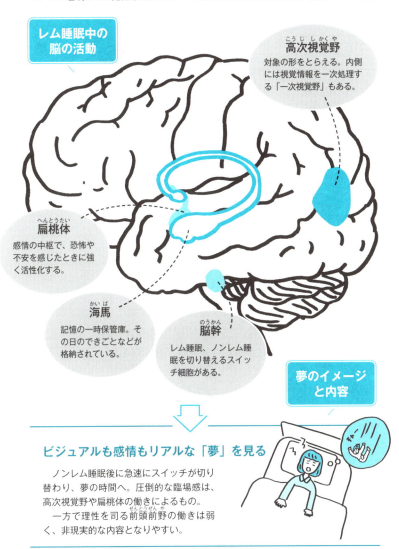

ノンレム睡眠後に急速にスイッチが切り替わり、夢の時間へ。圧倒的な臨場感は、高次視覚野や扁桃体の働きによるもの。

一方で理性を司る前頭前野《ぜんとうぜんや》の働きは弱く、非現実的な内容となりやすい。

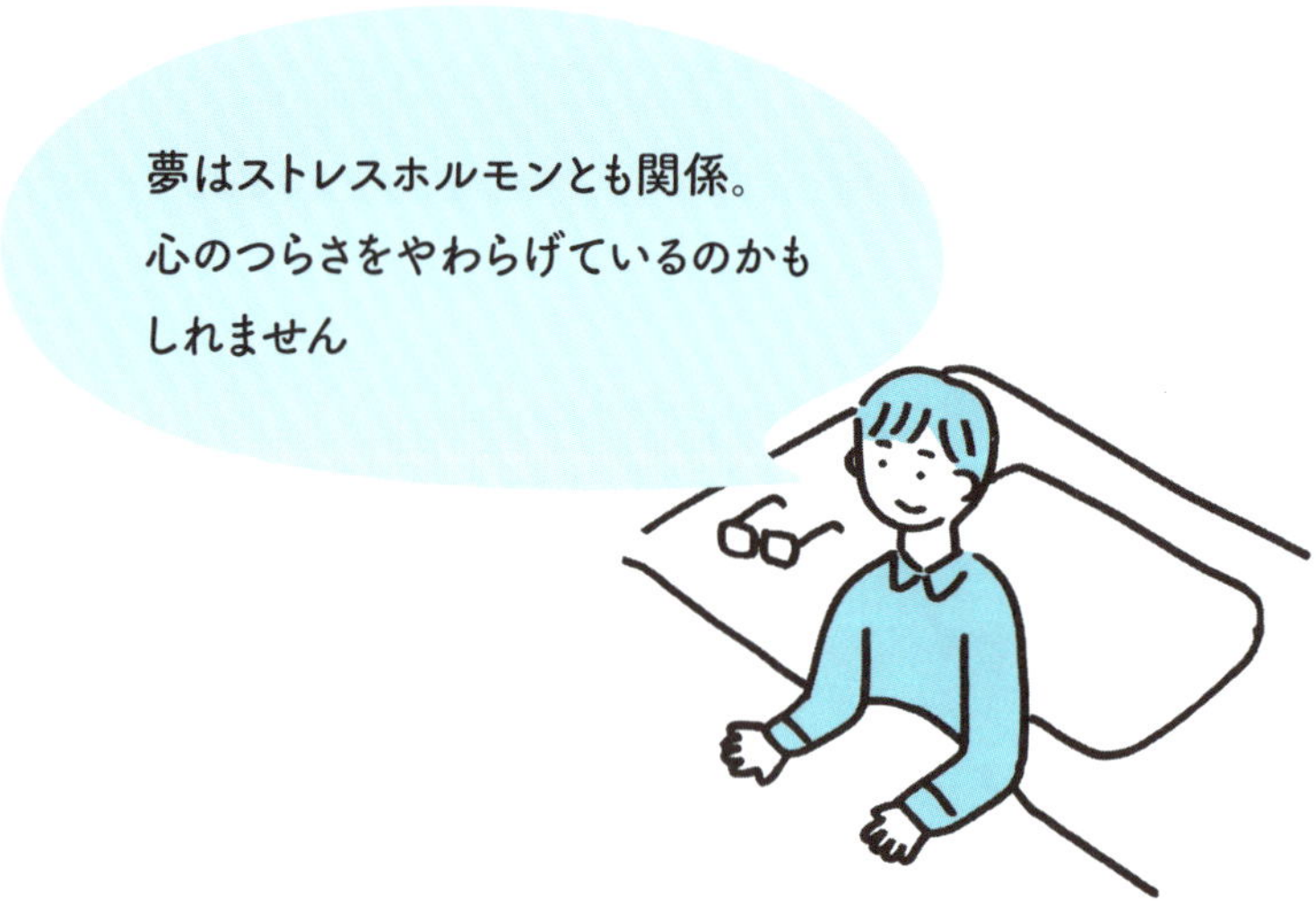
夢はストレスホルモンとも関係。
心のつらさをやわらげているのかも
しれません

その日のつらい気持ちを、夢がやわらげる

レム睡眠中の脳は、感情をともなう記憶を処理しています。**夢は感情をともなうことからも、レム睡眠中の夢が不快感情の処理にかかわっている可能性があります。**

そこでおこなわれたのが次の実験です（Cartwright R et al., 1998）。まずは実験協力者60人に心理検査を実施。そしてひと晩は普通に寝てもらい、もうひと晩は夢の最中に起こして内容を報告してもらいました。すると実験開始時に抑うつ的だった人は、睡眠前半の夢で不快感情を、後半では快感情を体験していました。

つまり不快な夢を前半に見ることで、覚醒後によりよい気分で過ごせるよう調整しているということ。この結果は、夢と1年後の気分の関係を調べた研究でも支持されています。

好きな香りをかぐと、つらい夢を見る!?

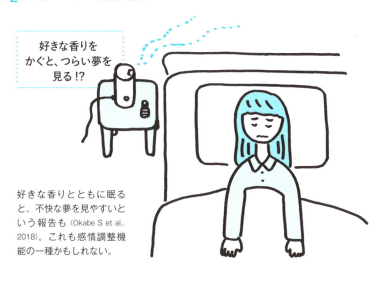

好きな香りとともに眠ると、不快な夢を見やすいという報告も（Okabe S et al., 2018）。これも感情調整機能の一種かもしれない。

認知症などで、夢のままに動く人もいる

レム睡眠中は抗重力筋《こうじゅうりょくきん》が脱力していて、体を動かせません。生命活動を司る「脳幹《のうかん》」の細胞が、動きを制御しているためです。しかしパーキンソン病のような神経疾患があると、脳幹の神経細胞が変性・死滅し、レム睡眠時も体を動かせるように。**「レム睡眠時行動障害」といって、夢のままに行動し、ケガをすることもあります。**パーキンソン病に近い認知症（レビー小体型《しょうたいがた》認知症）でもよく見られる症状です。

健康な人ではこうしたトラブルが起きない一方、金縛《かなしば》り（睡眠麻痺《まひ》）が起きることがあります。原因は、抗重力筋の脱力が早いタイミングで現れること。夢の内容と相まって、「恐ろしい何かがのしかかって体が動かせない」などと感じてしまうのです。

Mechanisms of Sleep

不眠のメカニズム 01

眠りが1時間でも足りないと、「睡眠負債」がたまる

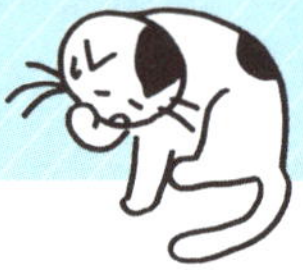

「1日くらい」の油断が、慢性疲労を産む

眠る理由には謎が多いものの、〝なぜ眠れないか〟はわかってきています。最大の理由は社会のしくみ。睡眠にかかわる遺伝子の表現型はさまざまで、この多様性は、生存戦略の1つです。**けれど社会は9時〜19時前後の労働形態が大半で、体にあった生活サイクルを許してはくれません。過剰な労働を強いられている人が多いのも問題。**日本人の睡眠時間は先進国中最低ランクとして知られます（OECD, 2021）。家事・育児分担の偏《かたよ》りから、女性はより短く、世界一短い睡眠時間です。

一方でスマホの使用時間は伸び、夜遅くまで明るい光にさらされています。しかも日本の照明は非常に明るく、深夜営業のコンビニも飲食店も多数。**労働だけではなく、〝寝かせない〟社会ができ上がってしまっているのです。**

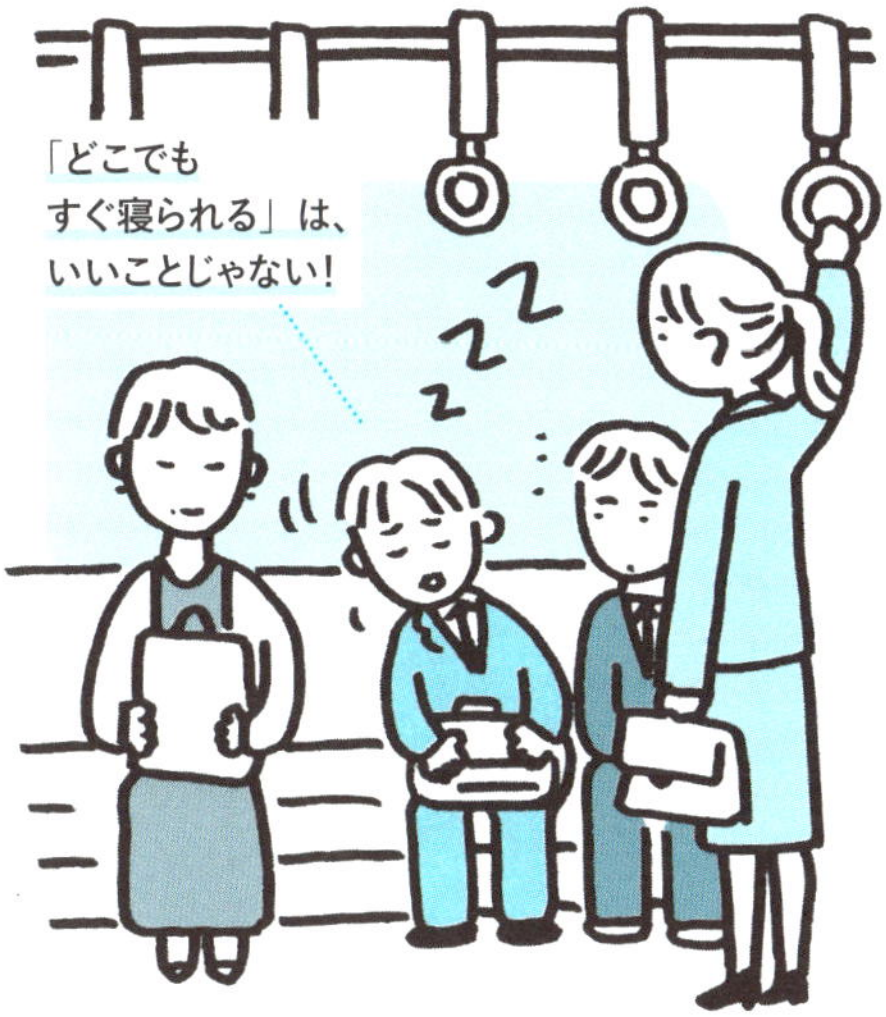
「どこでも
すぐ寝られる」は、
いいことじゃない!

電車ですぐ寝る人は、あきらかに睡眠不足

どこでもすぐ寝られる人は要注意。覚醒時も十分なパフォーマンスを発揮できていない。

1日数十分の負債が、やがて大きな借金に

ベッドに入ってから眠りに落ちるまでの時間を「入眠潜時《せんじ》」といいます。通常は10～20分ほどで、30分以上は「入眠困難」と診断されます。なかには入眠潜時が非常に短く、「どこでもすぐ寝られる体質!」と豪語する人も。しかし、これは誇れる状態でもありません。**0～5分未満の入眠潜時を「トワイライトゾーン」といい、これにあてはまる人は、精神の健康も注意力も落ちていることがわかっています**（Dement WC, 2005）。電車ですぐ寝始めたり、学校で授業中に寝るのも日本的な光景ですが、それほど負債が大きい状態なのです。

1時間未満の睡眠負債も、毎日続けば莫大な借金に。次ページの実験では、毎日40分程度の睡眠負債でも、返済に3週間かかることがあきらかになっています。

7時間半寝ていても、じつは足りていないかも!?

実験協力者の平均睡眠時間は7時間36分だったが、
それでも40分の負債を抱えていた。

もとの睡眠時間を調べたあとで、本来必要な睡眠時間を調べると、睡眠負債は平均40分と判明。しかも睡眠には恒常性があり、理想の睡眠サイクルに変えていくのに3週間もかかった。

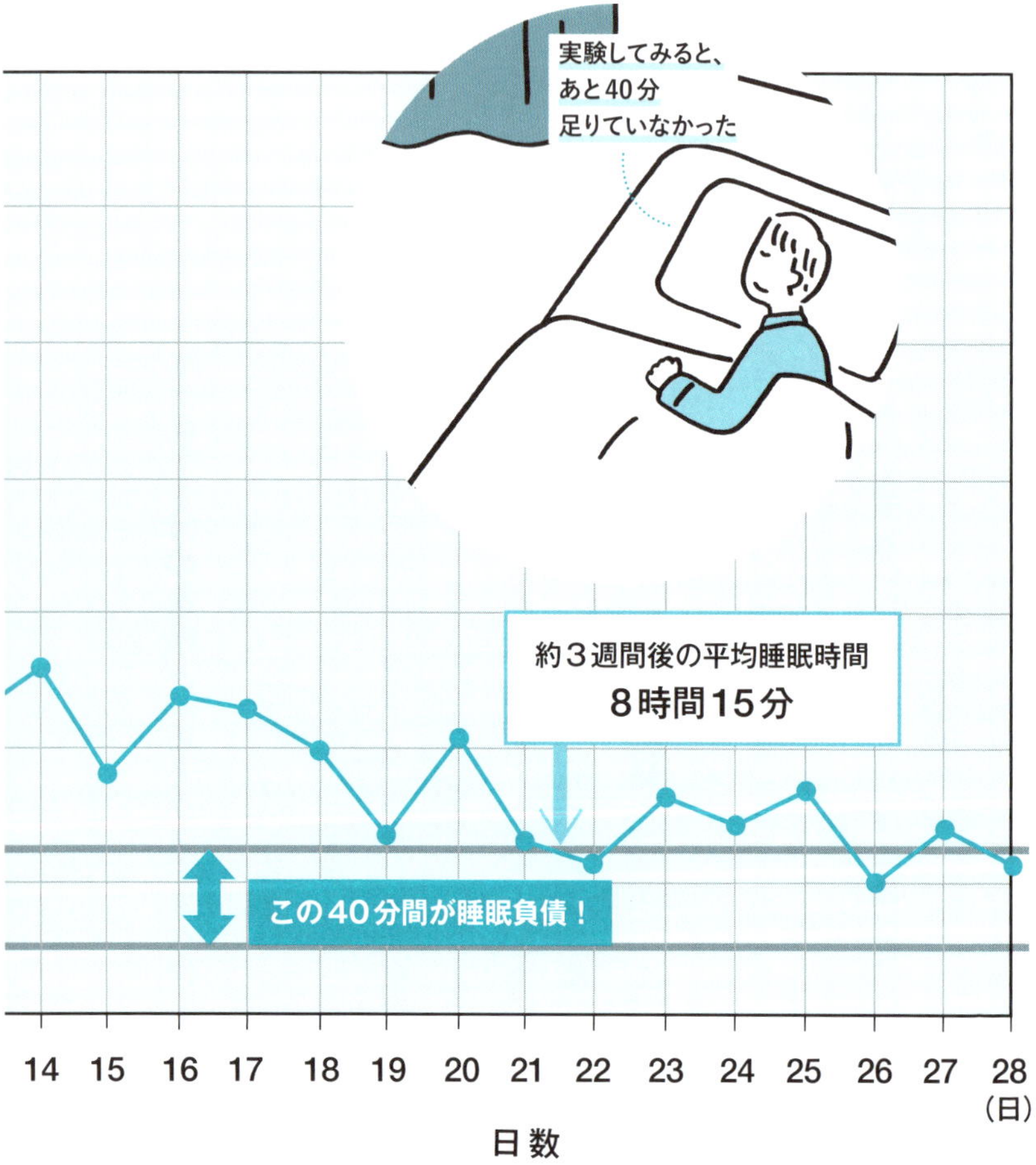

実験方法

1 実験協力者たちの平均睡眠時間を算出

2 1日14時間暗い寝室で過ごし、好きなだけ寝てもらう

3 2の平均時間から1を引いて、睡眠負債をチェック

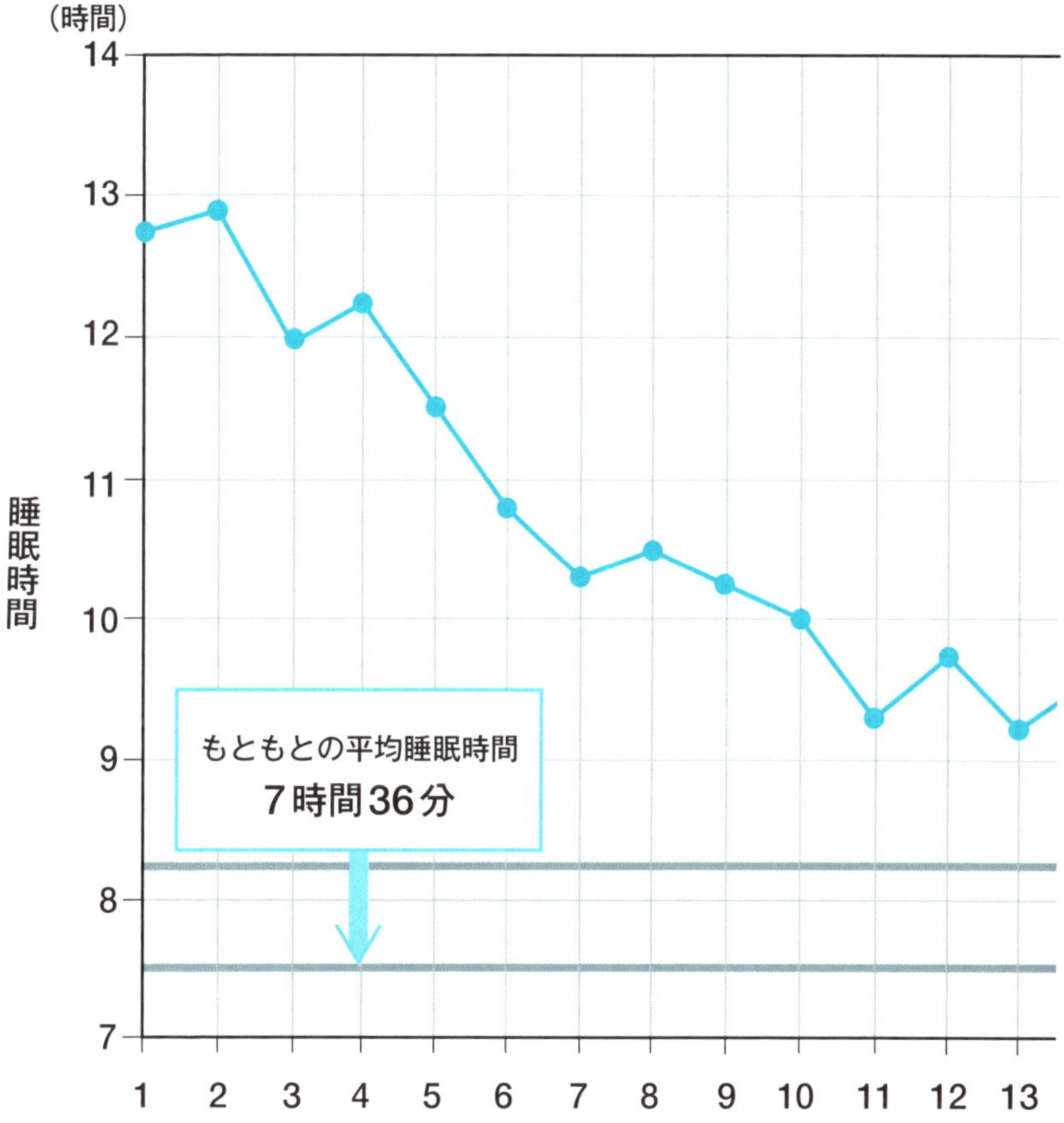

(「Sleep extension : Getting as much extra sleep as possible.」Dement WC, Clinical Journal of Sports Medicine vol.24 (2) : 251-268, 2005より引用)

Mechanisms of Sleep

不眠のメカニズム 02

ストレスが強いと、眠りを妨げる物質が増える

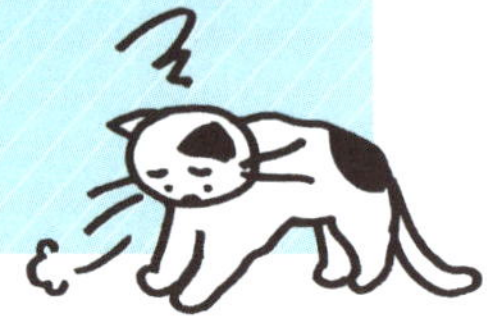

早く寝たいのに、心身は全力で闘っている

現代的な不眠の原因といえば、ストレス。ベッドに入ったとたんに進行中の仕事を思い出すなど、仕事のストレスも多いものです。上司の言葉に腹が立って眠れない夜もあるかもしれません。**うつ病では睡眠障害を併発することからも、ストレスと不眠の関係はあきらかです**。

ストレスを感じると、交感神経《こうかんしんけい》が活性化します。呼吸数が増えたり、心拍数が上がるなど、心身の働きが活発に。自分を守るための闘争スイッチが入るのです。

とくに問題となるのが、コルチゾールというストレスホルモン。コルチゾールは睡眠・覚醒リズムに深くかかわり、起床後から日中に分泌《ぶんぴつ》量が増えます。適量なら覚醒を促してパフォーマンスを高めますが、分泌量が多かったり、夜間も出続けていると、不眠に陥ります。

交感神経が亢進し、体が睡眠モードに入れない！

心身がリラックスした「副交感神経《ふくこうかんしんけい》」モードに切り替わらず、なかなか寝つけない。

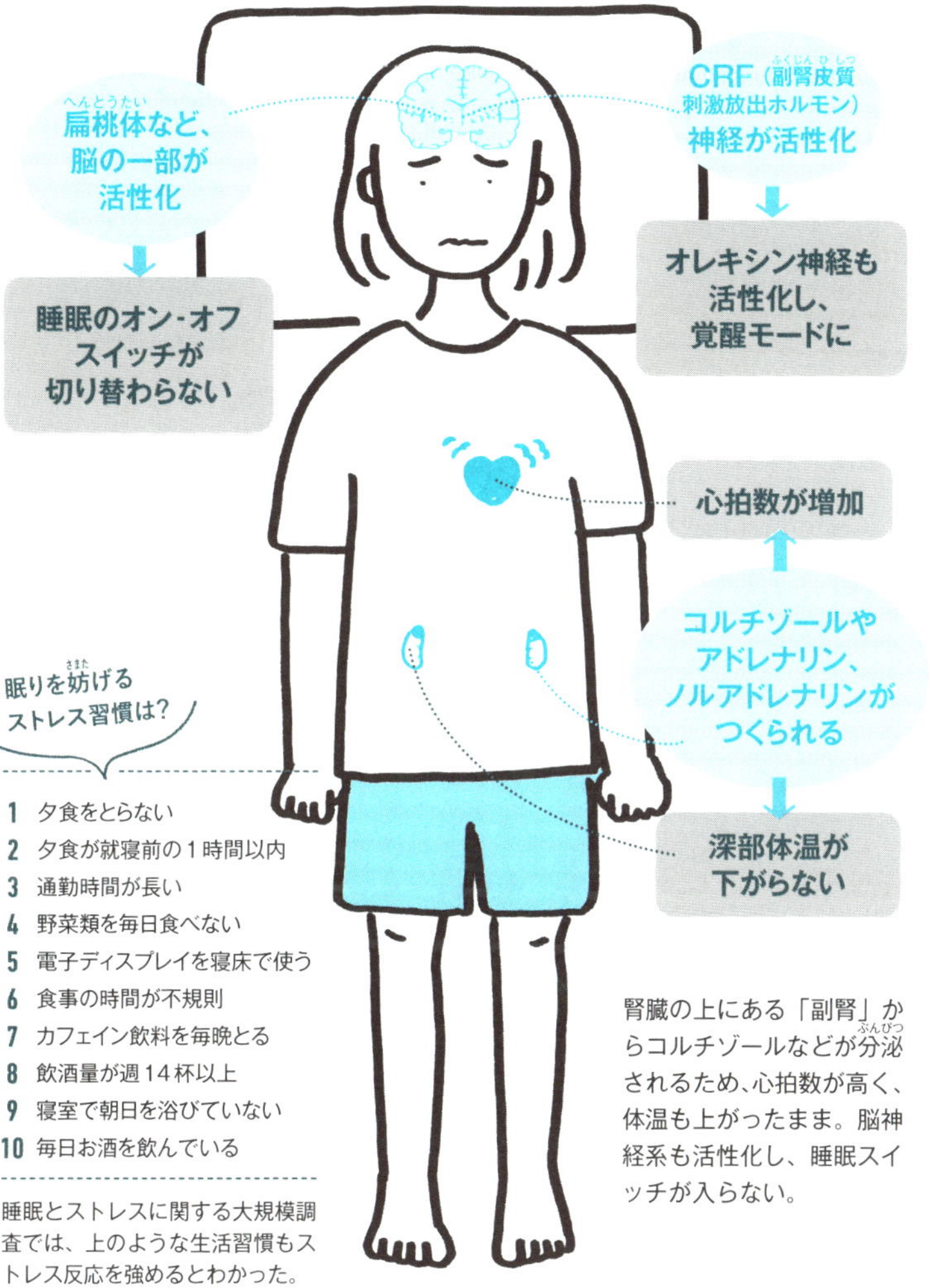
扁桃体《へんとうたい》など、
脳の一部が
活性化
睡眠のオン-オフ
スイッチが
切り替わらない
CRF（副腎皮質《ふくじんひしつ》
刺激放出ホルモン）
神経が活性化
オレキシン神経も
活性化し、
覚醒モードに
心拍数が増加
コルチゾールや
アドレナリン、
ノルアドレナリンが
つくられる
深部体温が
下がらない

眠りを妨《さまた》げる ストレス習慣は？

1 夕食をとらない
2 夕食が就寝前の１時間以内
3 通勤時間が長い
4 野菜類を毎日食べない
5 電子ディスプレイを寝床で使う
6 食事の時間が不規則
7 カフェイン飲料を毎晩とる
8 飲酒量が週14杯以上
9 寝室で朝日を浴びていない
10 毎日お酒を飲んでいる

睡眠とストレスに関する大規模調査では、上のような生活習慣もストレス反応を強めるとわかった。

腎臓の上にある「副腎」からコルチゾールなどが分泌《ぶんぴつ》されるため、心拍数が高く、体温も上がったまま。脳神経系も活性化し、睡眠スイッチが入らない。

（「生活習慣と睡眠の問題が精神的不調に与える影響についての縦断的分析」志村哲祥ほか，精神神経学雑誌 vol.125（1）: 27-41，2023より作成）

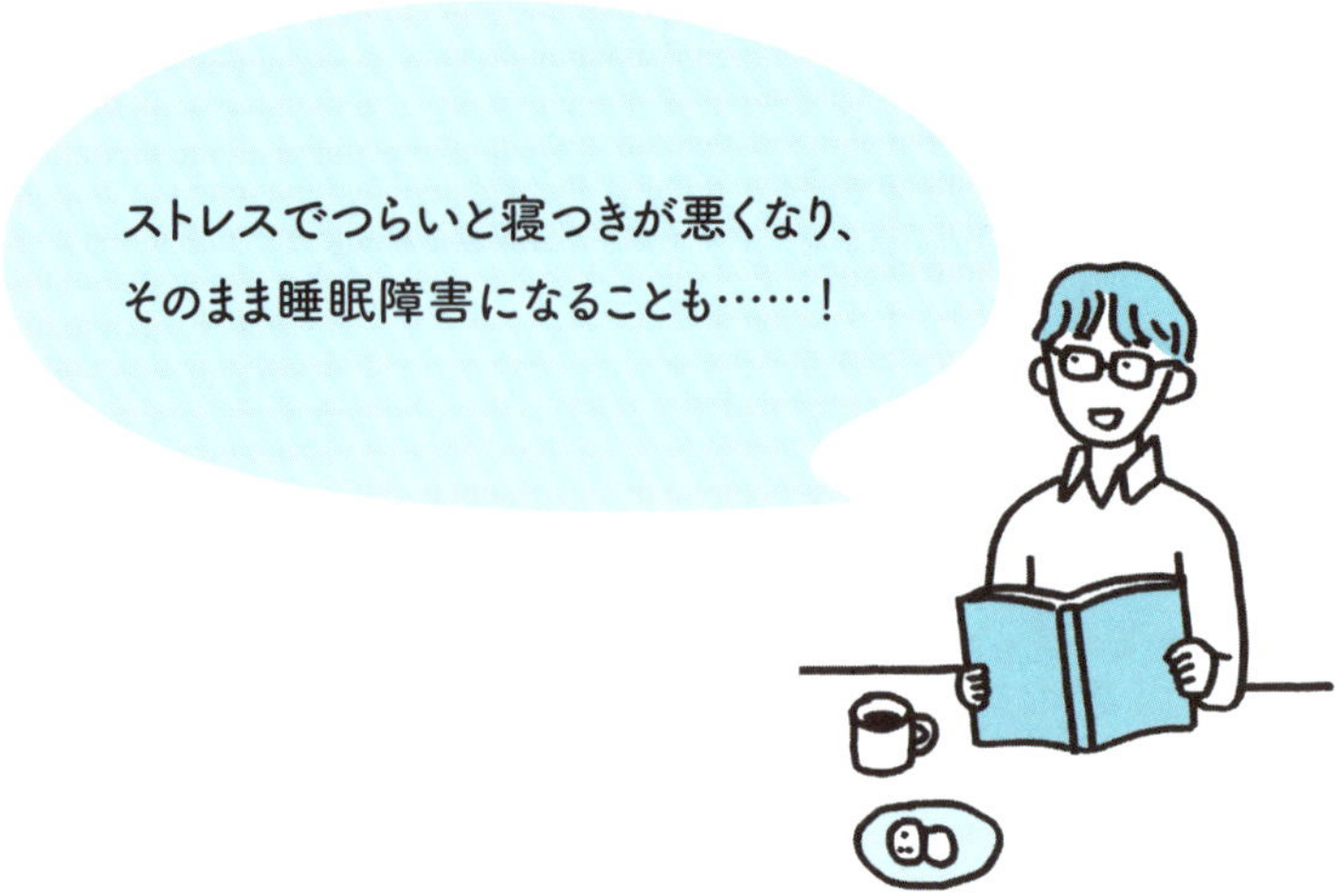
ストレスでつらいと寝つきが悪くなり、
そのまま睡眠障害になることも……！

できごとの受け止めかたで、眠りの質が変わる

ストレスを受けたとき、不眠になりやすいかどうかの傾向を「睡眠反応性」といいます。睡眠反応性が高い人は、職場でのできごとなどを引き金に、入眠障害や中途覚醒、短時間睡眠などの症状に悩まされます。一時的な不眠で終わらず、慢性化しやすいこともわかっています（Kalmbach DA, Anderson JR&Drake CL, 2018）。

そして睡眠反応性に大きく影響するのが、できごとをどのように受け止めるかの「認知」です。たとえば、上司に注意を受けたとき。「次から気をつけよう」と前向きにとらえる人もいれば、「またやってしまった。自分はダメだ」ととらえる人も。これが日々の感情に大きく影響しています。後者のタイプは認知の偏《かたよ》りから、うつや不安に悩まされやすく、不眠にも陥りがちです。

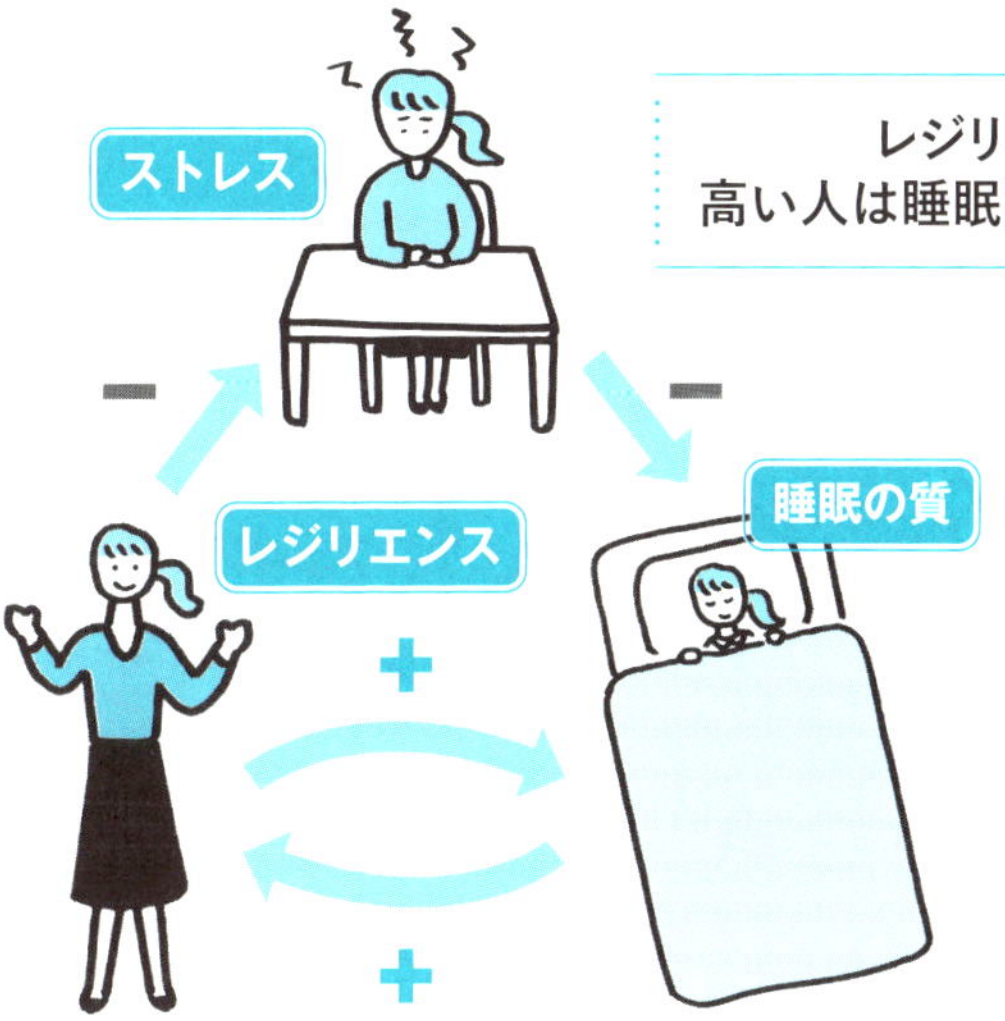

レジリエンスが高い人は睡眠障害になりにくい

レジリエンスが低い人は入眠時にも交感神経《こうかんしんけい》が活性化し、睡眠の質が低いとわかった。

（「Improving sleep to improve stress resilience.」Martire VL et al., Current Sleep Medicine Reports vol.10 : 23-33, 2024より引用）

ストレスで眠れない人には、CBT-Iが効く

認知の偏りは、「レジリエンス」を左右します。困難があっても、挫折をしても、立ち上がって乗り越えていく精神的なしなやかさのことです。**1000人以上の学生を対象とした研究でも、レジリエンスの高さは、睡眠の質に直結していました**（上図参照）。

ストレスと不眠は双方向的な関係にあり、眠れないせいで落ち込みや不安が強くなるという問題も。**このような悪循環に陥っている人には、「不眠のための認知行動療法（CBT-I→P212）」が推奨されています。**

なお、睡眠反応性には親からの遺伝、生活習慣などの多要因が関係します。「自分は後ろ向きだからダメなんだ」などと考えず、変えられることだけでも変えていきましょう。

Mechanisms of Sleep

不眠のメカニズム 03

中年になると、子どもの"ぐっすり睡眠"は得られない

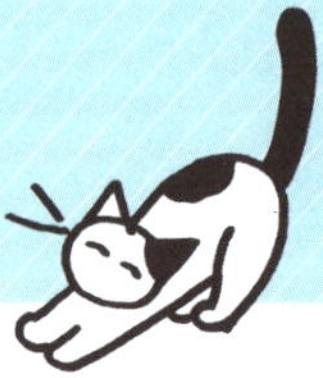

快眠のピークは小学生。年齢には抗えない

子どものころ、家族でアウトドアや遠出を楽しんだ日の夜。心地よい疲れとともに、驚くほどぐっすり眠った記憶はないでしょうか？　学生時代に、どんなに寝てもまだ眠れたという経験がある人も多いでしょう。

睡眠の質やパターンは、年齢とともに変わっていきます（左上の図参照）。**子どものころや学生時代にあれほど気持ちよく眠れたのは、若い人ほど徐波《じょは》睡眠が多いからです**。社会人になるころには、もう少し浅い睡眠である「ノンレム睡眠2」が多くを占めるようになります。

必要な睡眠時間も年々減少していきます。個人差はありますが、30代になれば7時間半程度ですみ、高齢者ではさらに短くなります。概日《がいじつ》リズムも変化し、高齢になるほど朝方にシフトしていきます（左下の図参照）。

中途覚醒が増え、深いノンレム睡眠が減る

「昔みたいにぐっすり眠れないなあ」と感じるのは、
睡眠科学的にも自然な現象。

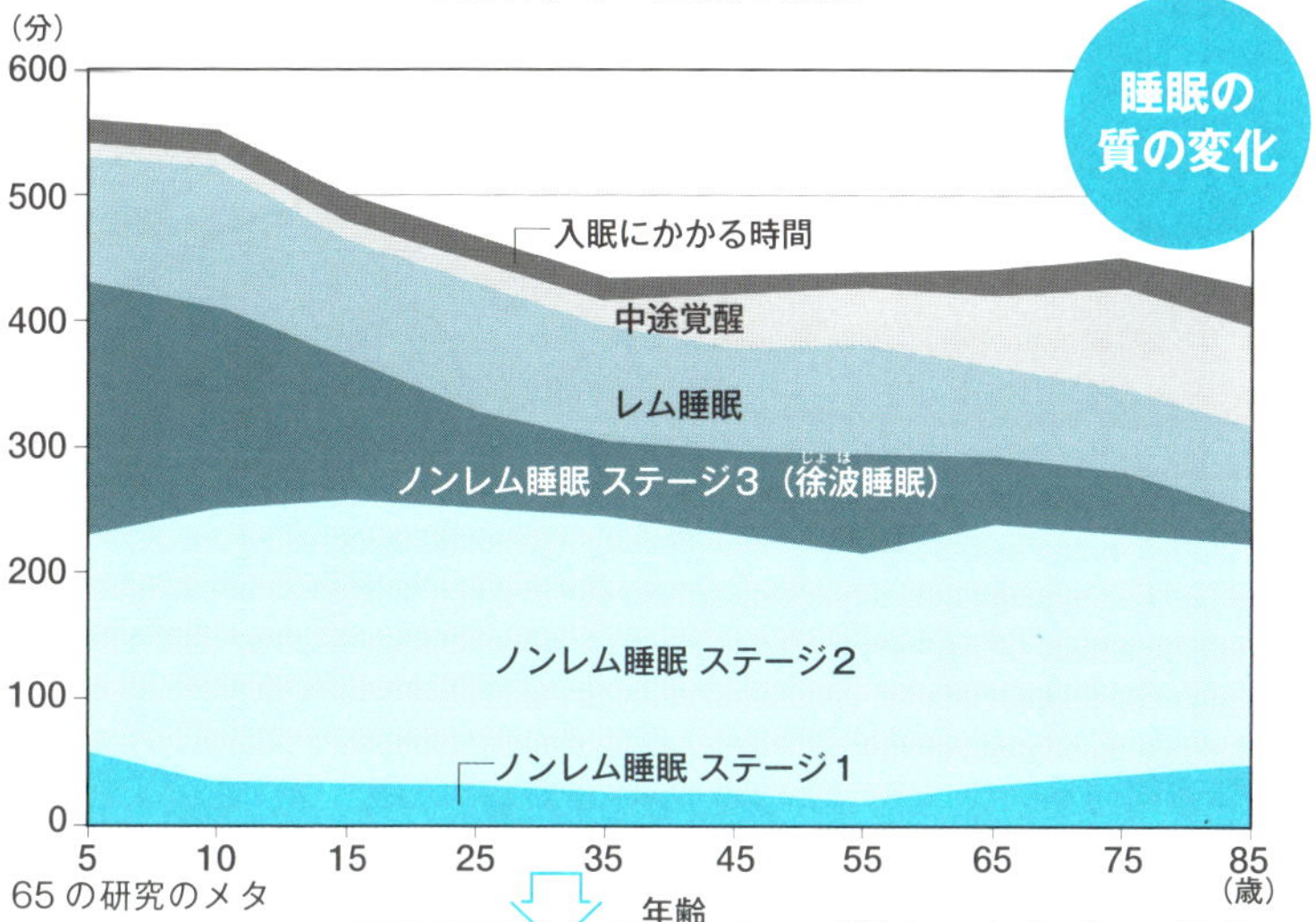

65の研究のメタ解析の結果。睡眠の時間も質も加齢で変化し、中途覚醒が増えるとわかった。

加齢とともにデルタパワーが低下。ぐっすり&スッキリ感が減る

（「Meta-analysis of quantitative sleep parameters from childhood to old age in healthy individuals : Developing normative sleep values across the human lifespan.」Ohayon MM et al., Sleep vol. 27 (7) : 1255-1273, 2004より引用）

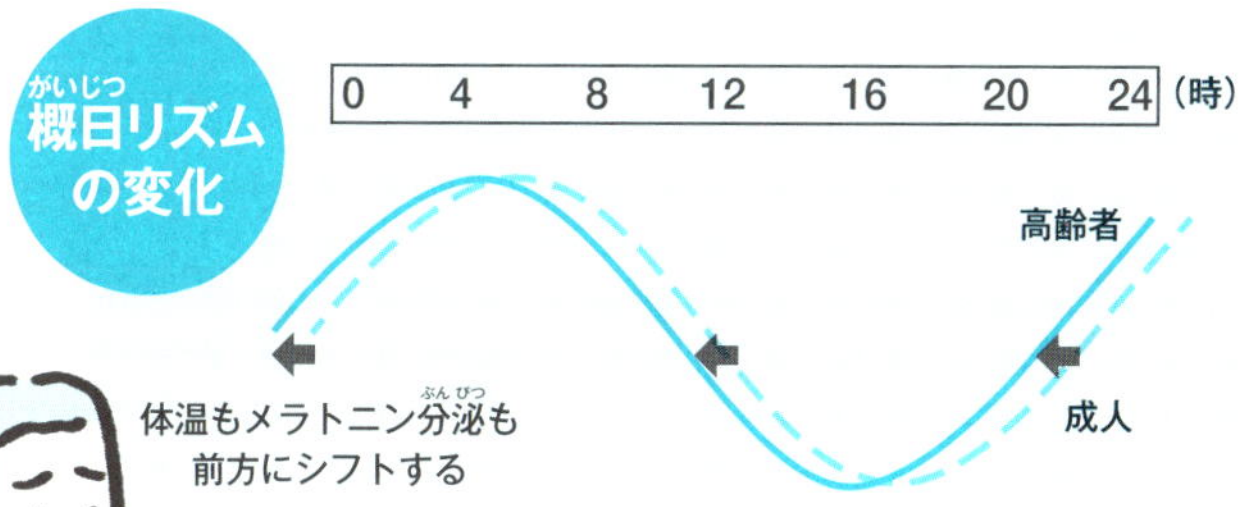

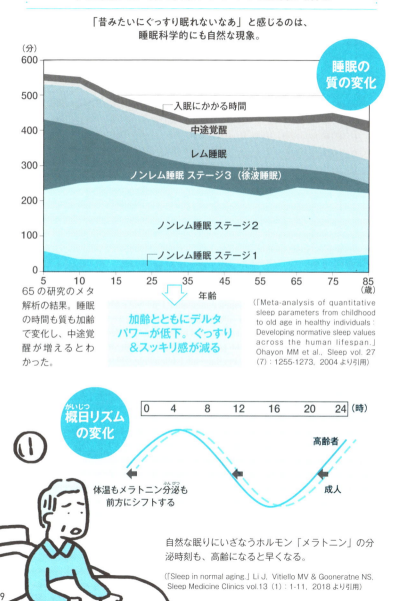

自然な眠りにいざなうホルモン「メラトニン」の分泌時刻も、高齢になると早くなる。

（「Sleep in normal aging.」Li J, Vitiello MV & Gooneratne NS, Sleep Medicine Clinics vol.13 (1) : 1-11, 2018より引用）

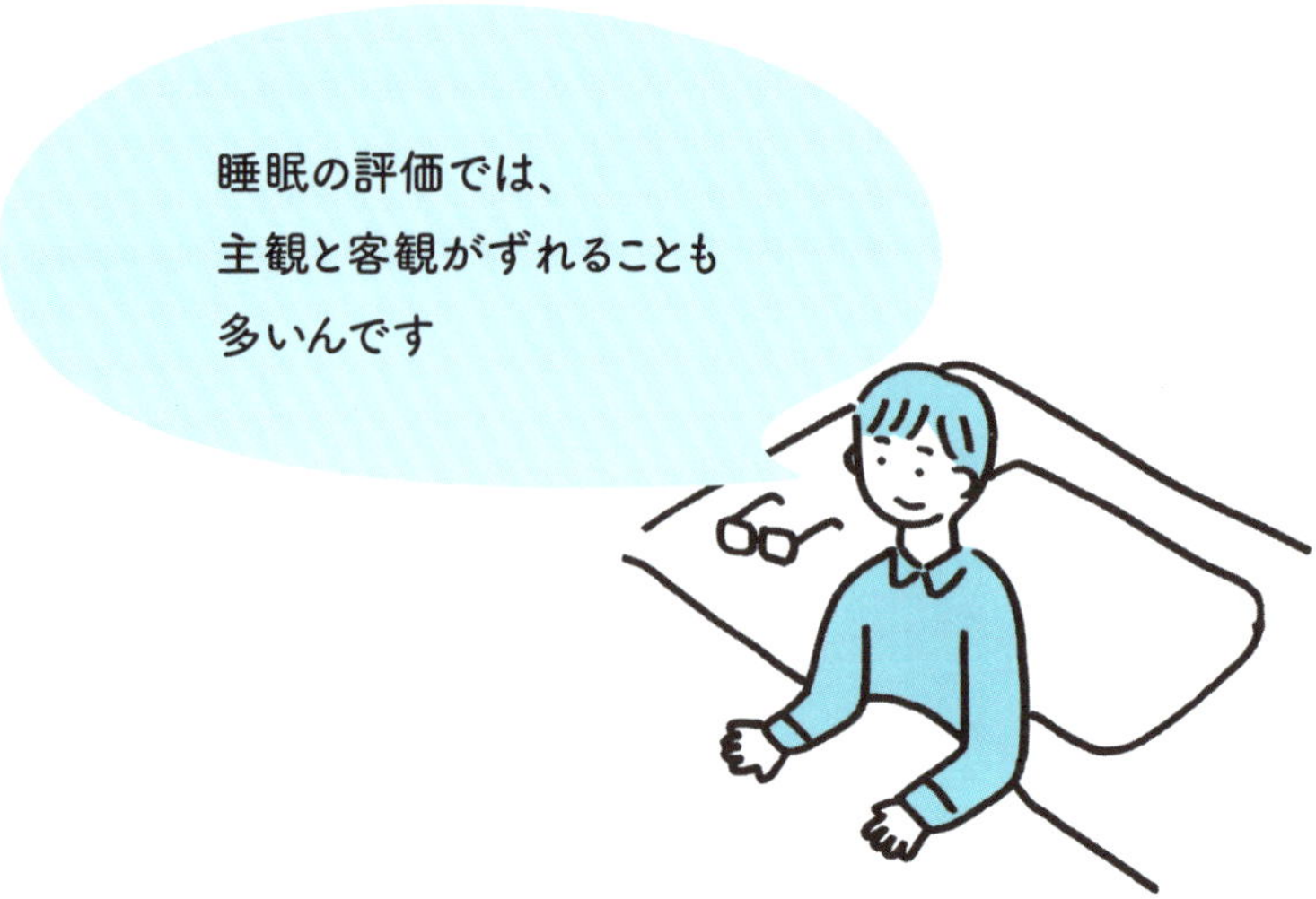
睡眠の評価では、
主観と客観がずれることも
多いんです

女性は歳をとるほどに、不眠になっていく

加齢による睡眠の変化は、女性でとくに顕著です。

女性には月経周期があり、月経直前〜月経開始時を「黄《おう》体期《たいき》」といいます。黄体期は、女性ホルモンのプロゲステロン分泌《ぶんぴつ》のピーク。**この時期は日中の徐波《じょは》睡眠が増加し、仕事中についウトウトすることもめずらしくありません**（Shibui K., 2005）。月経前に心身の調子を崩しやすい人では、とくにこの傾向がめだちます。

妊娠中はさらに睡眠が不安定に。日中の眠気、倦怠感《けんたいかん》、イライラ、集中力低下などに悩まされます。

一方で50歳前後の閉経期には、女性ホルモンが急激に減ります。**眠気を感じにくくなるうえ、睡眠時無呼吸症候群（→P106）を発症しやすく、こうした複合的要因から不眠に悩まされます。**

主観と客観のズレが大きい人は、死亡率が高い

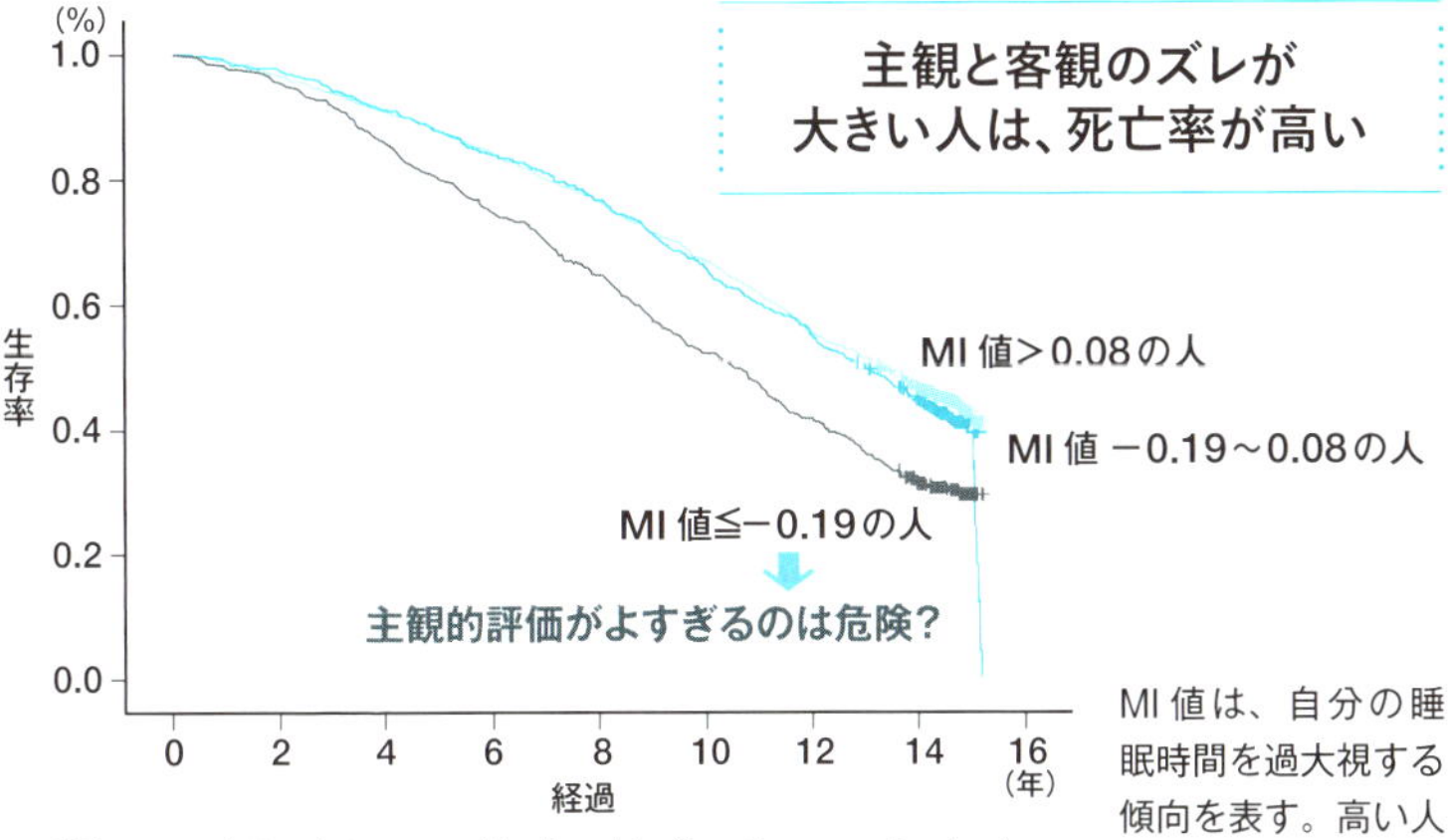

(「The association between subjective-objective discrepancies in sleep duration and mortality in older men.」Utsumi T et al., Scientific Reports vol.12 (1): 18650, 2022 より引用)

MI 値は、自分の睡眠時間を過大視する傾向を表す。高い人では、自分が思うほど眠れていない。

「よく眠れなかった」の感覚は、意外と大事

高齢者の不眠の訴えは、医療機関でもよく聞かれます。**このとき大切なのが、「眠れない」という主観的評価が、実際の睡眠とずれていないかどうか。**高齢になると時間的余裕ができ、早くベッドに入りがちです。そのため入眠に時間がかかる一方、睡眠時間は足りていることが多いのです。このような場合は眠くなってからベッドに入り、床上《しょうじょう》時間を減らす方法が有効です。睡眠日誌（↓P204）の習慣も、客観的評価として役立ちます。

近年は、このような主観的‐客観的評価のズレが、健康状態と関係していることもわかってきました。ズレが大きい人ほど、その後の健康状態が悪いという傾向に。自覚的には眠れているのに、実際には眠れていない人では、死亡率が高いという報告もあります（上図参照）。

日中の活動に支障があれば 不眠症を疑って

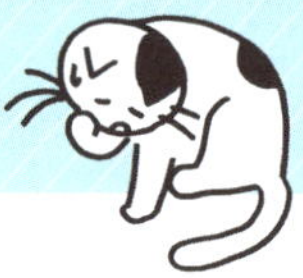

不眠感だけで判断せず、睡眠外来に行こう

睡眠障害のうち、睡眠の量や質に問題があり、社会生活に支障をきたすのが「不眠症」。日本人では成人の約20%が慢性不眠という報告もあり、世界のデータと比べても、不眠に悩む人が多いことがわかっています（Kim K et al., 2000 / Doi Y et al., 2000）。

ただ、睡眠の主観的評価と客観的評価は、必ずしも一致しません（→P101）。「寝つきが悪い」「ぐっすり眠れない」と感じていても、脳波を測定すると、十分眠れているということもあります。反対に、自分で思っている以上に問題が大きく、早く治療したほうがよいことも。**主観だけではわからないため、不眠に悩む人は、睡眠外来で診察を受けましょう**。睡眠外来がない地域では、精神科や心療内科などで診てもらいます。

不眠症状は3タイプ。生活習慣もあわせてチェック

以下のいずれかの症状と日中の機能障害が週3日以上あり、
3か月以上続くのが不眠症。 左下のような生活習慣も影響。

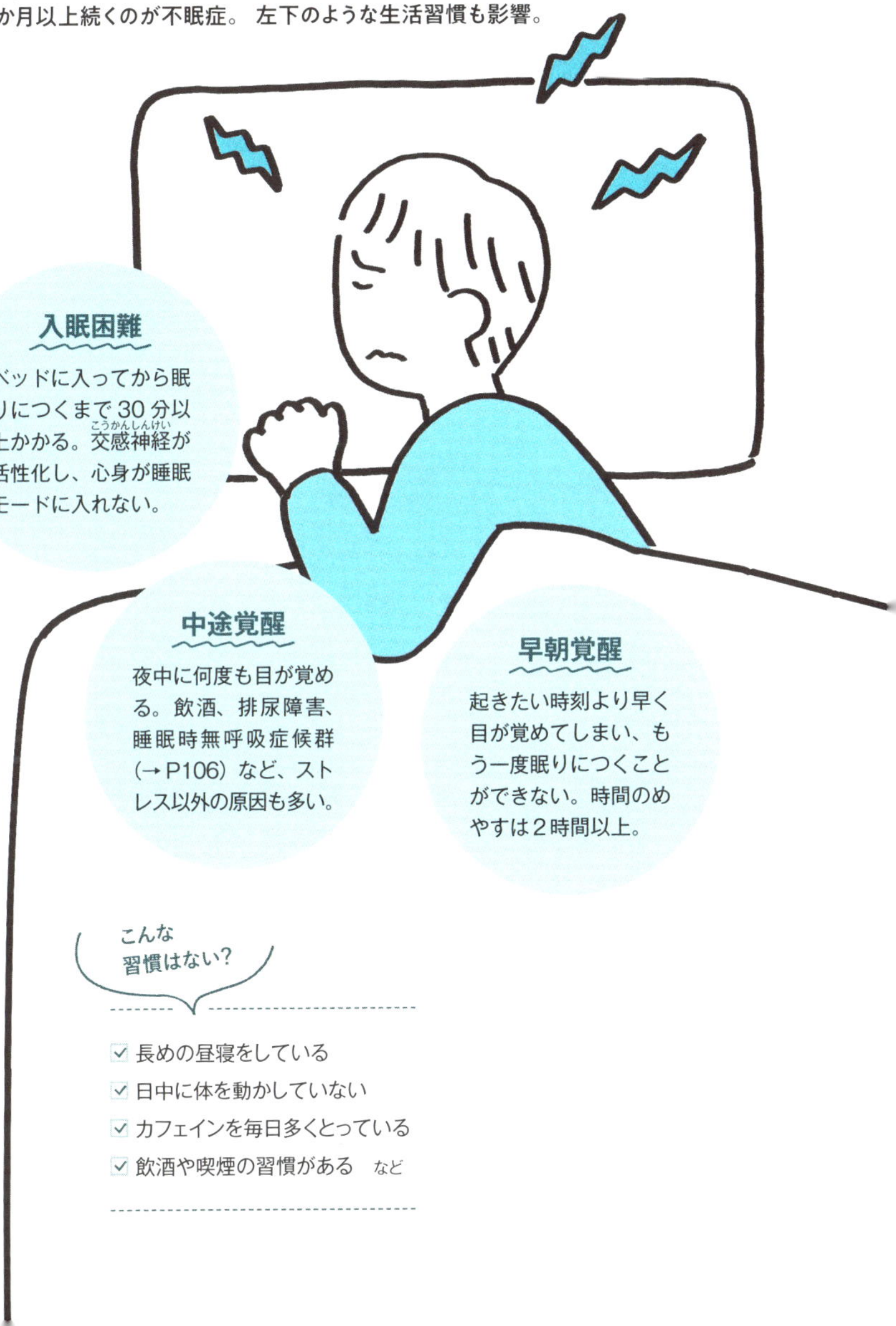

入眠困難

ベッドに入ってから眠りにつくまで30分以上かかる。交感神経《こうかんしんけい》が活性化し、心身が睡眠モードに入れない。

中途覚醒

夜中に何度も目が覚める。飲酒、排尿障害、睡眠時無呼吸症候群（→P106）など、ストレス以外の原因も多い。

早朝覚醒

起きたい時刻より早く目が覚めてしまい、もう一度眠りにつくことができない。時間のめやすは2時間以上。

こんな習慣はない？

- ☑ 長めの昼寝をしている
- ☑ 日中に体を動かしていない
- ☑ カフェインを毎日多くとっている
- ☑ 飲酒や喫煙の習慣がある　など

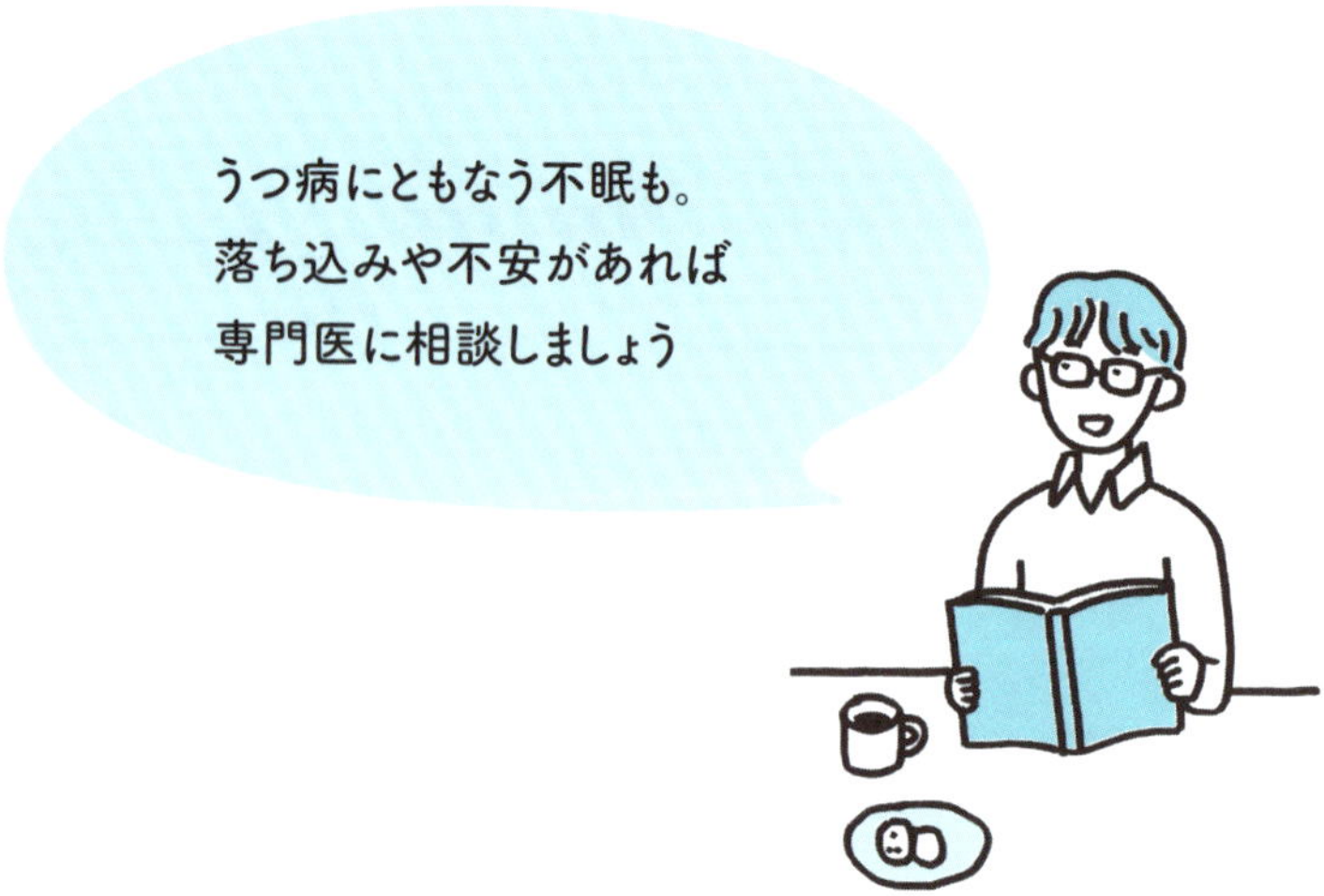
うつ病にともなう不眠も。
落ち込みや不安があれば
専門医に相談しましょう

睡眠日誌をつけて、原因をあきらかにする

不眠症の診断では、ほかの病気との鑑別が何より重要。睡眠時無呼吸症候群（→Ｐ１０６）による不眠ではないか、何らかの神経疾患が潜んでいないか。うつ病や不安症、ＰＴＳＤなどの精神疾患、発達障害はないか。これらに該当する場合は、原疾患の治療と対処も必要です。

飲んでいる薬もチェックしてもらいます。処方薬にも市販薬にも、神経伝達物質などに作用するものが数多くあり、薬の副作用の可能性もあります。

それ以外にも、勤務時間や生活の不規則さなど、関係する要因がいっぱい。カフェインやアルコール、タバコなどの嗜好品も強く影響します。思わぬところに原因が潜んでいることもあるので、一見関係なさそうなことも主治医に伝えておきましょう。

ライフステージごとに、睡眠トラブルも変わる

年齢とともに睡眠時間や睡眠の質が変わるため、睡眠にまつわるトラブルも変化していく。

幼児期

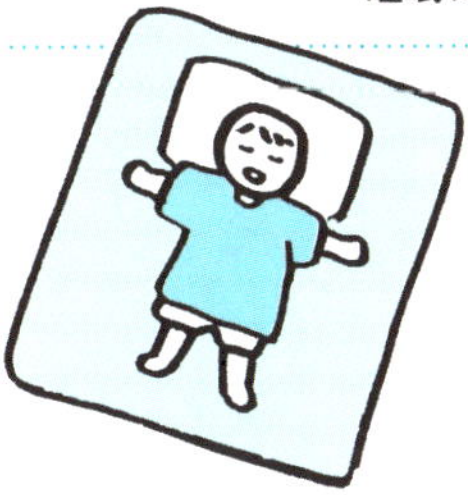

昼寝のしすぎで、夜ぐっすり眠れない子も

昼寝習慣がある幼児は半数近くに及び、それが原因で夜の睡眠時間が短くなったり、睡眠の質が低下したり、就寝時刻が後ろにずれたりしやすい。

思春期

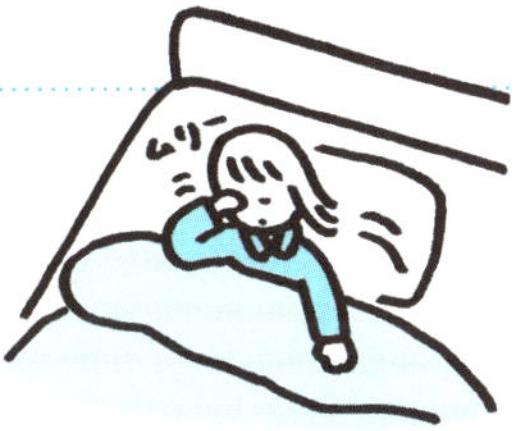

自然と夜型になり、朝がつらくなる

小学校高学年～中学生ごろに概日《がいじつ》リズムが変化し、朝型から夜型に。しかし学校の始業時刻は早いため、睡眠負債がたまり、朝がますますつらくなる。

成人期

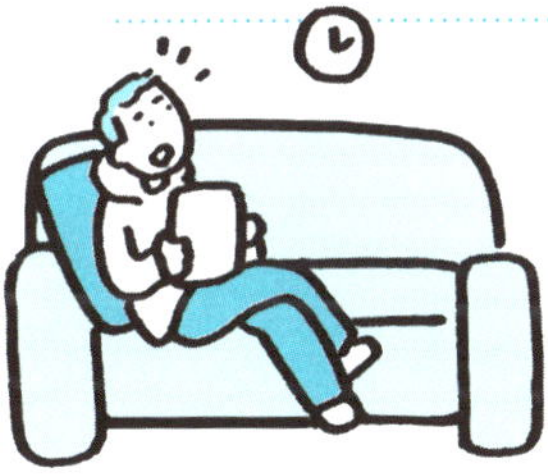

働きすぎのほか、在宅勤務でのリズム障害も

過労や心の不調などで不眠症になりやすい。在宅ワークで概日リズムが後ろにずれる人も。女性の場合、出産後の育児生活で不眠に陥るリスクもある。

老年期

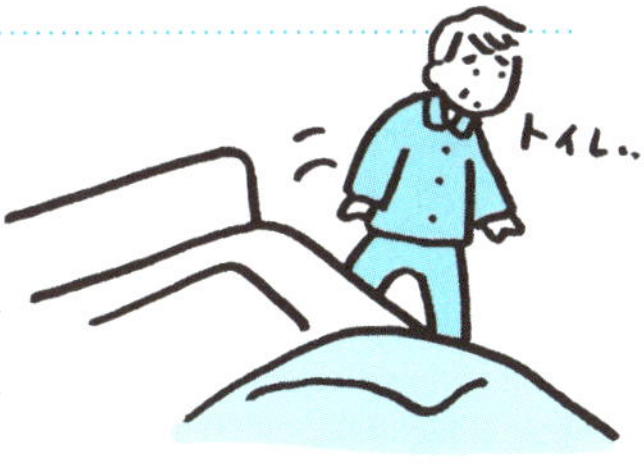

夜中に目覚め、トイレに行きたくなる

早朝に目覚める、熟眠感が得られないなど。尿がスッキリ出ず、トイレに何度も行くなどの排尿障害がある人も多く、体の病気や要因もチェック。

Mechanisms of Sleep

不眠のメカニズム05

中高年男性に多い睡眠時無呼吸症候群にも注意

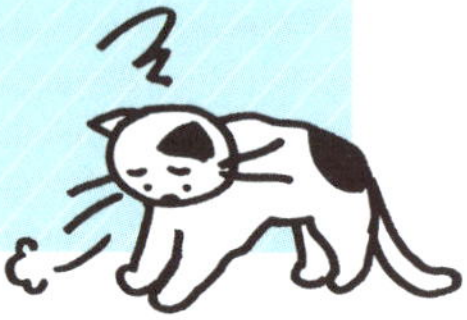

ただのいびきじゃない。命にかかわる病気

グーグーといびきをかいていると思ったら、突然止まり、十数秒後にまたいびき。これが睡眠時無呼吸症候群です。**呼吸が短時間止まることで目が覚め、結果として睡眠不足に。疲れがとれず、日中も眠くなりがちです。**

日本での患者数は推計９００万人ですが、本人は気づいていないことが多く、治療を受けているのは50万人未満にすぎません。けれど未治療のままでは、心筋梗塞《しんきんこうそく》などの命にかかわる心血管病のリスクが3倍近くに。脳卒中にもなりやすく、また高血圧や糖尿病を発症したり、悪化させる要因でもあります。

とくになりやすいのは肥満ぎみの中高年男性ですが、肥満していない人も4割近くを占めます。女性の場合は50代、60代で急激に増えることもわかっています。

肥満体型などが原因で、気道がふさがれる

十分な酸素は全身の細胞の活動に不可欠。
睡眠時無呼吸症候群では、それが得られない。

あおむけで寝ているとき、舌のつけ根（舌根《ぜっこん》）が沈む。すると空気の通り道がふさがれて、呼吸がたびたび停止し、全身への酸素供給量も不十分に。

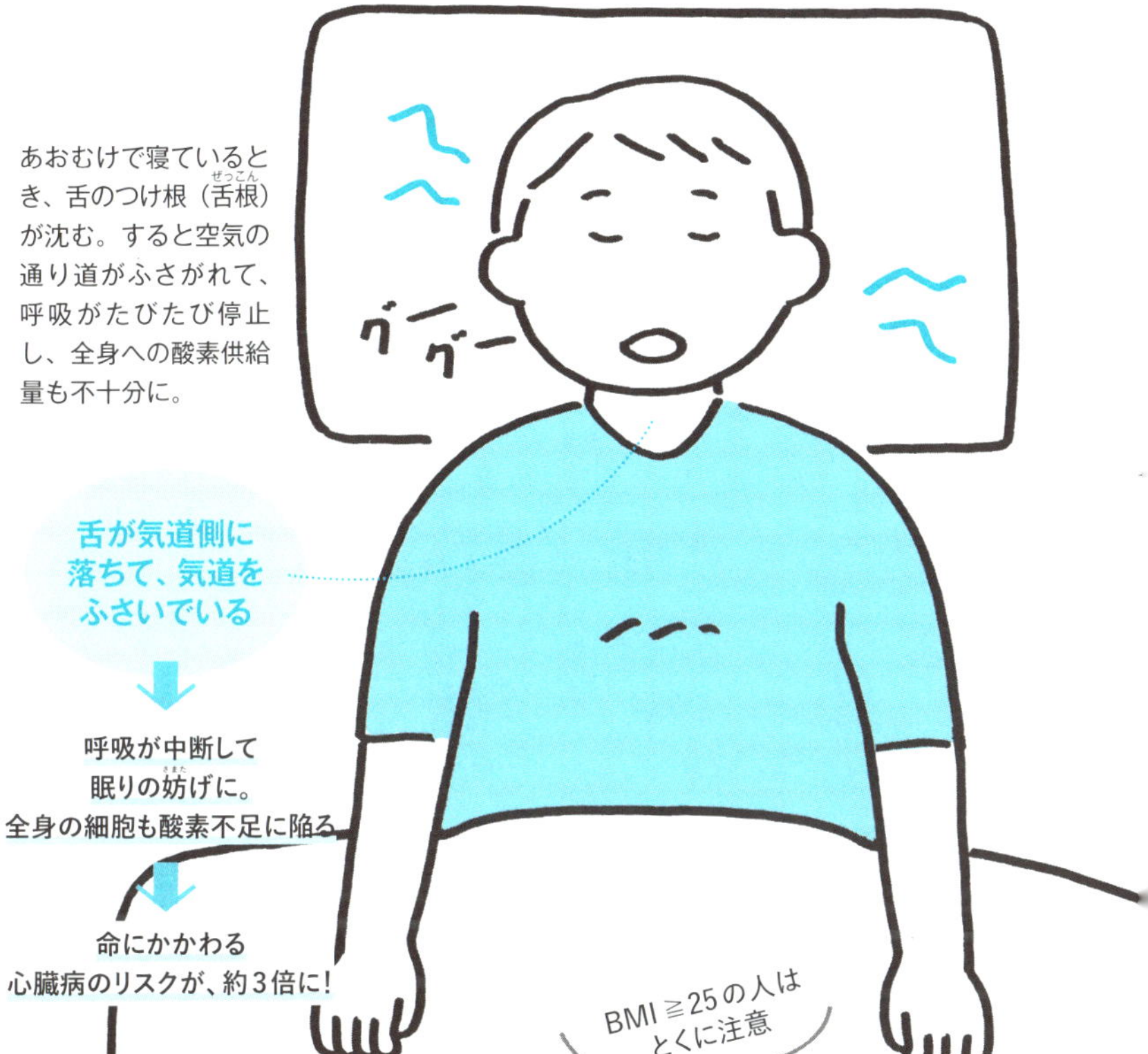
グーグー
舌が気道側に落ちて、気道をふさいでいる
呼吸が中断して眠りの妨《さまた》げに。
全身の細胞も酸素不足に陥る
命にかかわる心臓病のリスクが、約3倍に！
BMI≧25の人はとくに注意

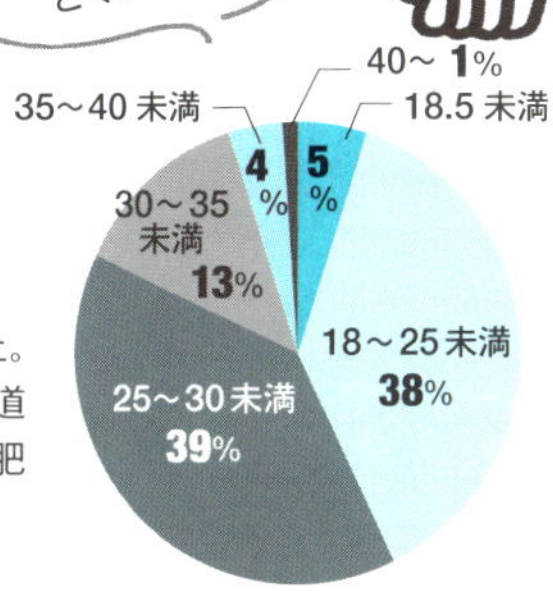
40～ 1%
18.5 未満 5%
18～25 未満 38%
25～30 未満 39%
30～35 未満 13%
35～40 未満 4%

肥満の人が6割以上。のどの周辺の脂肪で気道がせばまったり、舌が肥大したりするため。

（「睡眠時無呼吸症候群（SAS）の疫学」佐藤 誠，日本内科学会雑誌 vol.109（6）：1059-1065，2020より引用）

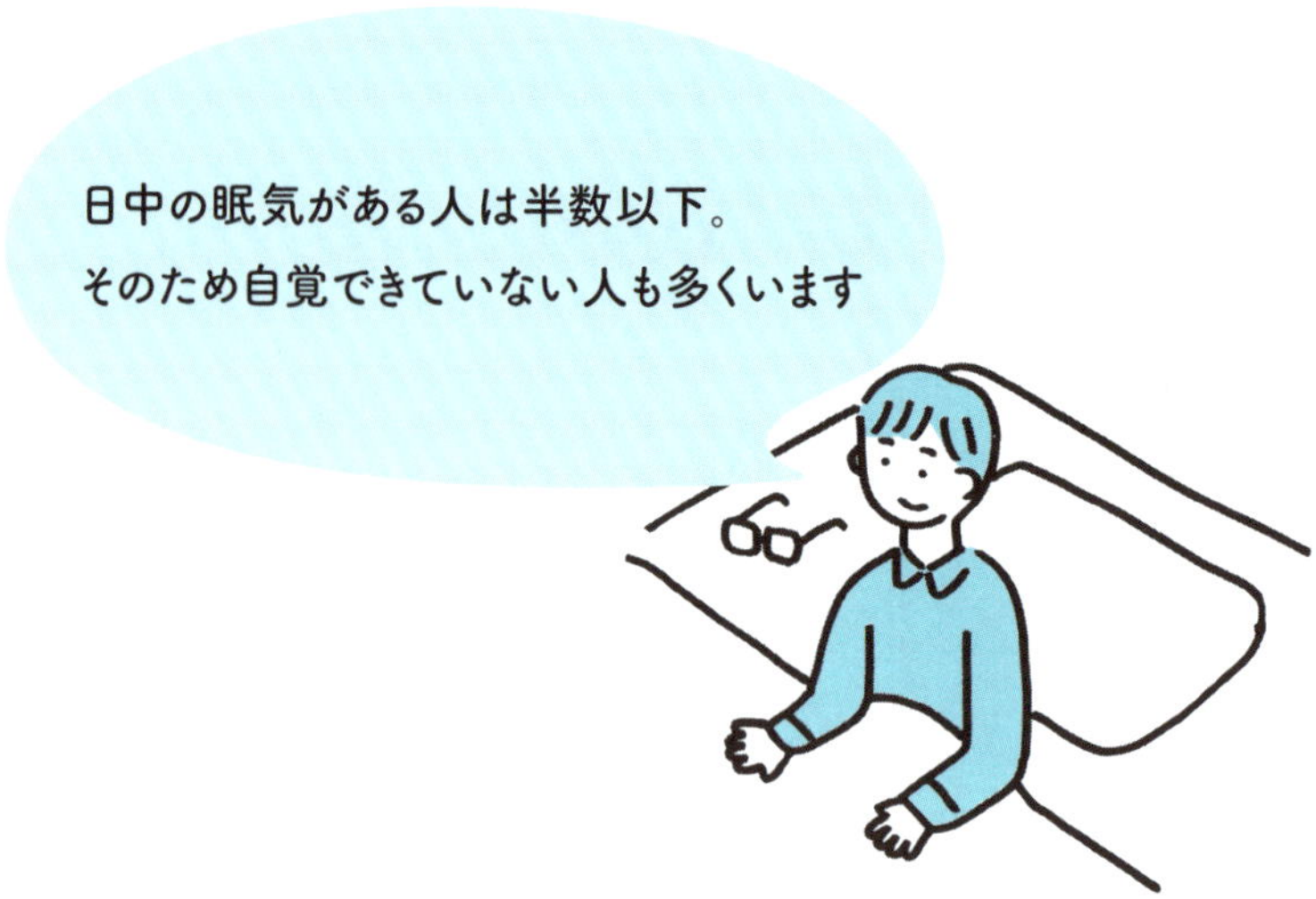
日中の眠気がある人は半数以下。
そのため自覚できていない人も多くいます

中途覚醒を続けるため、寝ても疲れがとれない

睡眠時無呼吸の診断要件はおもに4つあります。1つめは、「寝ても疲れがとれない」といった本人の訴えです。2つめが、呼吸停止や窒息感で、夜中に目覚めること。3つめがベッドパートナーからの指摘です。高血圧や糖尿病、心血管病の病歴も診断要件に含まれます。この4要件に1つでもあてはまれば、可能性は濃厚です。

1時間あたりの呼吸停止回数を「AHI（無呼吸低呼吸指数）」といい、これが重症度の指標です。AHI15未満は軽症、15以上30未満は中等症、30以上は重症。軽症でも5分に1回は呼吸が止まっている計算です。これほど頻繁に止まれば、徐波《じょは》睡眠はほぼ得られず、疲れがとれないのも当然です。**日中にパフォーマンスを発揮できないばかりか、危険な事故を起こす可能性もあります。**

在宅用の医療機器で、
睡眠中の呼吸をサポート

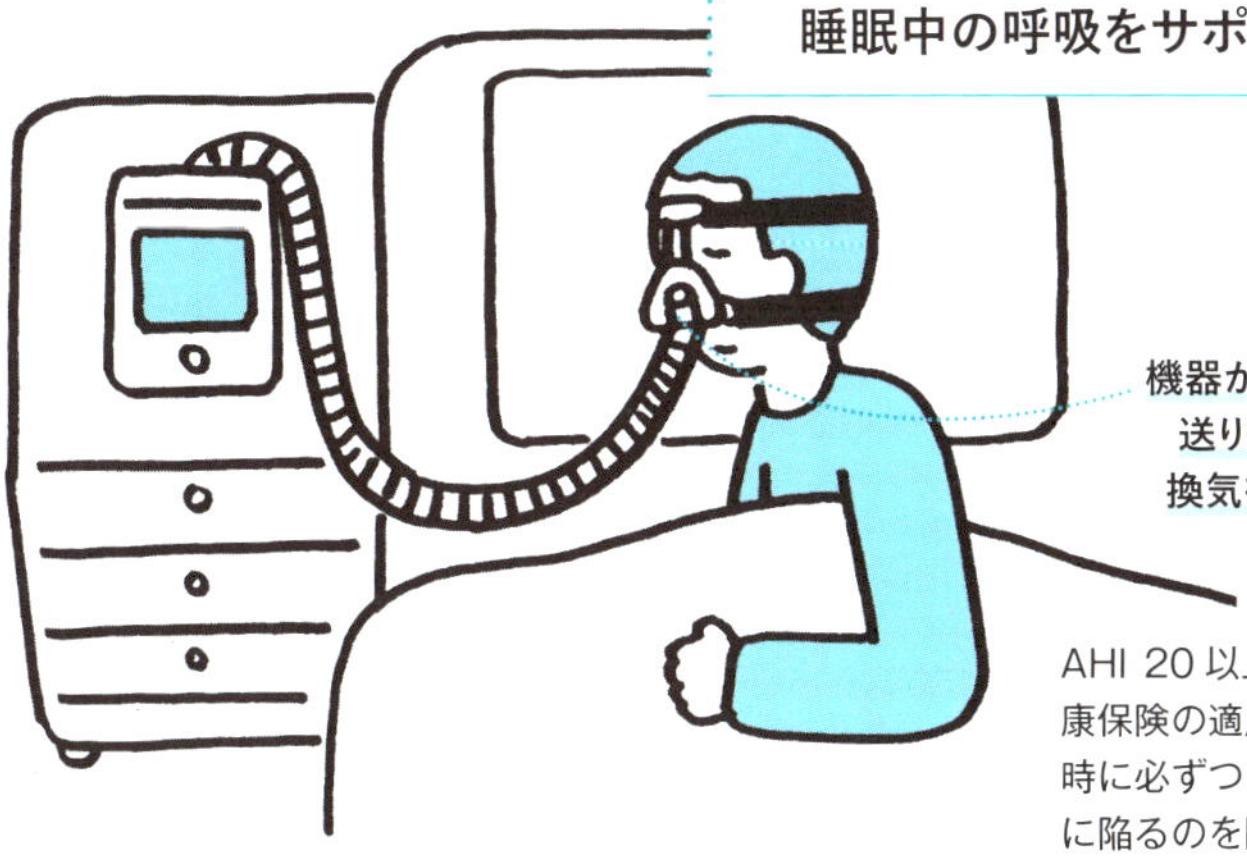

AHI 20 以上の人は健康保険の適用に。就寝時に必ずつけ、無呼吸に陥るのを防ぐ。

呼吸器内科で受診し、早めに治療しよう

診断では日中の眠気も重要ですが、その自覚がない人もいます。アメリカの患者調査では、男性で20％、女性で7％の人に日中傾眠がありませんでした（Young T et al., 1993）。**呼吸停止の自覚がない人、日中の眠気に悩んでいない人も、可能性はあるということ**。そもそもいびきをかくのは、せまい気道で無理に息を吸い、吐き出しているためです。いびきをよくかいていて、疲れがとれない人は睡眠時無呼吸を疑ったほうがいいでしょう。

呼吸器内科で相談すれば、睡眠ポリグラフ検査で診断できます。**治療では「CPAP《シーパップ》（持続陽圧呼吸療法）」が有力な選択肢**。人工呼吸の一種で、閉塞《へいそく》した気道に圧をかけ、安定した呼吸を可能にします。あごまわりを手術したり、肥満解消から治療を始める場合もあります。

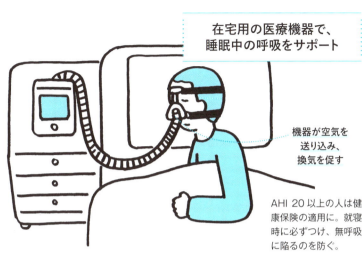

睡眠にまつわる誤解
Popular Beliefs about Sleep

夜型は〝怠惰〟じゃない。原因は遺伝子だった!!

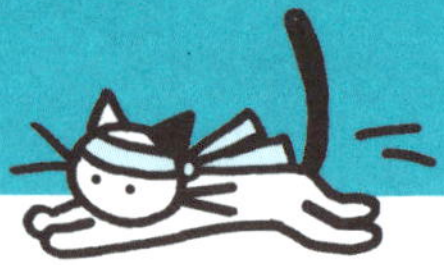

睡眠にかかわる遺伝子は、350種以上もある

「朝ぐらいちゃんと来い」「いつまで学生気分でいるんだ」と言われた経験はないでしょうか？ 朝がつらいのは生活態度や意欲の問題という見かたは、いまも根強くあります。けれどクロノタイプが夜型、超夜型の人にとって、朝はつらいもの。**がんばって早く寝ようとしてもメラトニンの分泌《ぶんぴつ》開始が遅く、早寝できません。朝もコルチゾールの分泌量がなかなか増えず、脳が覚醒しないまま。**がんばって起きて出社しても、午後になるまで思考がシャキッとせず、仕事が進まないこともしばしばです。

睡眠にかかわる遺伝子は３５０種以上もあり、現在も解明が進められている段階です。**生体リズムにはあきらかな個人差があるので、性格や勤務意欲のせいと決めつけないようにしたいものです。**

2時間の前倒しで、パフォーマンスが上がる

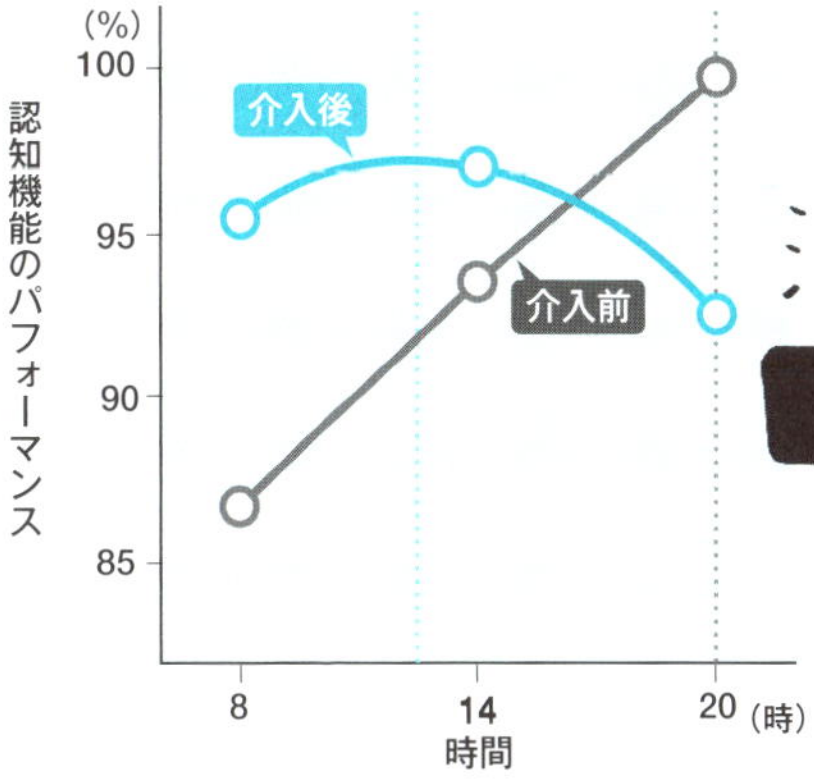

生活リズム改善の介入をしたところ、3週間後には朝～昼の認知機能が向上。身体機能なども同様だった。

（「Resetting the late timing of 'night owls' has a positive impact on mental health and performance.」Facer-Childs ER et al., Sleep Medicine vol. 60 : 236-247, 2019より引用）

遺伝子は年齢で変わる。若手は遅い出社もアリ

遺伝子というと、一生変わらないと考える人もいるのでは？　私たちの体には計2万以上の遺伝子があり、特定の遺伝情報として、祖父母や両親から引き継がれています。**けれど遺伝情報がすべて体に現れるわけではありませんし、年齢や生活習慣による変異も起こります**。

睡眠遺伝子も同じ。20代前半くらいまでは夜型になりやすく、若手社員は朝がつらいのは、共通の現象です。若手は勤務開始時間を遅くするという対策もアリです。

それがむずかしい職種では、生活リズムを前にずらす調整を。**平均年齢21歳の女性の夜型女性に対する実験では、生活リズムを2時間前倒しにすることで、昼間の心身の機能が向上していました**。変えることができるなら、メリットは確実にあるといえます（上図参照）。

睡眠にまつわる誤解
Popular Beliefs about Sleep

睡眠は90分単位じゃない。時間の長さは日々変わる

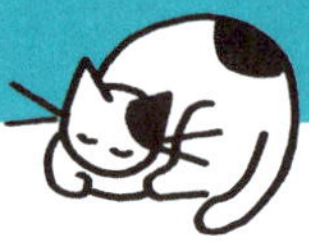

90分の倍数で、アラームをセットしていない？

世間にはいろんな疑似科学がありますし、一見真実らしい情報が広く伝わることもあります。睡眠科学では、「睡眠は90分サイクル」というのがそれ。**90分の倍数でアラームをかける人が増え、「270分で起きれば眠くならない」という強者も現れるほどでした。**

たしかにレム睡眠＋ノンレム睡眠の1サイクルは、90分前後です。けれどそのサイクルはひと晩のあいだでも変わります。個人差もありますし、同じ人でも日によって変わるのが普通です。年齢とともに睡眠の質が変わることからも、一律で考えることはできません。

つまり90分の倍数で起きることには意味がなく、睡眠サイクルがかえって中断される可能性大。まして270分睡眠では、莫大な睡眠負債がたまってしまいます。

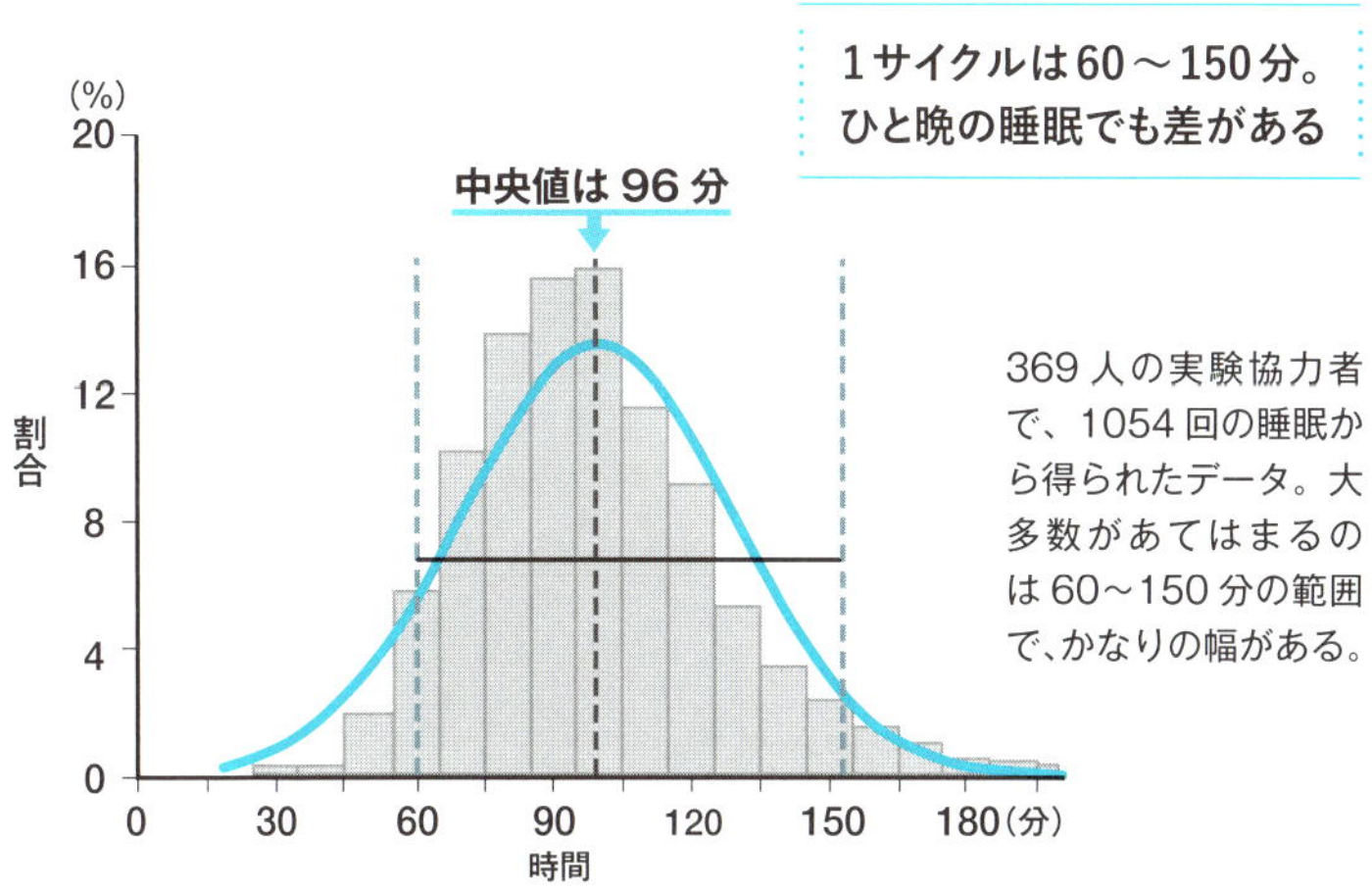
1サイクルは60～150分。
ひと晩の睡眠でも差がある
(%)
20
16
12
8
4
0
割合
中央値は 96 分
0
30
60
90
120
150
180(分)
時間

369人の実験協力者で、1054回の睡眠から得られたデータ。大多数があてはまるのは60～150分の範囲で、かなりの幅がある。

(「Ultradian sleep cycles : Frequency, duration, and associations with individual and environmental factors—A retrospective study.」Cajochen C et al., Sleep Health vol.10 : S52-62, 2024 より引用)

睡眠圧が高いときは、最初の1サイクルが長くなる

睡眠の1サイクルが実際にどの程度なのかを見た研究があります(上図参照)。**結果として得られた中央値(もっとも多くの人が該当する数値)は96分。けれどその分布は大きな山形で、60分から150分まで広く分布しています。**同じ人の睡眠でも、そのサイクルはひと晩で変化し、その変動率は平均12・7%。そして個人間の変化は26・9%で、個人差はさらに大きいことがわかりました。

その日の睡眠負債も大きく影響します。同じ実験で睡眠圧が高い人(寝不足の人)と低い人(よく寝た人)を比較したところ、高い人では、1回目の睡眠サイクルでノンレム睡眠が長くなる傾向に。睡眠圧が低い人では、1回目の睡眠サイクルからレム睡眠が長く、96分を大きく上回る傾向がありました。

睡眠にまつわる誤解

Popular Beliefs about Sleep

ゴールデンタイムはない！ 1時に寝ても大丈夫

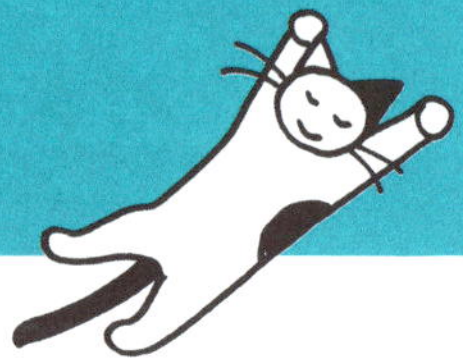

大事なのは時間帯でなく、眠り始めの〝質〟

「成長ホルモンが出るのは22〜2時」というのも、まことしやかに伝えられてきた俗説です。とくに美容界では広く伝わり、早く寝ないときれいになれない、肌が荒れると言われてきました。

しかし睡眠科学の知見では、1回目の睡眠サイクルで徐波《じょは》睡眠を多くとれれば、成長ホルモンも多く分泌《ぶんぴつ》されるとわかっています。**最初の徐波睡眠開始後すぐに、一気に分泌されるというのが正解で、0時に寝ても2時に寝ても、成長ホルモンの分泌量は減りません**。

日勤の人と夜勤の人で、成長ホルモンの量を比較した実験もあります（Brandenberger G&Weibel L, 2004）。夜勤の人の睡眠時間は7〜15時でしたが、この時間に成長ホルモンが分泌され、総量としても違いはありませんでした。

ぐっすり眠ると、成長ホルモンが多く出る

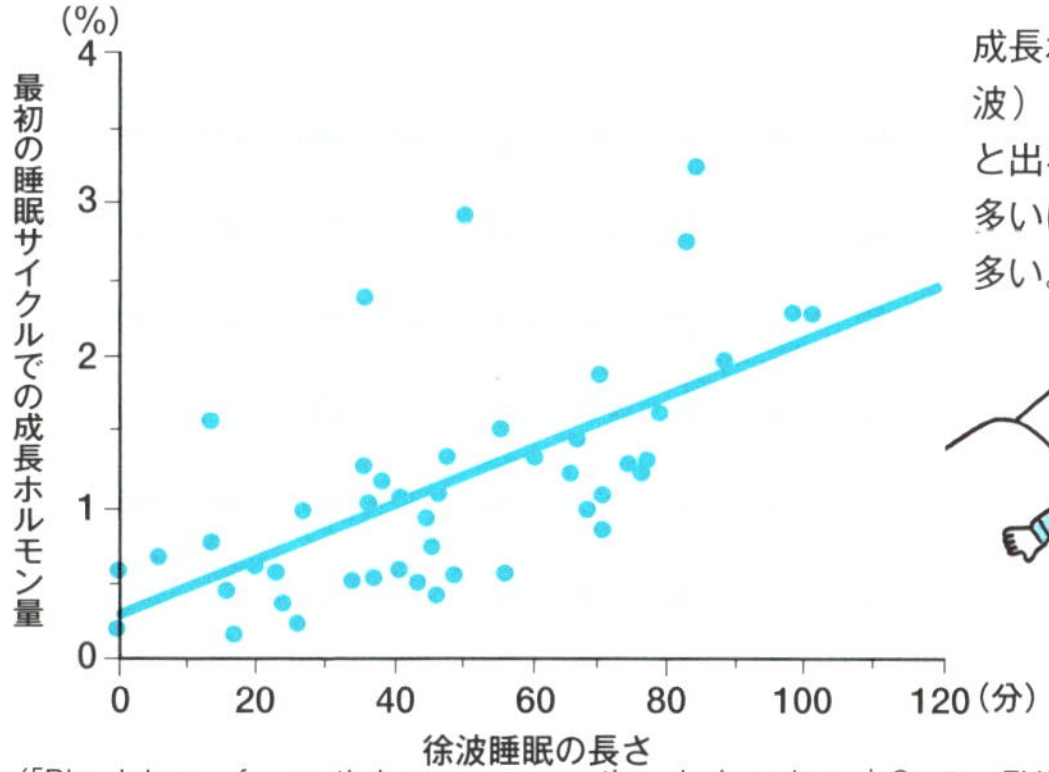

成長ホルモンは、パルス（脈波）として1回にドバッと出る。徐波《じょは》睡眠の総量が多いほど、1回の分泌《ぶんぴつ》量も多い。

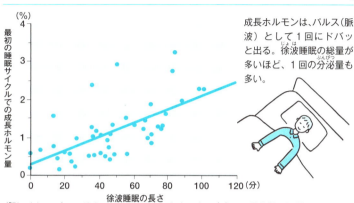

（「Physiology of growth hormone secretion during sleep.」Cauter EV&Plat L, The Journal of Pediatrics vol.128（5 Pt 2）: S32-37, 1996 より引用）

代謝や免疫に関与。大人にも大事なホルモン

徐波睡眠の量しだいということは、歳とともに分泌量が減るということ（→P98）。65歳以上の男性では、30歳未満の男性の3分の1未満と報告されています（van Coevorden A et al., 1991）。年齢を重ねると、肌代謝のサイクルが遅くなる一因でもあります。

美容を気にする人にとっては、太りやすくなるのも問題です。体内でのエネルギー分解を「異化」といい、成長ホルモンは、脂肪組織での脂肪の異化をおこなっています。そのため睡眠の量と質が不足すると太りやすく、生活習慣病のリスクも高まります。

なお、何時に寝ても成長ホルモンが出るとはいえ、概《がい》日《じつ》リズムが乱れると質のよい睡眠が得られません。起床時刻・就寝時刻は曜日を問わず一定を心がけましょう。

睡眠にまつわる誤解
Popular Beliefs about Sleep

睡眠にいい食品をとっても、脳には届かない

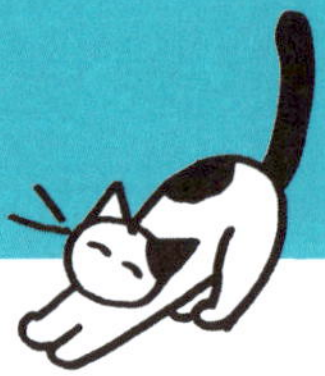

コラーゲン鍋の翌朝に、美肌にならないのと同じ

睡眠にかかわるセロトニンやメラトニンの原料は、L‐トリプトファンという必須アミノ酸。乳製品や魚介類、肉、豆類、ナッツなどに多く含まれています。

では、これらの食品を多くとればよく眠れるのでしょうか？ そう簡単にはいきません。セロトニン、メラトニンに変換されるのは食品中のトリプトファンの1～2％程度とされています（Barik S, 2020）。**牛乳の効果を調べた研究でも、入眠潜時《せんじ》が短くなるなどのポジティブな結果はあるものの、メタ解析では「効果は限定的」という結論に**（Komada Y, Okajima I&Kuwata T, 2020）。注目度の高いGABAも、口から摂取したものが脳に届くことはありません。

睡眠にいい機能性食品も多く市販されていますが、薬とは違い、効果が十分証明されていないものもあるようです。

体にいいものを食べておけば、ほぼ間違いない

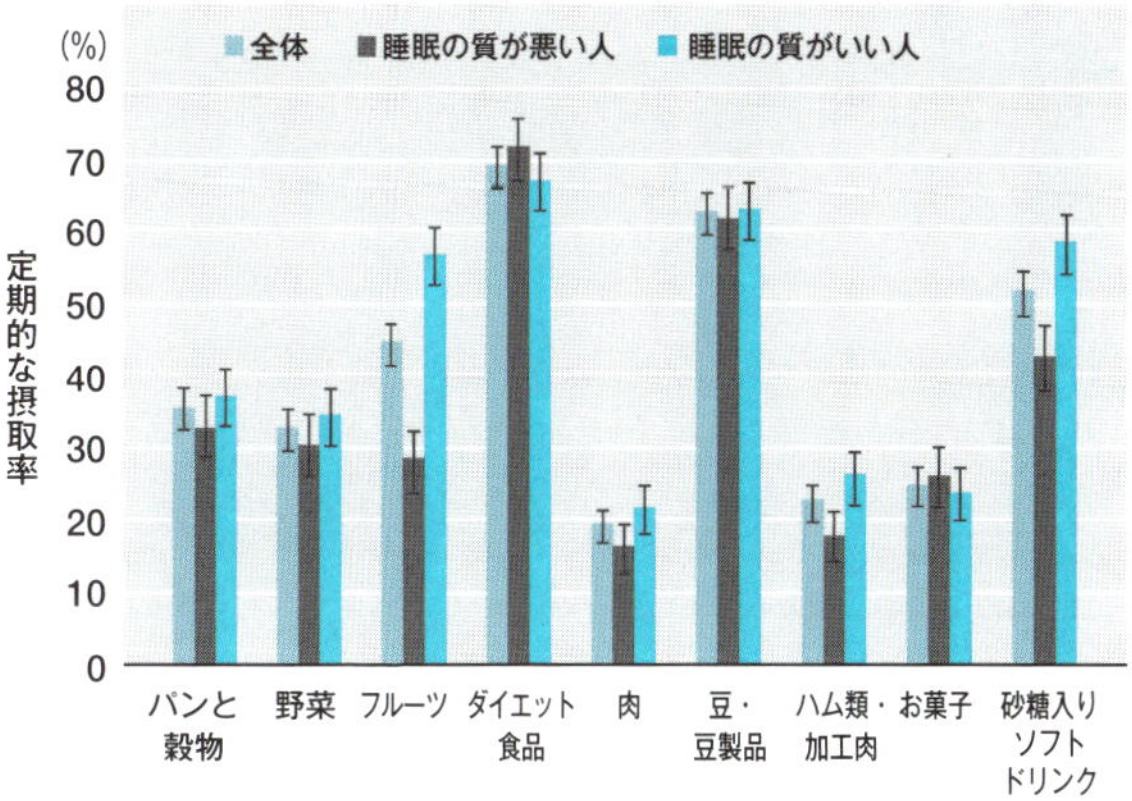

868人を対象とした大規模調査。睡眠の質が悪い人は加工肉やお菓子を多くとる傾向があった。

(「The association between diet and sleep quality among Spanish university students.」Ramón-Arbués E et al., Nutrients vol.14 (16) : 3291, 2022 より引用)

ベストの食品はないが、傾向はわかってきた

特定の食品が睡眠に影響するかどうか、世界中の研究報告を集めて検証した研究者もいます。415件の論文等のうち、エビデンスとよべる要件を満たしていたのは26件のみ。**これらを解析しても、特定の食品が睡眠の質を高めるという結果は認められませんでした**（Netzer NC, Strohl KP&Pramsohler S, 2023）。

一方で、食生活と睡眠の関係はある程度わかってきています。たとえばスペインの大規模研究(上図参照)。スペイン健康食指数（SHEI）とピッツバーグ睡眠質問票（PSQI）の関係を調べると、健康的な食生活の人は、睡眠の質も高いことがあきらかに。**お菓子やジュースは控えめにし、野菜・果物、乳製品、赤身肉、豆類をバランスよくとるのが、睡眠によい食生活といえます。**

睡眠にまつわる誤解

Popular Beliefs about Sleep

ぐっすり眠れる睡眠音楽……科学的な効果は!?

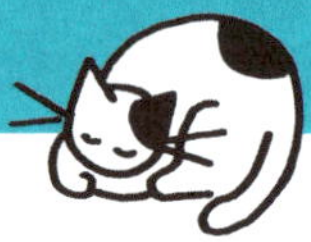

実験結果は、ポジティブなものばかりじゃない

スマホさえあれば、好きな音楽を好きなだけ聴ける現代。寝るときに音楽を聴く人も少なくないのでは？ 睡眠改善のために音楽を聴いて寝たことがある人は6割以上に及び、とくに不眠傾向のある人に好まれています（Trahan T et al., 2018 / Huang CY, Chang ET& Lai HL, 2018）。

睡眠音楽は、世界の睡眠科学でもホットなテーマ。**寝つきがよくなったり、主観的な睡眠の質が改善したなど、いい結果が数多く報告されています**。（左上の図参照）。

一方、睡眠ポリグラフなどの機器で効果を見た実験では、否定的な結果も。**脳波への影響をうたう音楽もありますが、特定の脳波は誘発されないという結果や、睡眠の質はむしろ低下するという指摘もあります**（Lazic SE&Ogilvie RD, 2007 / Johnson JM&Durrant SJ, 2021 ほか）。

リラクゼーション音楽には、一定の効果あり

PSQI（ピッツバーグ睡眠質問票）得点の差

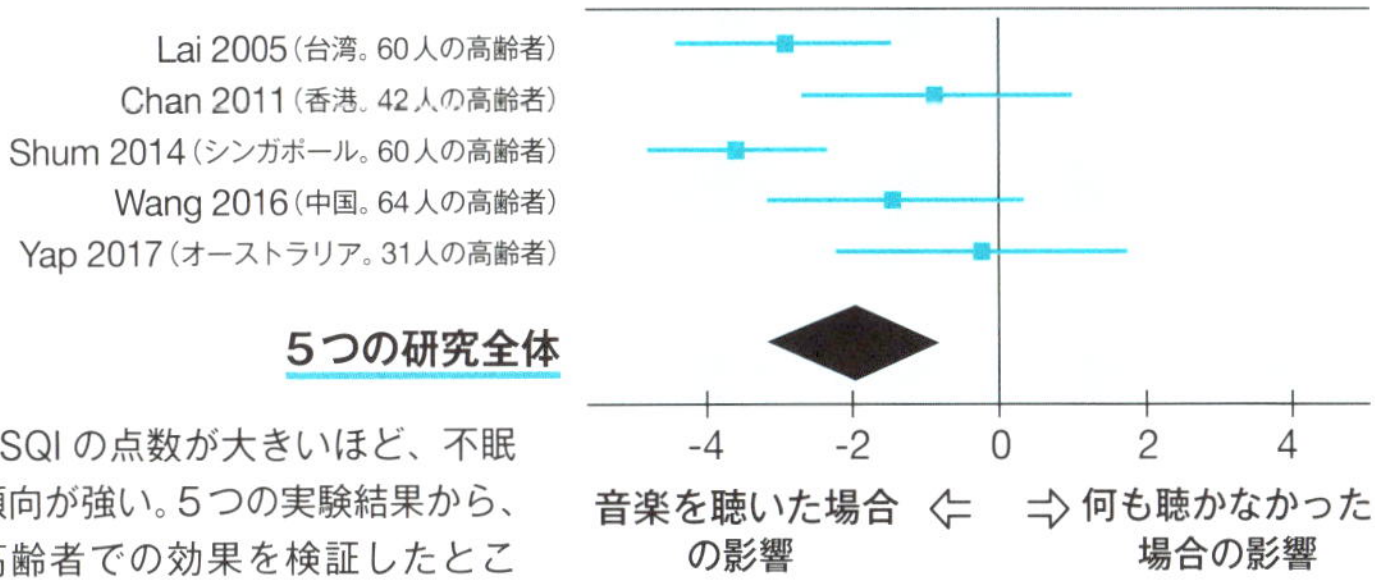
Lai 2005（台湾。60人の高齢者）
Chan 2011（香港。42人の高齢者）
Shum 2014（シンガポール。60人の高齢者）
Wang 2016（中国。64人の高齢者）
Yap 2017（オーストラリア。31人の高齢者）
5つの研究全体
-4
-2
0
2
4
音楽を聴いた場合の影響 ⇦
⇨ 何も聴かなかった場合の影響

PSQIの点数が大きいほど、不眠傾向が強い。5つの実験結果から、高齢者での効果を検証したところ、音楽を聴いた場合の効果（睡眠の質の得点差）があきらかに大きいとわかった。

（「Effect of music therapy on improving sleep quality in older adults : A systematic review and meta-analysis.」Chen CT et al., Journal of the American Geriatrics Society vol.69（7）: 1925-1932, 2021 より引用）

効果アリと感じる人も、ひと晩中聴くのはダメ

効果を明言できないのには、いくつか理由があります。**1つは主観的評価のバイアスです。「やさしい音楽でよく眠れそう！」と思うだけで、熟眠できたと感じやすいのです。**2つめは音の性質の違い。α《アルファ》波やδ《デルタ》波を増やす音はありますが、実験室で使われる無機質な音で、波の音などのヒーリングミュージックとは別物です。3つめは個人差で、音がよけいな刺激にしかならない人もいます。さらには、メロディが耳から離れない「イヤーワーム」現象が、眠りの妨《さまた》げとなるおそれもあります。

微妙な効果判定ですが、効くと感じている人は、そのまま使い続けて大丈夫。ただし流しっぱなしは禁物です。タイマー機能を使い、30分～1時間後には自動で切れるようにしておきましょう。

COLUMN

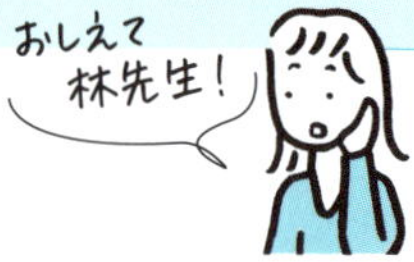

赤ちゃんの寝かしつけ、どうしてこんなに大変なんですか?

生後3、4か月までは体内時計が働いていない!

産後の女性の体は、ただでさえ大きなダメージを受けています。そこに追い打ちをかけるのが、赤ちゃんの夜泣き。健康な証拠とはいえ、夜泣きに悩まされたことのない親はいないでしょう。

大人の睡眠は、1日1回まとめて眠る「単相性睡眠」ですが、赤ちゃんは「多相性睡眠」。日に何度も睡眠をくり返します。脳が未成熟なため、朝はコルチゾールが出て、夜はメラトニンが分泌されるといった概日《がいじつ》リズムができていないのです。睡眠の質も異なり、約半分をレム睡眠が占めています。

そのため生後1か月では、日に7〜8回の睡眠をくり返すのが一般的です。3、4か月ごろには、夜にまとめて眠るパターンが徐々に確立されてきます。

幼児のうちにたくさん寝かせ、将来の肥満を防ぐ

単相性睡眠に移行し、大人の睡眠サイクルに近づくのは、5、6歳ごろです。ただし日本の乳幼児は、大人と同様、睡眠時間が短め。0〜3歳時点では、調査対象の17か国中最短で、平均11・62時間。最長のニュージーランドは13・31時間ですから、2時間近くも差があります（Mindell JA et al., 2010）。学童期まで含めた調査でも、アジア以外の国々に比べて、1時間近く短い計算です（Galland BC et al., 2012）。

乳幼児期の睡眠不足が将来の肥満につながることは、医学的にもあきらかになっています。認知機能の発達が遅れ、成績が落ちるなどの問題も。大人の夜更かしに子どもを巻き込まないよう、生活リズムに注意しましょう。

集中力とパフォーマンスを高める

朝～昼のスッキリ習慣

Part

3

Morning Routine

朝の過ごしかた01

起床時刻は一定に。長時間の二度寝もNG

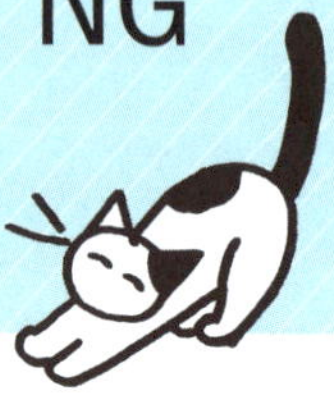

決まった時間に起きないと、仕事の質が落ちる

「**十分な睡眠をとり、毎日規則正しく起きましょう**」。あまりにつまらないもしれませんが、これが睡眠科学が導き出した事実。睡眠負債や不規則な睡眠でも元気にやっていけるような、魔法のテクニックはありません。

人の体には概日《がいじつ》リズムがあり、ひと晩の夜更かしや週末の寝だめだけでも、リズムが大きくくるいます。それを正常化するだけで、数日〜数週間もかかります。夜更かしで得られるメリットに対し、あまりに大きな負債です。

概日リズムの乱れは仕事のパフォーマンスにも影響しています。アメリカの大学生を対象とした研究でも、概日リズムの乱れが大きい人ほど、成績が悪いことがあきらかに（左上図参照）。メラトニン発現のタイミングが通常より遅く、早寝早起きが困難な状態となっていました。

不規則な睡眠や週末の二度寝は、いいことなし

平日の短時間睡眠と週末の寝だめといった不規則な睡眠生活は、仕事にも健康にも悪影響。

パフォーマンスへの影響

睡眠パターンが不規則で睡眠規則性指数が小さい人ほど、認知機能が十分発揮できておらず、学業の成績が悪かった。

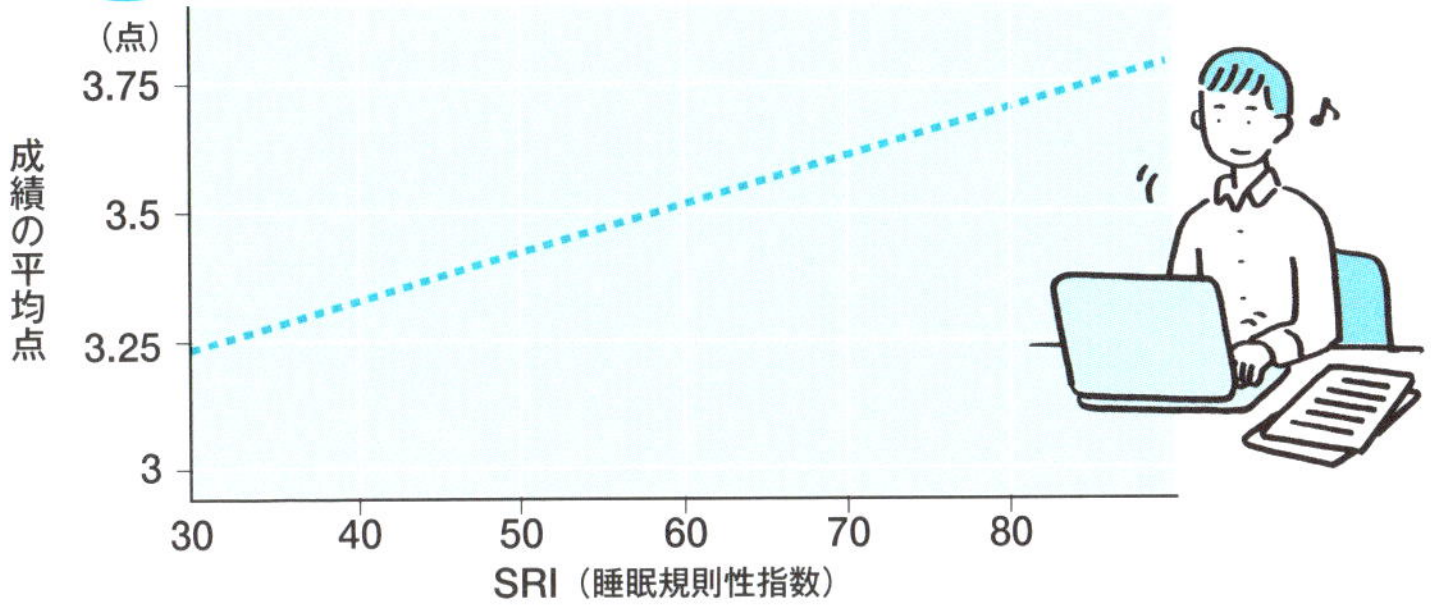

(点)
3.75
3.5
3.25
3
成績の平均点
30
40
50
60
70
80
SRI（睡眠規則性指数）

（「Irregular sleep/wake patterns are associated with poorer academic performance and delayed circadian and sleep/wake timing.」Phillips AJK et al., Scientific Reports vol.7（1）: 3216, 2017 より引用）

健康への影響

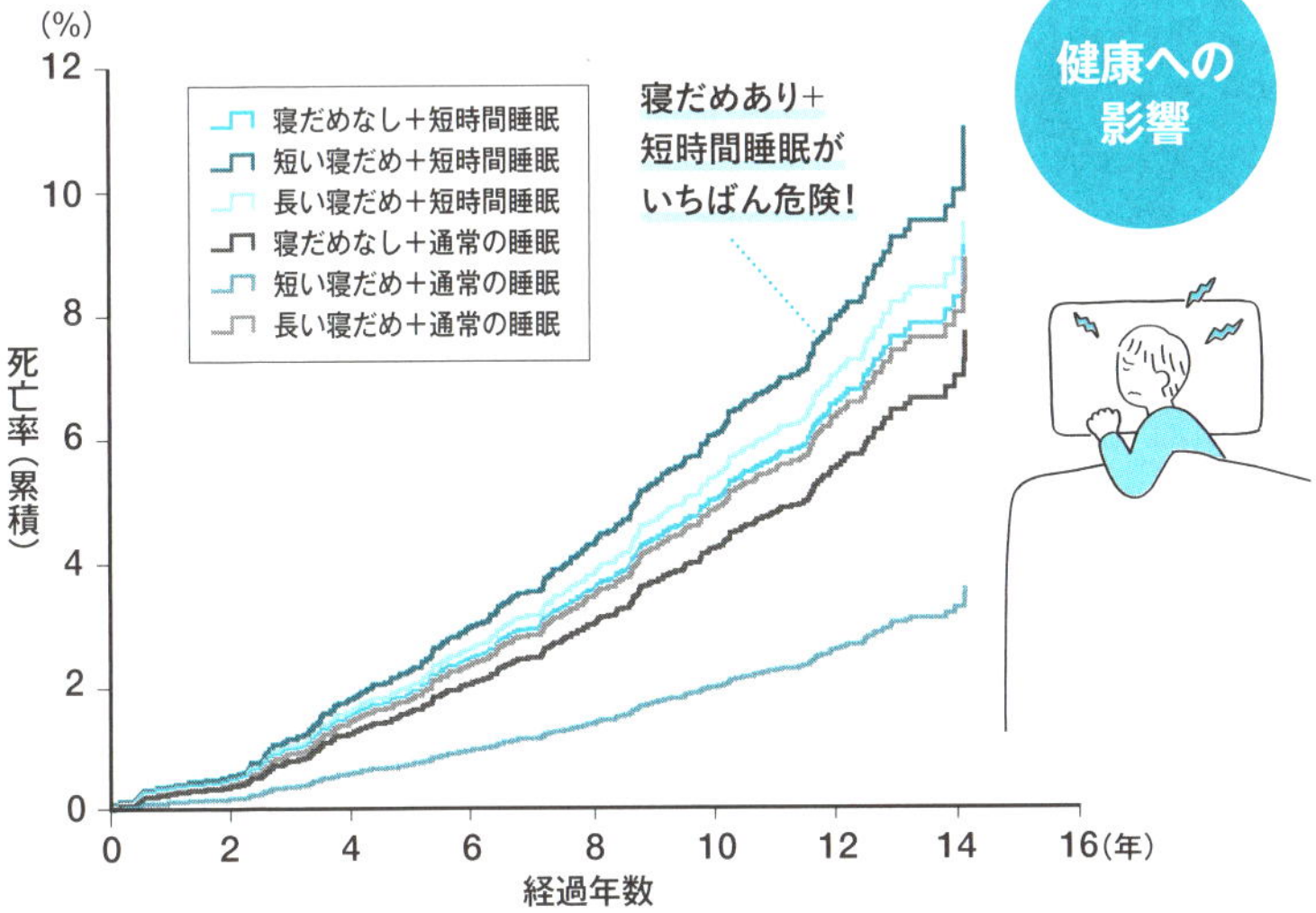

(%)
12
10
8
6
4
2
0
死亡率（累積）
寝だめなし＋短時間睡眠
短い寝だめ＋短時間睡眠
長い寝だめ＋短時間睡眠
寝だめなし＋通常の睡眠
短い寝だめ＋通常の睡眠
長い寝だめ＋通常の睡眠
寝だめあり＋短時間睡眠がいちばん危険！
0
2
4
6
8
10
12
14
16(年)
経過年数

（「A prospective study of the association of weekend catch-up sleep and sleep duration with mortality in middle-aged adults.」Yoshiike T et al., Sleep and Biological Rhythms vol.21（4）: 409-418, 2023 より引用）

中年の男女 3128 人での研究。平日の睡眠が 6 時間未満の睡眠で、週末にいつもより 1 時間以上長く寝ていた人は、長期的な死亡率が高かった。

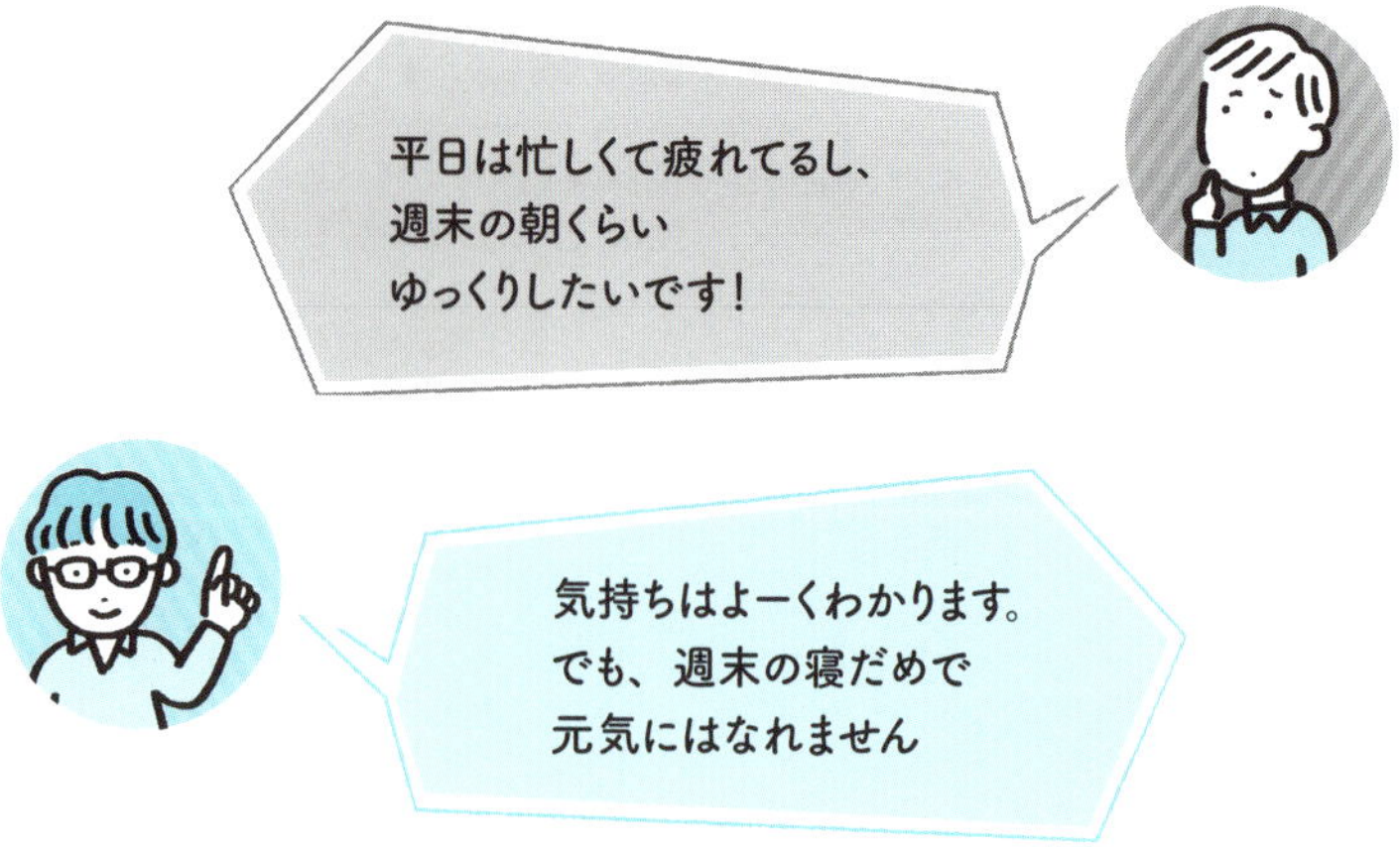
平日は忙しくて疲れてるし、
週末の朝くらい
ゆっくりしたいです！
気持ちはよーくわかります。
でも、週末の寝だめで
元気にはなれません

平日と休日のズレも、1時間以内に抑えて

仕事のない週末、好きな時間までゆっくり寝られるのは、それだけでうれしいものです。週末にいつもより多く寝れば、眠気も体のだるさも軽くなります。しかしそれ以上の効果はなく、起きる時間がずれたぶんだけ概日《がいじつ》リズムがくるいます。そのズレが大きいほど、ソーシャルジェットラグ（社会的時差ぼけ→P68）がひどい状態。毎週末、海外旅行に出かけているようなものです。

ベストの解決策は、週末に寝だめしていたぶんの時間を5で割り、平日の睡眠時間に足すこと。借金と同じで、負債をがんばって返すのではなく、負債を負わないマインドが大切です。それでも平日と**同時刻に起きられないときは、1時間程度のズレに抑えましょう**。がんばって起きたうえで、30分程度の昼寝をする方法もあります。

ソーシャルジェットラグを0に近づけていこう

休日のMS例
1時に寝て、
10時に起床する
↓
MS（睡眠中央時刻）＝5時半

平日のMS例
0時に寝て、
7時に起床する
↓
MS（睡眠中央時刻）＝3時半

休日のMSから平日のMSを引くと……

2 時間

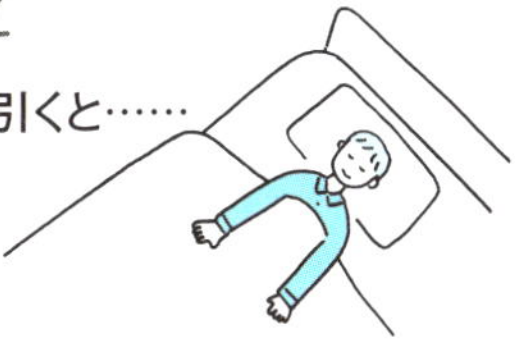

睡眠時刻の中央値における週末と平日との差が、ソーシャルジェットラグのめやす。

（『かつてないほど頭が冴える！ 睡眠と覚醒 最強の習慣』三島和夫、2018、青春出版社より作成）

まどろむ程度の二度寝なら、スッキリ起きられる

朝がつらくて、つい二度寝してしまう人もいるでしょう。ただし二度寝の研究は進んでおらず、時間別に影響を見た調査もありません。「あとちょっと寝かせて」というとき、どれだけ眠ればスッキリするかは、人によっても日によっても違います。実験では操作しにくいのです。

原理的にいえば、長時間の二度寝は概日リズムをくるわせるため、おすすめできません。体は起床時刻に向けて交感神経《こうかんしんけい》を活性化し、体温を上げるなどの準備をしています。それがもう一度下がれば、リズムがおかしくなるのは当然です。

ただし短時間の二度寝なら、ストレスホルモンのコルチゾールが増え、気分がスッキリするという説も。二度寝後に楽に起きられるなら、問題ないといえそうです。

Morning Routine

朝の過ごしかた02

目覚まし時計は必要悪。スヌーズ機能は切っておく

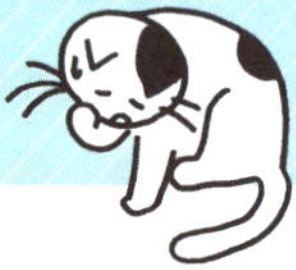

目覚ましなしで起きられないのは、睡眠負債のせい

朝の目覚ましには、皆さまざまな工夫をしています。二度寝による遅刻がこわくて、スヌーズをかける人。念には念を入れて、スマホのアラームを5分刻みでかける人。最近は音以外で覚醒を促す目覚ましもあり、空中を飛ぶ時計をつかまえてアラームを止めるというユニークな製品もありますね。

ここまでの努力が必要なのには、理由があります。**1つは睡眠時間自体の不足。もう1つは、睡眠サイクルの途中で強制的に起こされ、覚醒の準備ができていないことです。**睡眠科学では「睡眠慣性」といい、目が開いていても、眠気や倦怠感《けんたいかん》でぼんやりした状態が続きます。

必要十分な睡眠をとっていれば、目覚ましなしでスッキリ起きられることを、まず理解しておきましょう。

生体のリズムとずれると、朝がますますつらい

十分に寝て、自然と起きれば問題ないが、目覚ましだと睡眠慣性が強く働く。

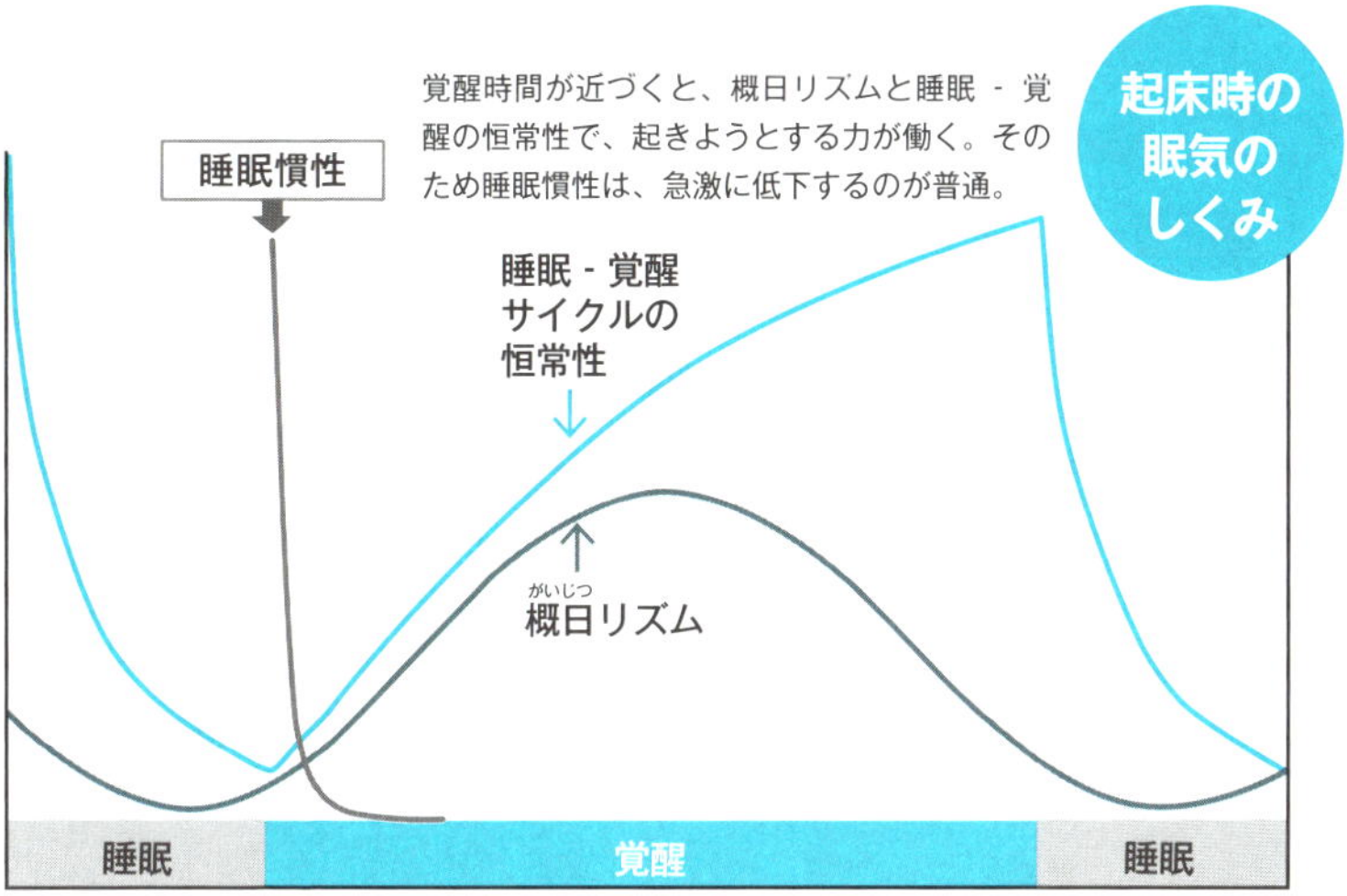
起床時の眠気のしくみ
覚醒時間が近づくと、概日リズムと睡眠 - 覚醒の恒常性で、起きようとする力が働く。そのため睡眠慣性は、急激に低下するのが普通。
睡眠慣性
睡眠 - 覚醒サイクルの恒常性
概日《がいじつ》リズム
睡眠
覚醒
睡眠

(「Sleep inertia : Current insights.」Hilditch CJ & McHill AW, Nature and Science of Sleep vol. 11 : 155-165, 2019 より引用)

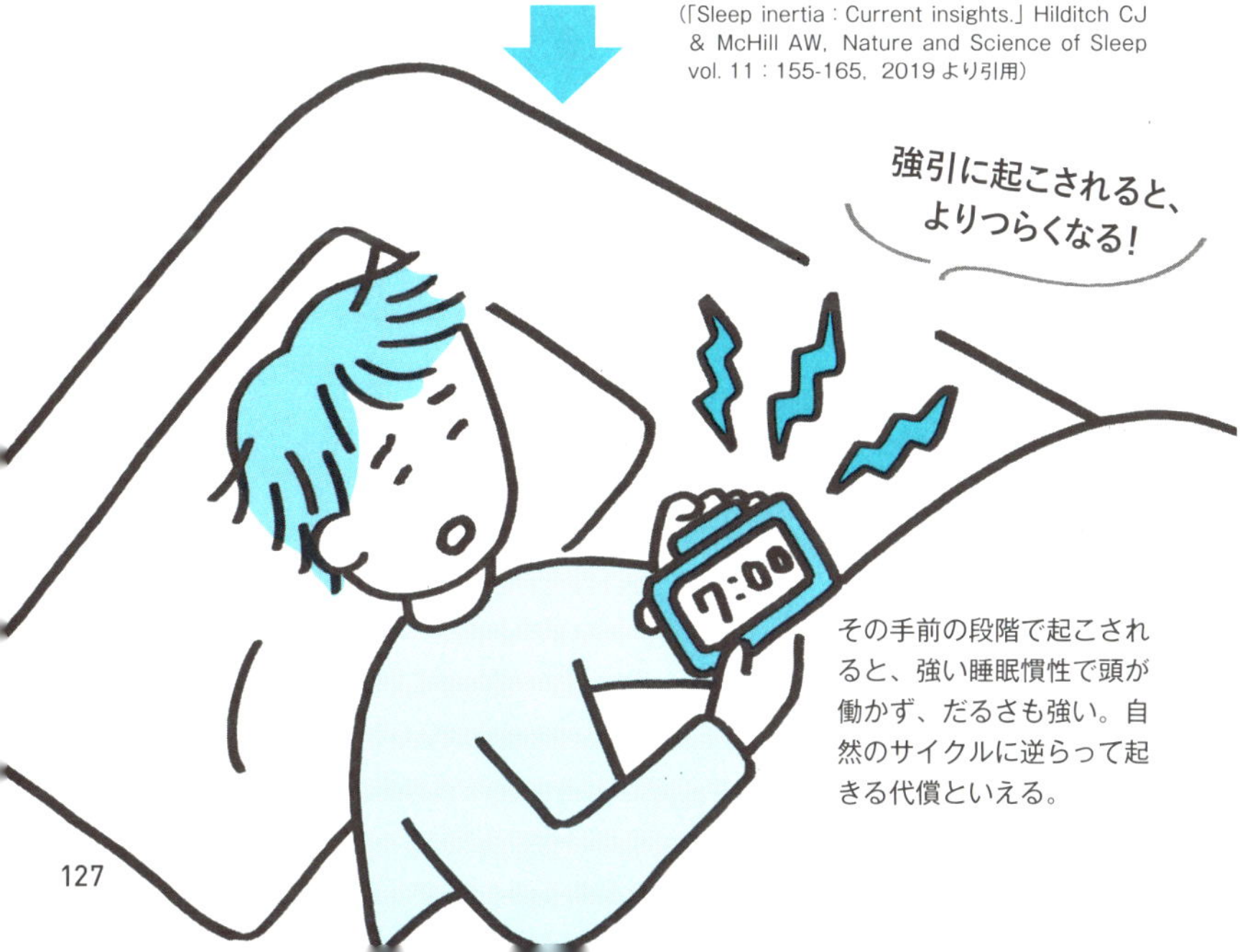
強引に起こされると、よりつらくなる!
7:00

その手前の段階で起こされると、強い睡眠慣性で頭が働かず、だるさも強い。自然のサイクルに逆らって起きる代償といえる。

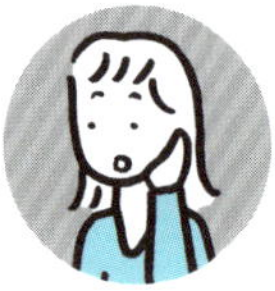

とはいえ寝坊が心配。
どうしても使いたい人は
どうすれば？

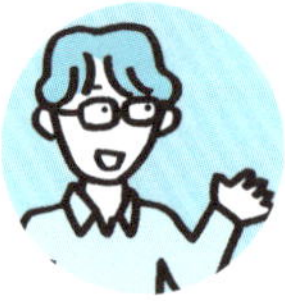

徐々に音量が上がるなど、
脳を刺激しすぎない
アラームにしましょう

大音量のアラームでは、生体の調子がくるう

定時に就寝し、８時間寝て自然と起きる。そんな生活ができる人はまだまだ少数派でしょう。社会と経済のしくみの問題であり、すぐには解決できそうもありません。**アラームで起きなくてはならない場合は、せめて気分よく起きられる工夫を。大音量で鳴り響くアラームは避けたほうがいいでしょう**。交感神経《こうかんしんけい》が急激に活性化し、人によっては動悸が生じることも。飛ぶ目覚ましや射撃型の目覚ましも、エンタメとしてはおもしろいものの、覚醒直後の心身にはストレスです。最初こそ飛び上がって起きるかもしれませんが、徐々に慣れる可能性もあります。

アラームを使うなら、心地よい音や音楽が鳴るシンプルなものを。**最初は小さな音で、徐々に音量が上がるタイプなら、交感神経を刺激しすぎずにすみます**。

スヌーズにするなら、最初からその時間に設定

30分間でとれるのは浅い睡眠だけ。最初から
7：00にしておくほうが、よい睡眠がとれる。

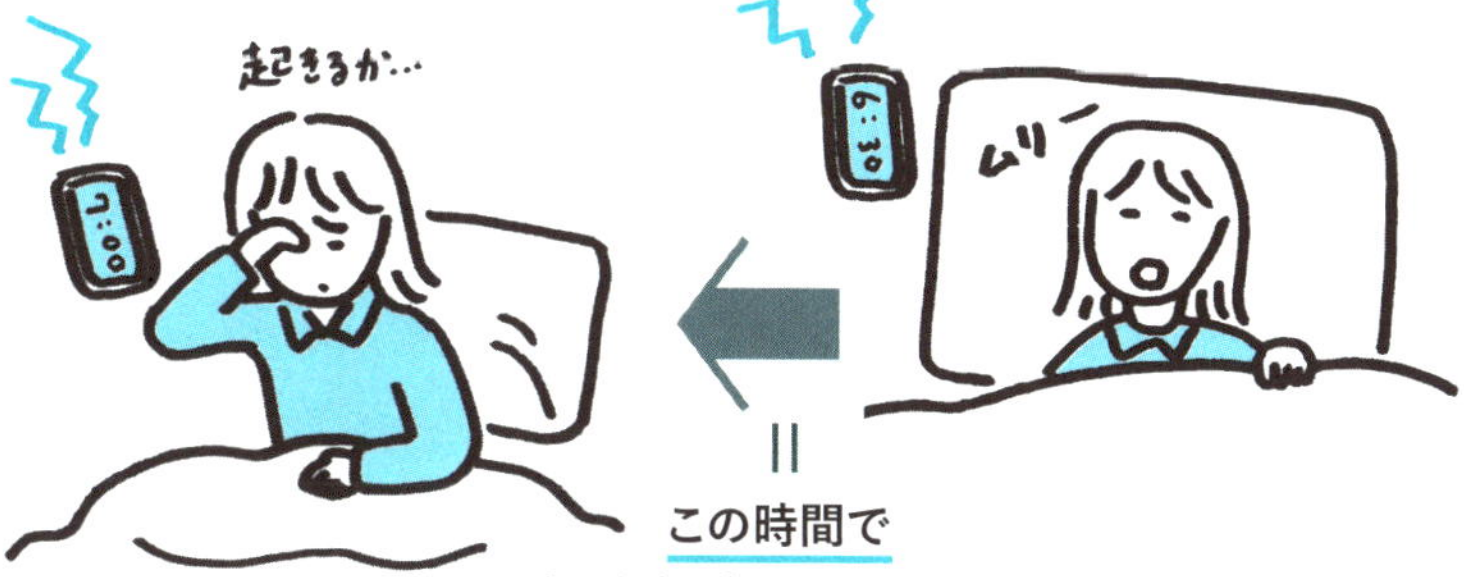

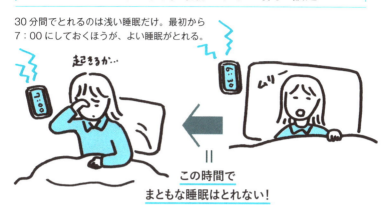

**この時間で
まともな睡眠はとれない！**

絶対起きるべき時間に、1回だけセットする

スヌーズ機能を使わないことも、いい睡眠のための工夫の1つ。**最初のアラームで起きられず、5分後、10分後のくり返し音で目覚めたとして、そのあいだにまともな睡眠がとれるはずもありません。**いちばんよくないのが、5分刻みでアラームをかけ、さらにスヌーズ設定にするなどの方法です。騒音のなかで横になっていても、足りない睡眠を補うどころか、心身の苦痛が増すだけです。**5〜10分後、または30分〜1時間後に起きても間に合うなら、最初からその時間でアラームをセットしましょう。**

大音量のアラームやスヌーズ機能がないと起きられない人は、睡眠負債がそれだけひどいということ。仕事の調整はもちろん、スマホを見る時間を減らすなどして、睡眠時間をひねり出してください。

Morning Routine

朝の過ごしかた03

起床後は太陽光を浴びて、脳を覚醒させる!!

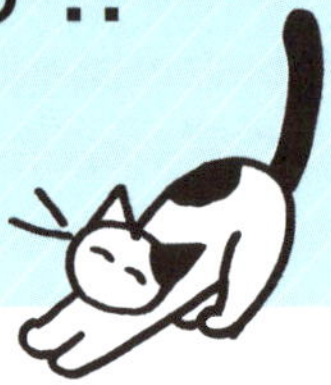

光を浴びて、覚醒物質のオレキシンを増やす

朝がつらい、スッキリ起きられない――そんな悩みを解決する方法は、大きく2つあります。

1つめは、睡眠時間を十分確保すること。睡眠量が足りないのに、さわやかに目覚めることはまずできません。自分の理想の睡眠時間（→P72）を把握し、どんなに忙しくても、睡眠負債を抱えないようにしましょう。

そしてもう1つが、起床後すぐに光をたっぷり浴びることです。体内時計を一定に保つのは、光の力。起きてすぐにカーテンを開け、太陽光を浴びるだけで、体内時計の中枢が刺激されます。すると、睡眠・覚醒の調節物質「オレキシン」が増加。全身の臓器に指令を出し、活動モードに導きます。交感神経《こうかんしんけい》が活発になって、体温も上がり、心身ともに元気に動ける状態になるのです。

「朝だよ」の知らせに、脳の中枢時計が反応

光が脳の中枢時計に届く経路も、最新の研究であきらかになった。

網膜が光をキャッチ。視神経に伝わる

眼球をおおう網膜《もうまく》に光が入ると、「活動時間だよ」という情報が、視神経から脳へと届く。

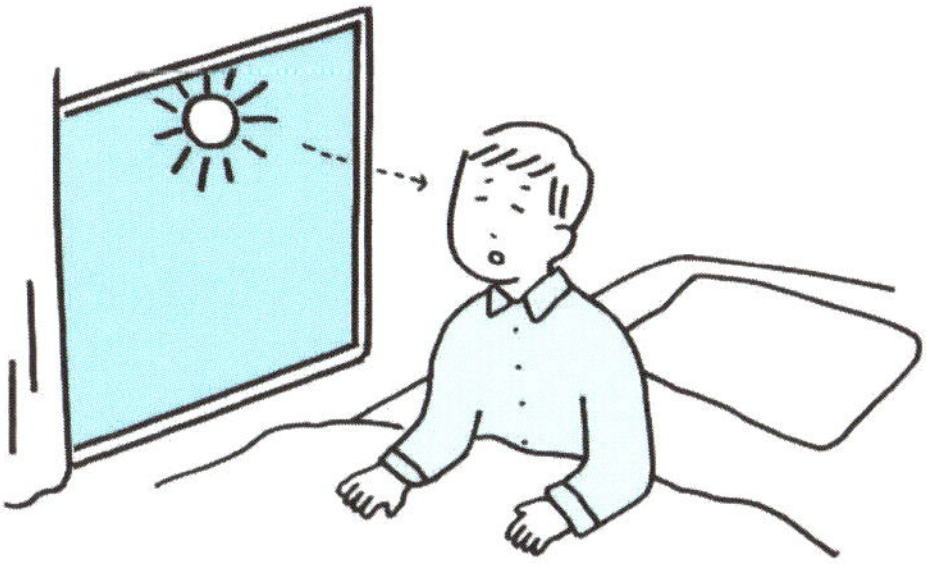

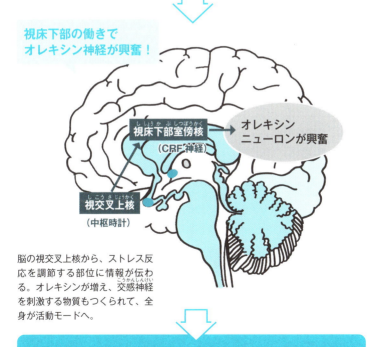

視床下部の働きでオレキシン神経が興奮！

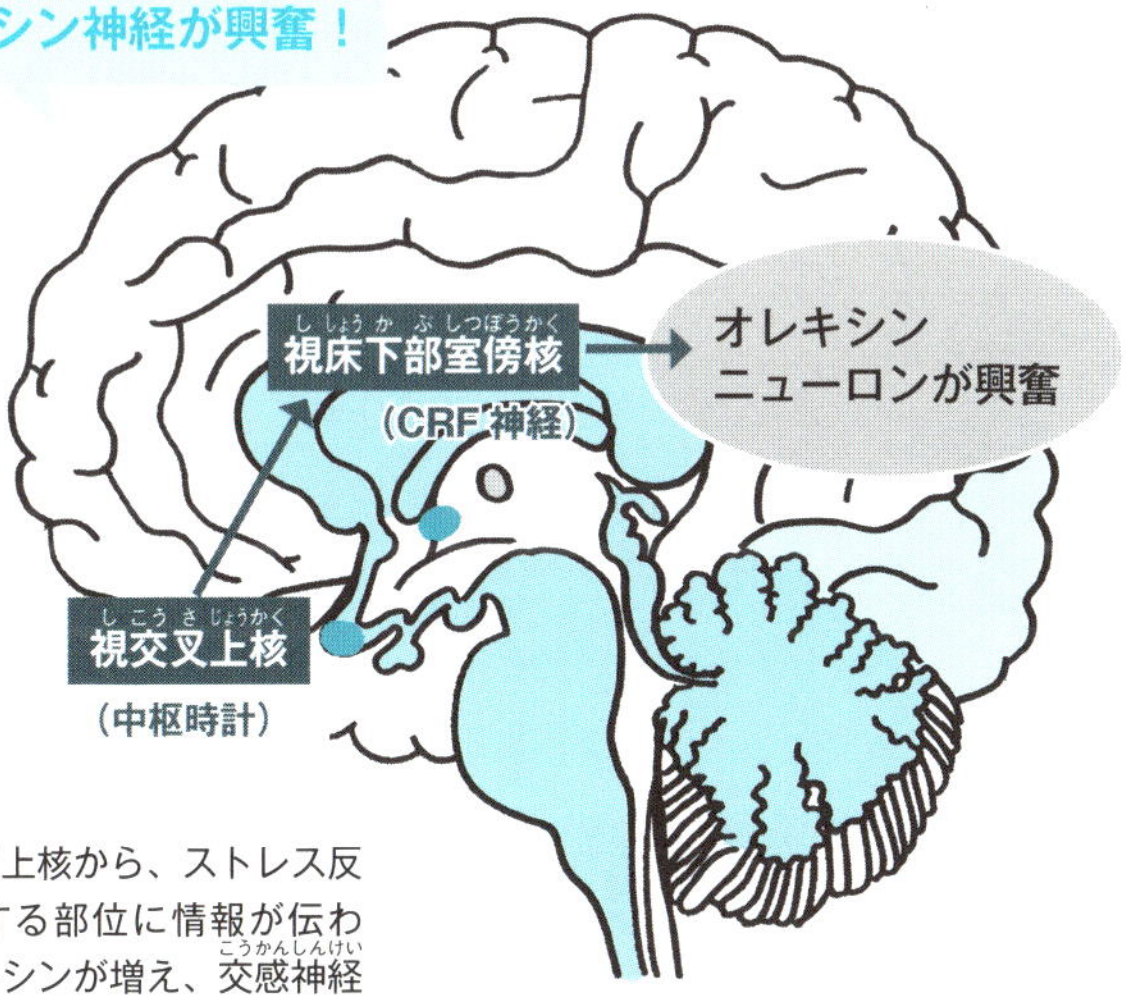

脳の視交叉上核から、ストレス反応を調節する部位に情報が伝わる。オレキシンが増え、交感神経《こうかんしんけい》を刺激する物質もつくられて、全身が活動モードへ。

覚醒度が上昇。体内時計もリセットされる

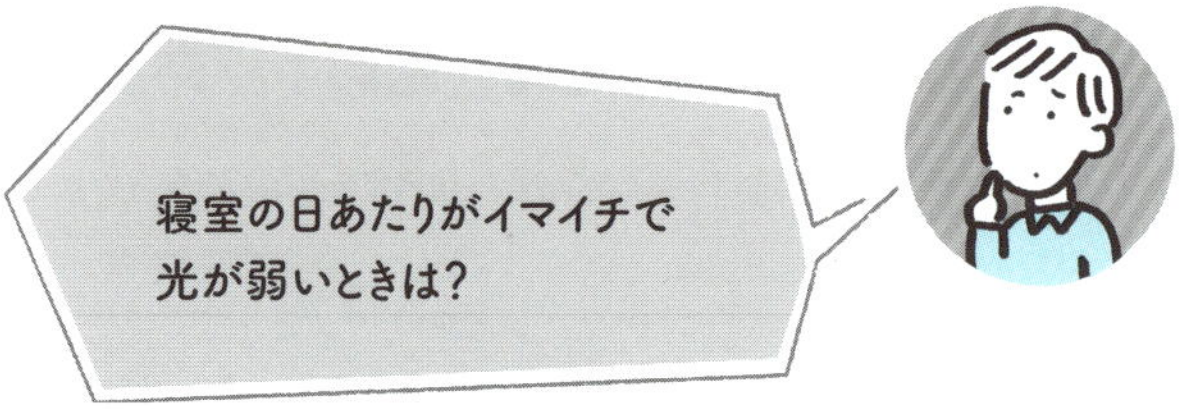
寝室の日あたりがイマイチで
光が弱いときは?

日あたりのよい部屋に行き、
さらに照明で明るくしましょう

後ろにずれた体内時計も、もとに戻せる

朝のつらさには、時計遺伝子も関係しています。夜型遺伝子をもつ人や、生活リズムが乱れて夜更かししがちな人は、朝になってもなかなか動き出せないでしょう。

けれども心配はいりません。**朝の光には、後ろにずれた概日《がいじつ》リズムをリセットする力があります**。夜型の人も、早めに起きて光を浴びると、リズムを正していけるのです。一度に修正できるのはせいぜい1時間ですが、毎日決まった時間に起きて光を浴びれば、体内時計を前倒しにできます。これは時差ボケにも効く方法です。

なお、活動スイッチを入れる光は、太陽光だけではありません。**太陽光より照度は弱いものの、部屋の照明にも効果があります**。日あたりがよくない人は、室内灯をすべてつけて、できるだけ多くの光にあたりましょう。

「睡眠相後退症候群」の治療にも、光が効く

概日《がいじつ》リズムが大幅に後ろにずれた人も、光の力で治療できる。

高照度の機器で
近くから
光をあてる

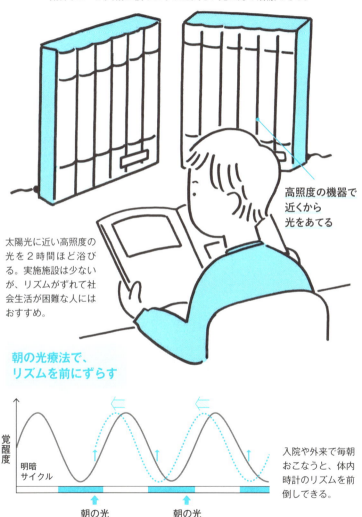

太陽光に近い高照度の光を２時間ほど浴びる。実施施設は少ないが、リズムがずれて社会生活が困難な人にはおすすめ。

朝の光療法で、リズムを前にずらす

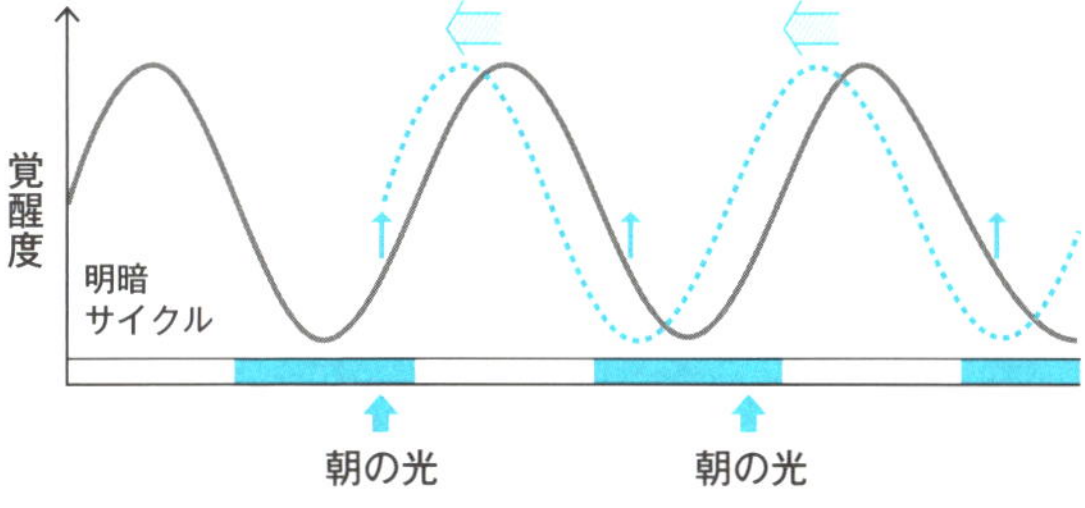
覚醒度
明暗
サイクル
朝の光
朝の光

入院や外来で毎朝おこなうと、体内時計のリズムを前倒しできる。

（「時間栄養学によるサーカディアンリズム制御　食品・栄養成分から体内時計を調節する」大池秀明，化学と生物 vol.59（2）：75-83，2021 より作成）

Morning Routine

朝の過ごしかた04

朝のコーヒーはホットで。ただし13時以降は悪影響

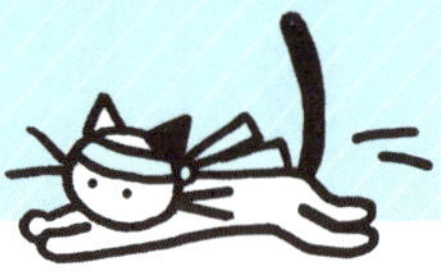

アデノシンをブロックし、眠気を覚ます

家庭でも職場でもよく目にする、朝のコーヒー習慣。カフェインにはアデノシンをブロックする作用がありますから、眠気覚ましにはうってつけの飲み物です。**一度入った覚醒スイッチを、オンのまましっかり保ってくれます。**覚醒直後は、低下した体温が上がるタイミングでもあります。コーヒーにかぎらず、緑茶や紅茶なども、ホットで飲むとより目が覚めます。朝に温かいスープや汁物をとる習慣も、理にかなっています。

一方で、午後からのカフェインには注意が必要です。数多くの研究をメタ解析した結果では、13時12分以降は睡眠に影響するとわかっています（左図参照）。**この解析で基準としたのはコーヒー1杯（250mL）ですから、飲む量以前に、飲むタイミングが重要なのです。**

メタ解析では、13時12分までが許容ライン

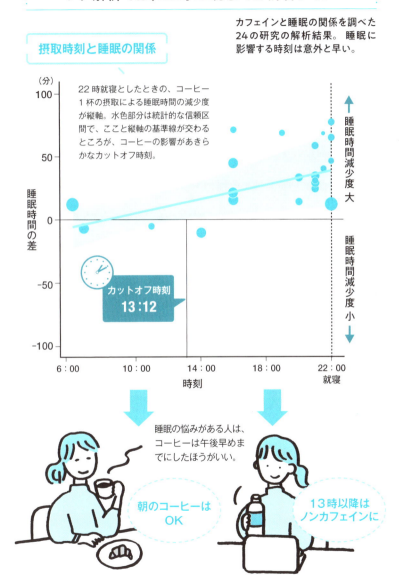

カフェインと睡眠の関係を調べた24の研究の解析結果。睡眠に影響する時刻は意外と早い。

摂取時刻と睡眠の関係

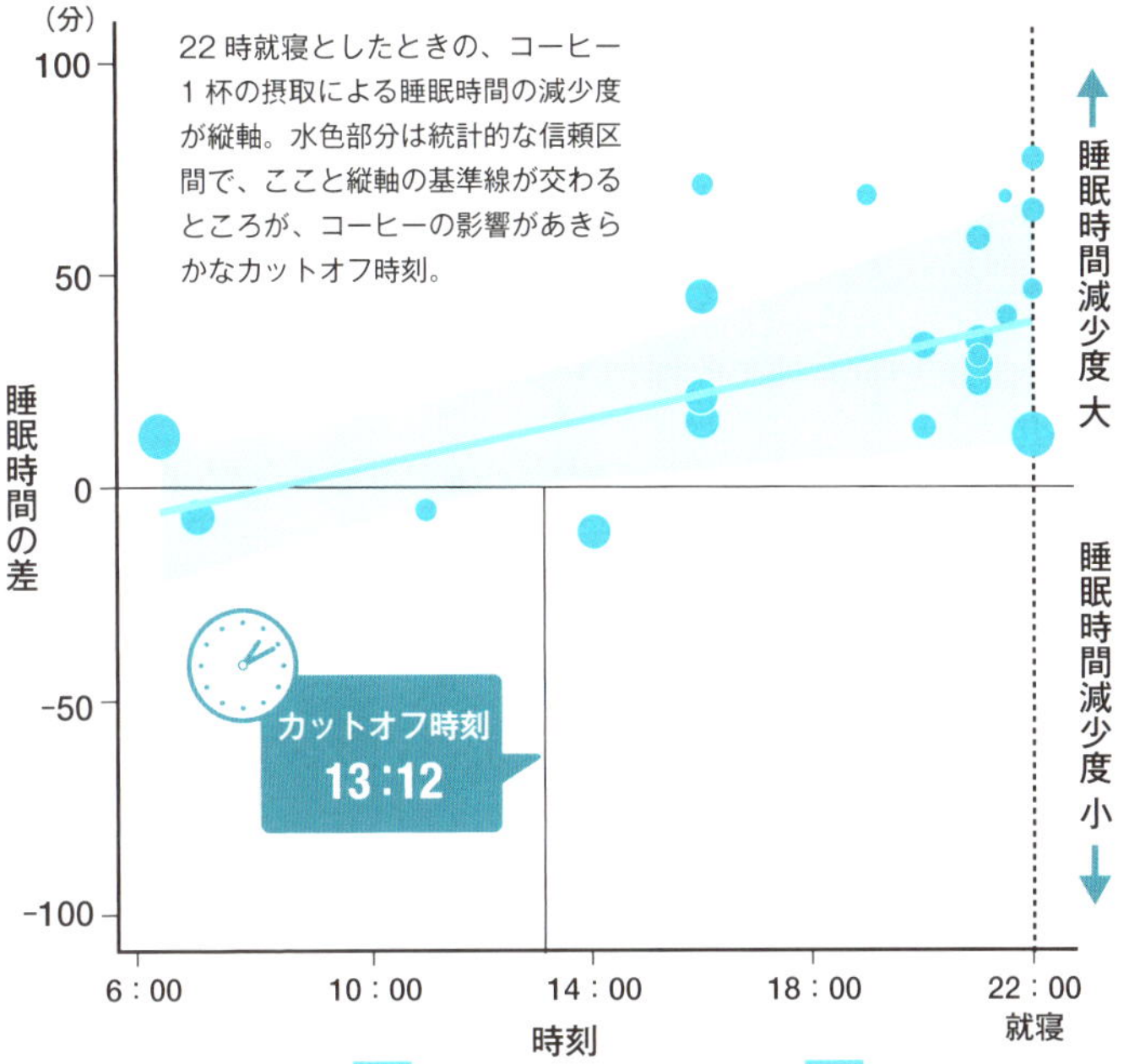

（「The effect of caffeine on subsequent sleep：A systematic review and meta-analysis.」Gardiner C et al., Sleep Medicine Reviews vol.69：101764, 2023より引用）

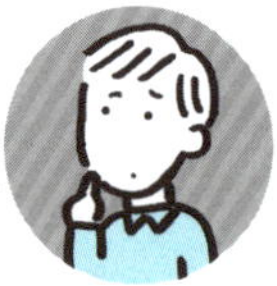

毎日飲んでるし、
僕は体質的に平気な気がします

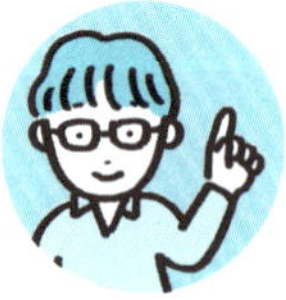

個人差が大きいのはたしか。
ただし睡眠負債が大きいだけかも

個人差は大きいが、影響がゼロの人はいない

「13時過ぎまでは、さすがに早すぎでは!?」と思う人も多いでしょう。実際のところ、カフェインへの反応には大きな個人差があります。**夕食後まで飲んでも平気な人もいれば、数杯のコーヒーで震えや動悸を起こす人も**。このあたりは自分の経験を頼りに判断するほかありません。

ただ1ついえるのは、影響のない人はいないということ。**カフェインを常用する若い男性で、離脱症状を調べた実験もあります**（Weibel J et al., 2021）。1日450㎎のカフェインを9日間とり、その後摂取をやめたところ、疲労や眠気、注意力低下、気分の落ち込み、頭痛などの離脱症状が発現。コーヒーを飲まないと頭がスッキリしないのも、立派な離脱症状ですから、心あたりがある人は量を少しずつ減らしていきましょう。

1日400mg程度が上限。コーヒー以外も注意して

いずれも100mLあたりのカフェイン含有量。コーヒーなら3杯程度まで。

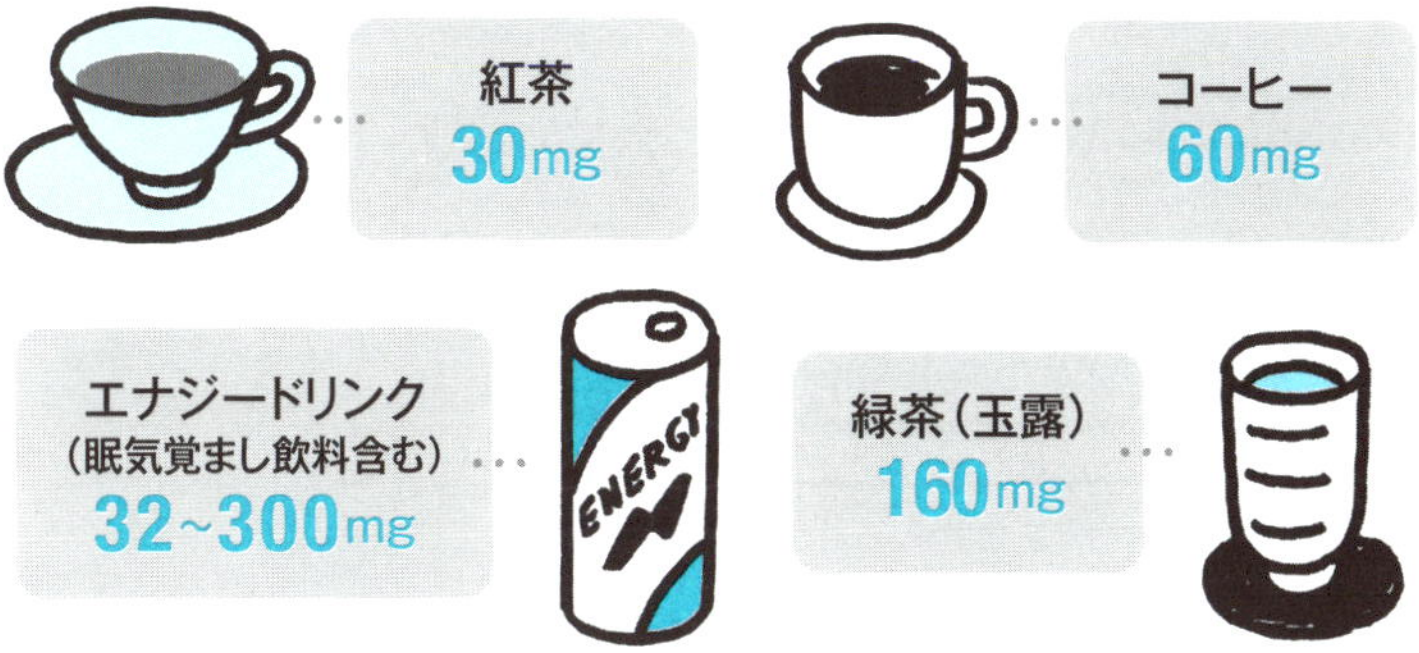
紅茶
30mg
コーヒー
60mg
エナジードリンク
（眠気覚まし飲料含む）
32〜300mg
ENERGY
緑茶（玉露）
160mg

（食品安全委員会ファクトシート，2018より作成）

カフェイン好きの日本人。子どもでは要注意！

日本人はお茶の文化があるためか、カフェインに寛容な国といわれます。しかしカフェインの過剰摂取は世界的に問題視されていて、WHOや各国の保健省などが声明を出しています。妊婦では少量の摂取にとどめるのが原則。子どももカフェインの影響を受けやすく、たとえばカナダ保健省では、10〜12歳では1日85mgまでといった上限量のめやすを公表しています。**健康な成人でも1日400mgで、これはコーヒー3杯程度の量です。**

個人差が大きいため、これ以上とると危険とはいえません。**けれども眠気覚ましにエナジードリンクを常用するような習慣は、睡眠にも健康にもまずよくありません。めざすべきは、眠気覚ましが必要ない睡眠生活。**子どもに緑茶などをひんぱんに飲ませるのも避けましょう。

Morning Routine

朝の過ごしかた05

脳と腸はつながっている。朝食で腸内環境をよくしよう

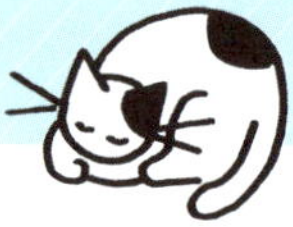

毎日の朝食習慣が、夜の快眠につながる

安定した概日《がいじつ》リズムで快眠を得るには、朝食も大切です。最近では、「健康にいい食品は何か」「食べる順番はどうすればいいか」などのミクロな情報が注目されがちですが、それは二の次。**大事なのは必ず朝食をとる習慣です**。睡眠も食欲も概日リズムでコントロールされていて、どちらかが乱れると、片方にも悪影響が及びます。事実、夜更かしの人は朝食を抜くことが多く、概日リズムがさらに後退するという悪循環に陥りがち。決まった時間に起きるとともに、朝食も定時にとりましょう。

これは平日だけでなく、休日にもいえること。**「休日はゆっくり起きてブランチ」という特別ルールを設けてしまうと、月曜になっても概日リズムが戻りません**。同じリズムで暮らすことが、快眠のいちばんの秘訣です。

朝食を食べない人は、頭も体も目覚めない

「1日2食（朝食抜き）を6日間」「1日3食を6日間」の条件で、概日《がいじつ》リズムを比較した実験。

朝食抜きの人は9時を過ぎても体温が上がらず、心拍数も低いまま。覚醒に必要な交感神経《こうかんしんけい》ではなく、副交感神経が優位だった。

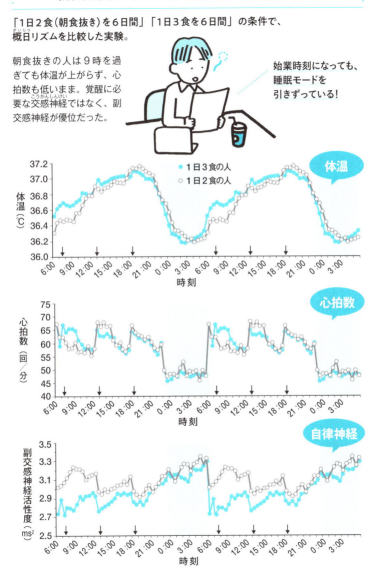

始業時刻になっても、睡眠モードを引きずっている！

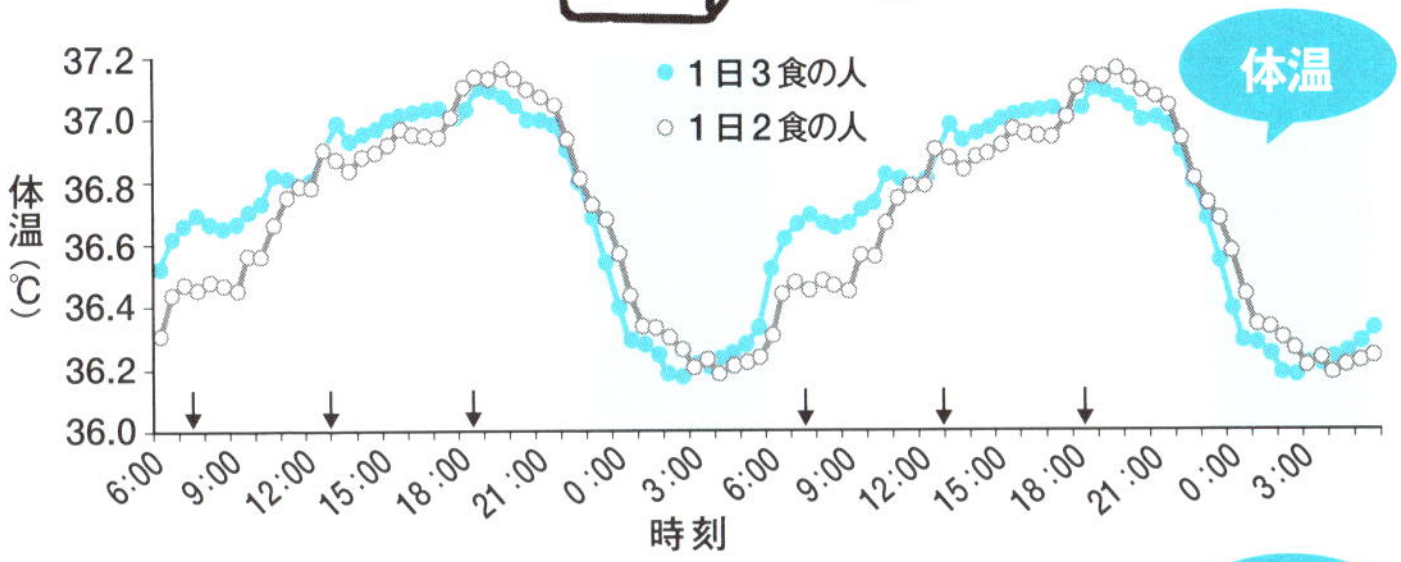

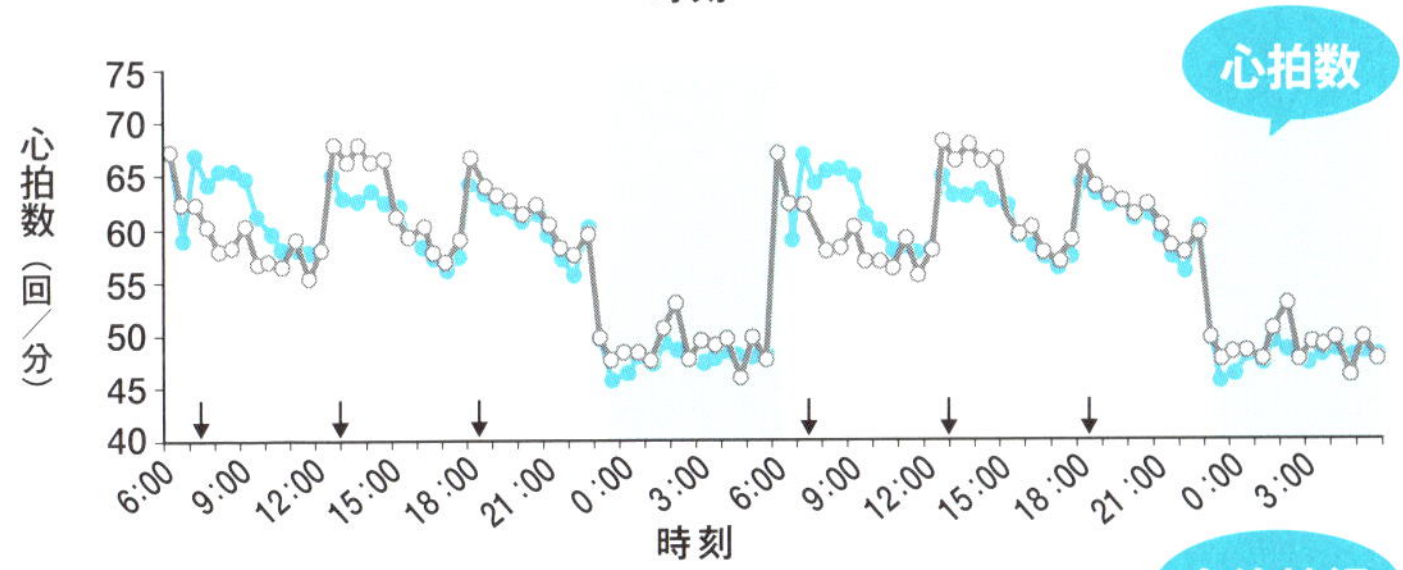

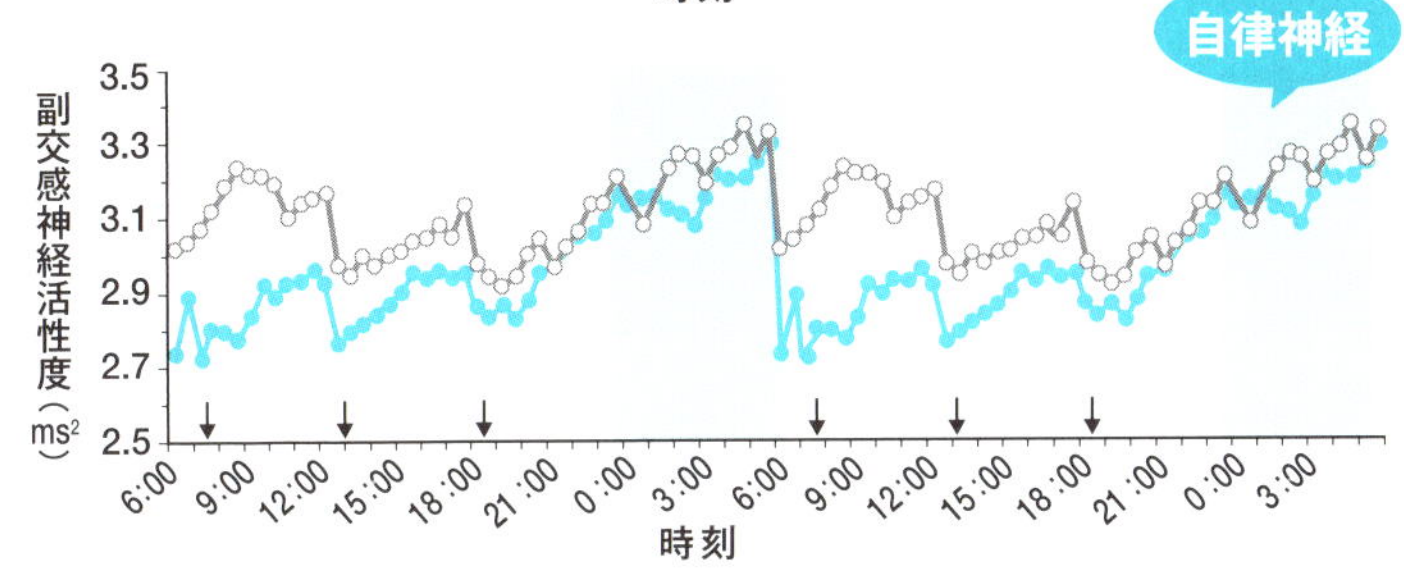

（「Skipping breakfast for 6 days delayed the circadian rhythm of the body temperature without altering clock gene expression in human leukocytes.」Ogata H et al., Nutrients vol.12（9）: 2797, 2020より引用）

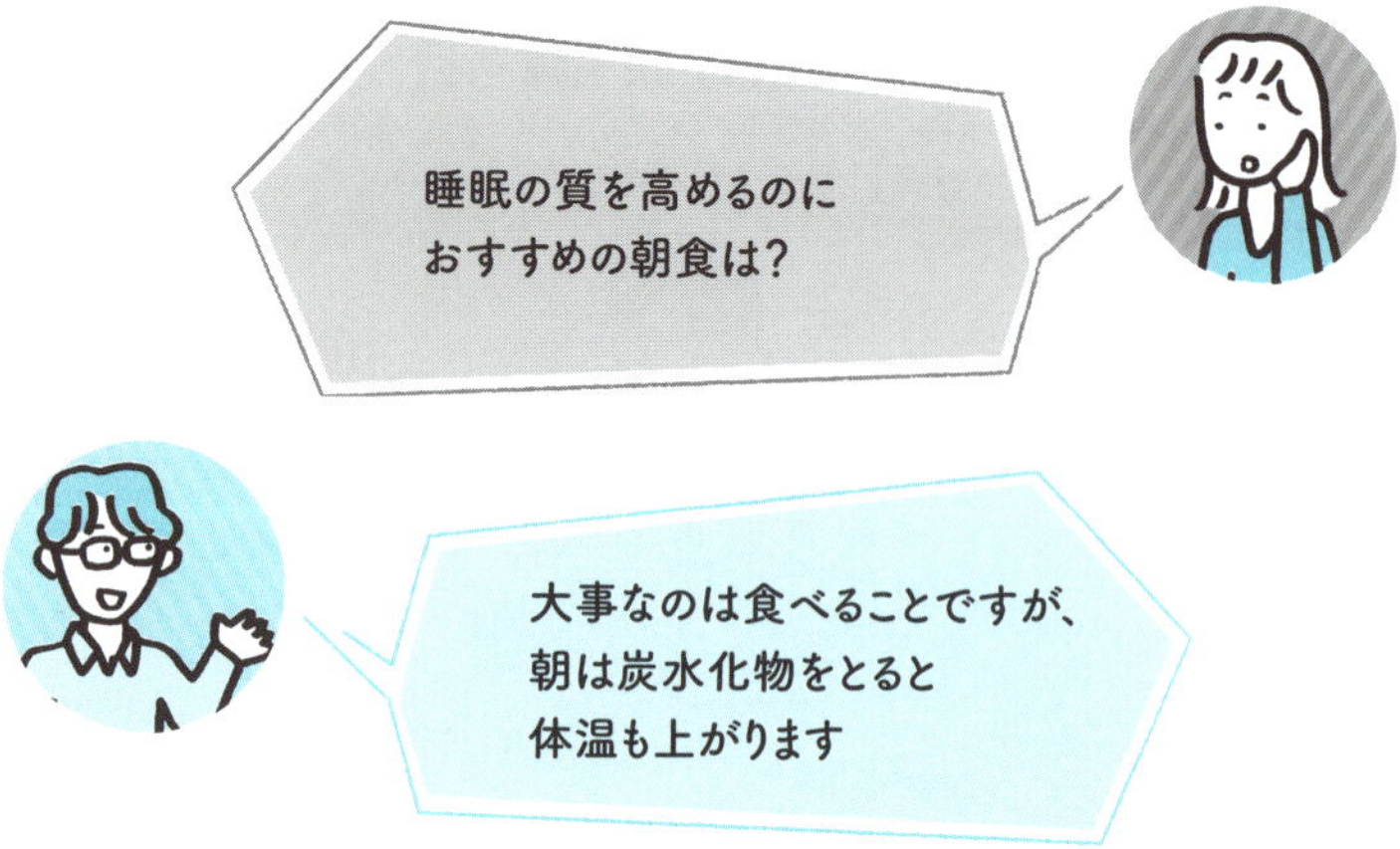
睡眠の質を高めるのに
おすすめの朝食は？
大事なのは食べることですが、
朝は炭水化物をとると
体温も上がります

ごはんと納豆、みそ汁の簡単な食事でも十分！

時間に余裕がない人は、ごはんと納豆、みそ汁程度でもかまいません。とくに炭水化物は体と脳の重要なエネルギー源です。体温が上がり、体が活動モードに入ります。

おかずや汁物では、腸内環境を整えることを大切に。「脳腸相関」といって、脳と腸はつねに情報を送りあい、連携して機能しています。とりわけ大きな役割を果たすのが、腸内細菌のバランスです。腸内細菌の代謝物は、トリプトファン（→P116）など、睡眠関連物質の原料でもあります。**腸にいい食事は、質のよい睡眠につながっているのです。腸内細菌のバランスが悪い人は、睡眠の質が下がったり、不眠症になりやすいという報告もあります**（Zhang LY et al., 2020）。その意味でも、朝食の納豆やみそ汁、ヨーグルトなどは、理にかなった選択です。

脳と腸が連携し、全身の健康を守っている

脳から腸へと神経がつながっていて、さらにホルモンその他の物質を通じて腸の働きをコントロール。免疫《めんえき》にかかわる指令も出す。

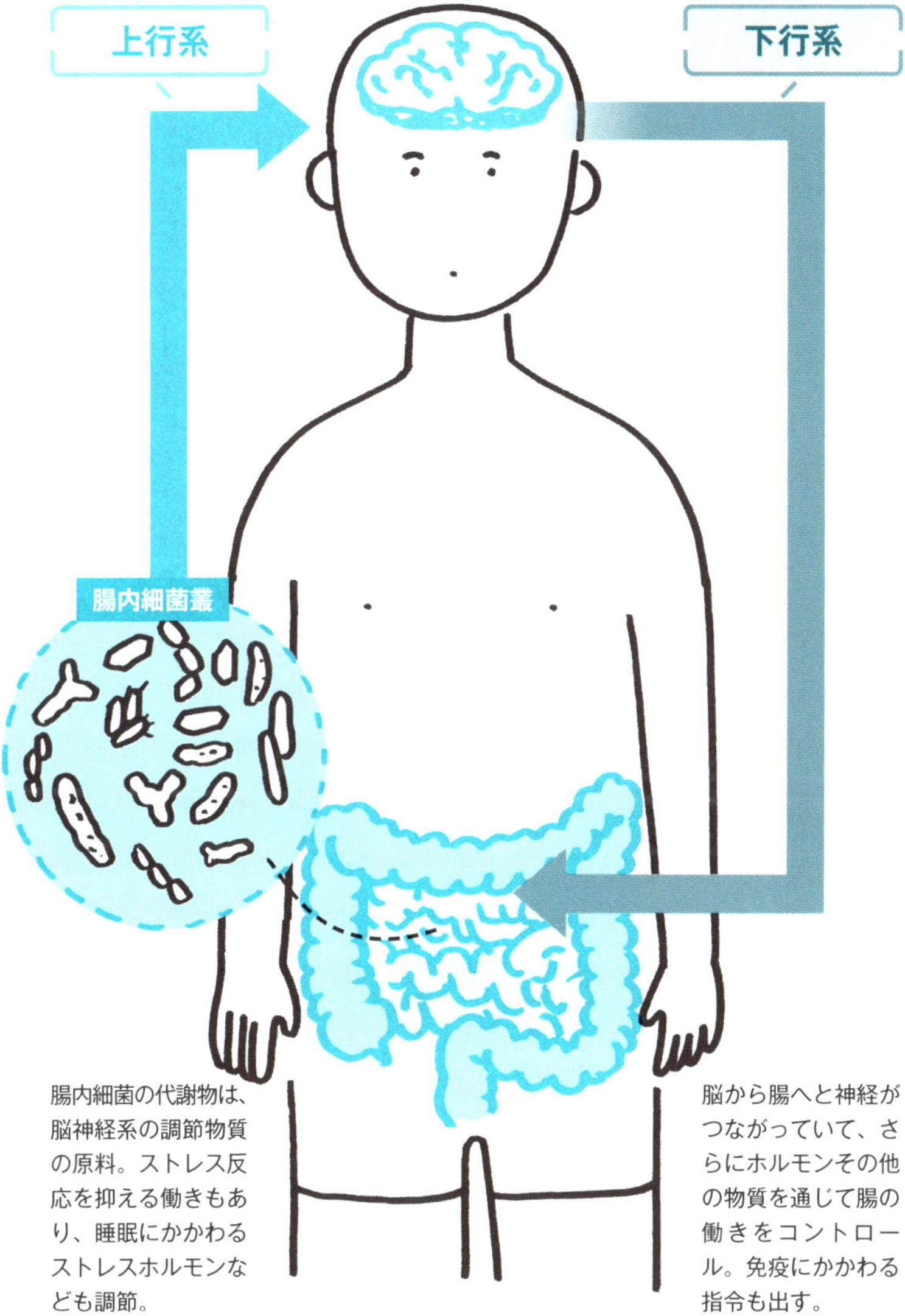

腸内細菌の代謝物は、脳神経系の調節物質の原料。ストレス反応を抑える働きもあり、睡眠にかかわるストレスホルモンなども調節。

脳から腸へと神経がつながっていて、さらにホルモンその他の物質を通じて腸の働きをコントロール。免疫にかかわる指令も出す。

Morning Routine

朝の過ごしかた06

運動は日中の習慣に。よく動くだけでも効果アリ

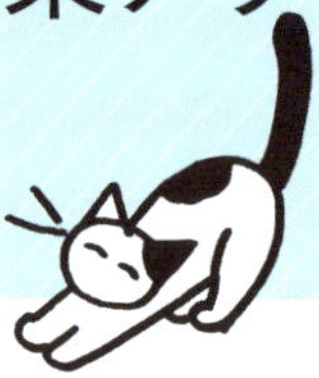

デスクワークだけの毎日では、眠りの質が落ちる

1日中PCに向かい、急ぎのデータ処理や書類作成に追われていると、独特の疲れを感じませんか？　疲れているのに、頭が妙にさえて眠れないこともあるでしょう。反対に、体を動かした日はぐっすり眠れるものです。

座ってばかりの生活では、睡眠の質が低下することは、数々の研究で明らかになっています。

それに対し、運動は睡眠の質を高めます。**66の研究の解析結果では、体を動かす習慣がある人のほうが、総睡眠時間が長く、睡眠効率も高いとわかりました**（Kline CE et al., 2021）。睡眠の質が改善し、日中の眠気が改善していたという分析結果も多くあります（Lins-Filho OL et al., 2020ほか）。疲れているからとソファでゴロゴロするより、体を動かしたほうが、睡眠にも健康にもいいのです。

中等度の運動がベスト。週120分以上を目標に

不眠に悩む人を対象としたドイツの研究。開始1週間後には
睡眠改善効果が認められた。

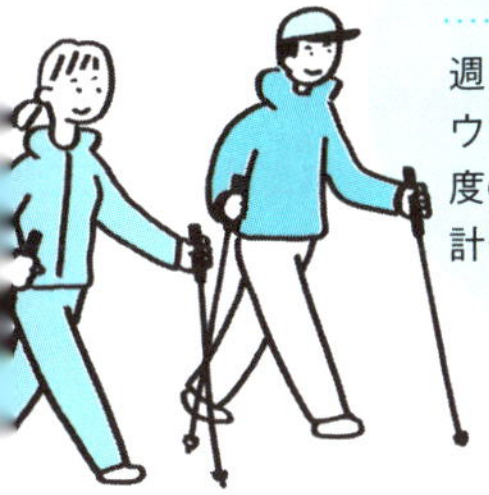

週2回の運動

週2回のノルディックウォーキングか、同程度の強度の運動。歩数計も毎日つける。

＋

睡眠教育

睡眠日誌を毎日つけるほか、よりよい睡眠のための知識を60分の講義で学ぶ。

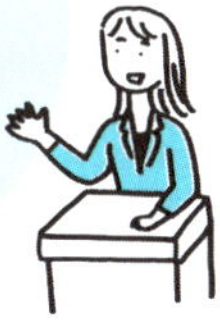

翌週からの
睡眠の質アップ!

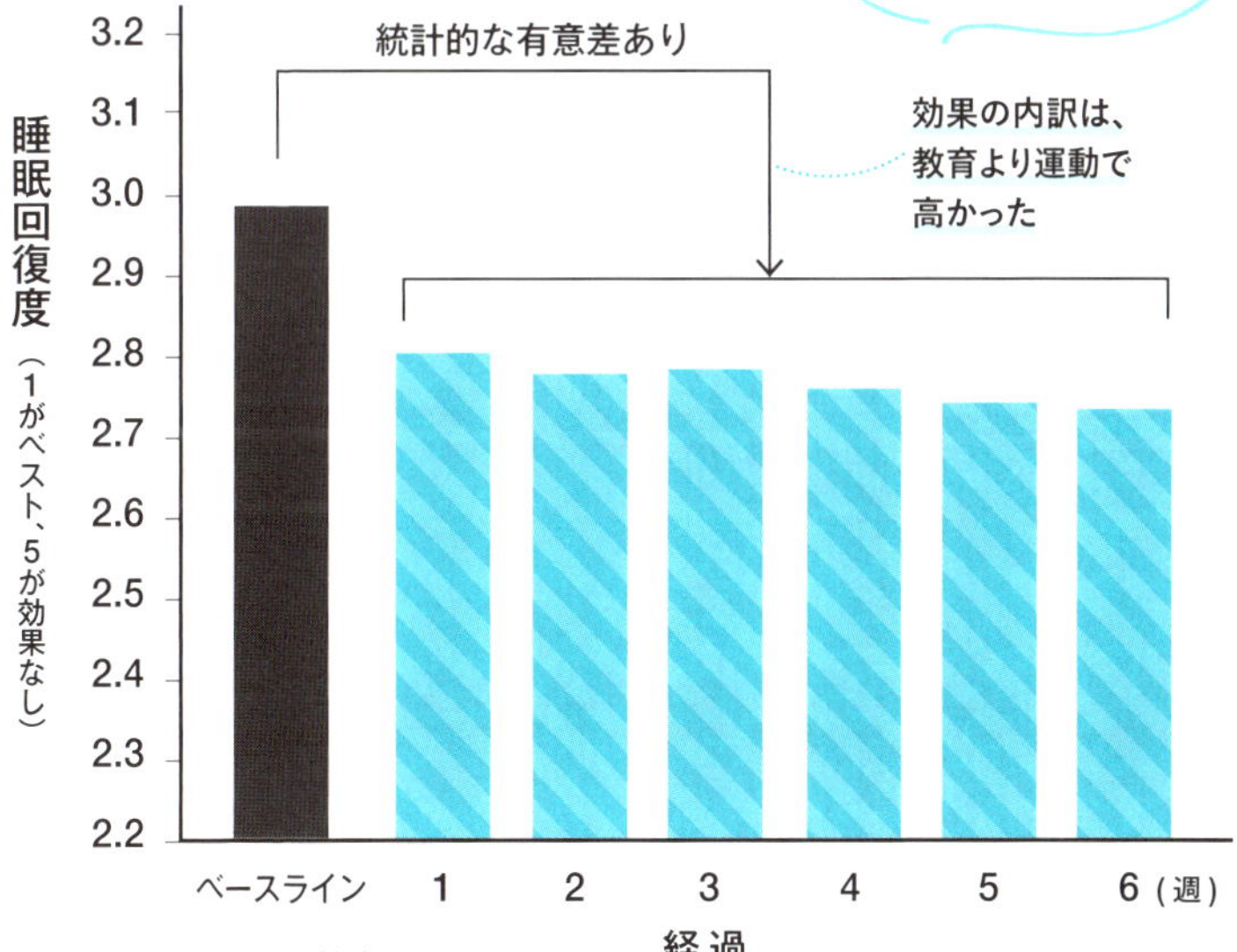
統計的な有意差あり
効果の内訳は、教育より運動で高かった
睡眠回復度（1がベスト、5が効果なし）
3.2
3.1
3.0
2.9
2.8
2.7
2.6
2.5
2.4
2.3
2.2
ベースライン
1
2
3
4
5
6（週）
経過

6週間の運動と睡眠教育によって、睡眠によるストレスからの回復効果が翌週から確認でき、中途覚醒の回数・時間も減っていた。

（「The effects of exercise on self-rated sleep among adults with chronic sleep complaints.」Erlacher C, Erlacher D & Schredl M, Journal of Sport and Health Science vol.4（3）: 289-298, 2015より引用）

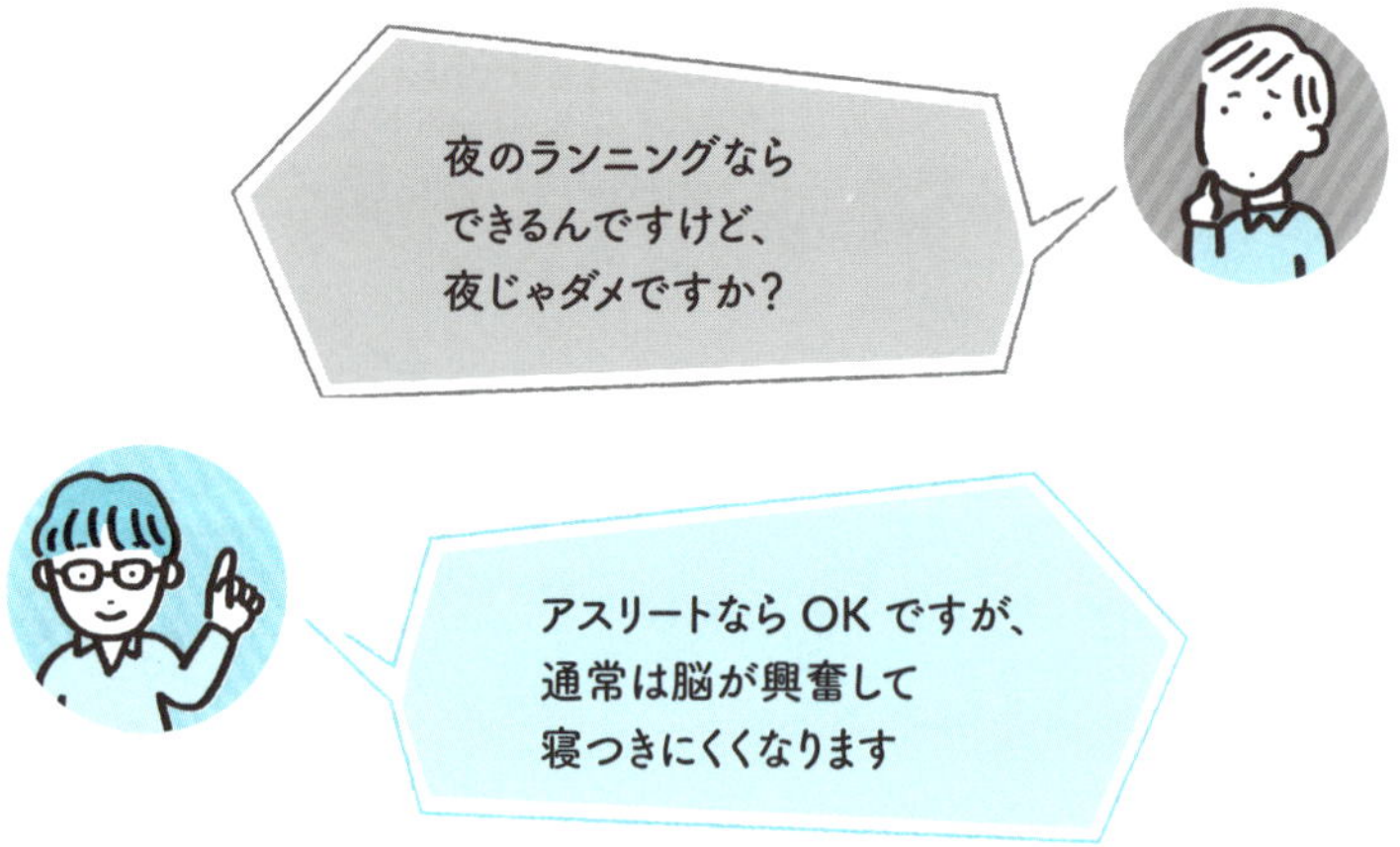
夜のランニングなら
できるんですけど、
夜じゃダメですか？
アスリートならOKですが、
通常は脳が興奮して
寝つきにくくなります

タイミングも大事。夕方までならよく眠れる

快眠のための運動にはさまざまなバリエーションがあります。**ウォーキングや軽いジョギングなどの有酸素運動のほか、ヨガや太極拳も効果アリ**（Irwin MR et al., 2014/Afonso RF et al., 2012）。睡眠の質の改善には、負荷が強めの筋トレを週3回以上おこなうといいという報告もあります（Kovacevic A et al., 2018）。

運動メニューだけでなく、タイミングも重要です。**夜遅くに運動すると、交感神経《こうかんしんけい》が活性化して眠りの妨《さまた》げになることも。アスリート並みに慣れた人以外は、朝から夕方までにしましょう**。「朝から運動なんてムリ〜」という人もいるでしょうが、毎朝10分の軽い運動でも睡眠の質はよくなります（CDC, 2022）。出勤前の軽い速歩なら、日々の習慣として無理なくとり入れられそうです。

続けられることが大事。ヨガなども効果アリ

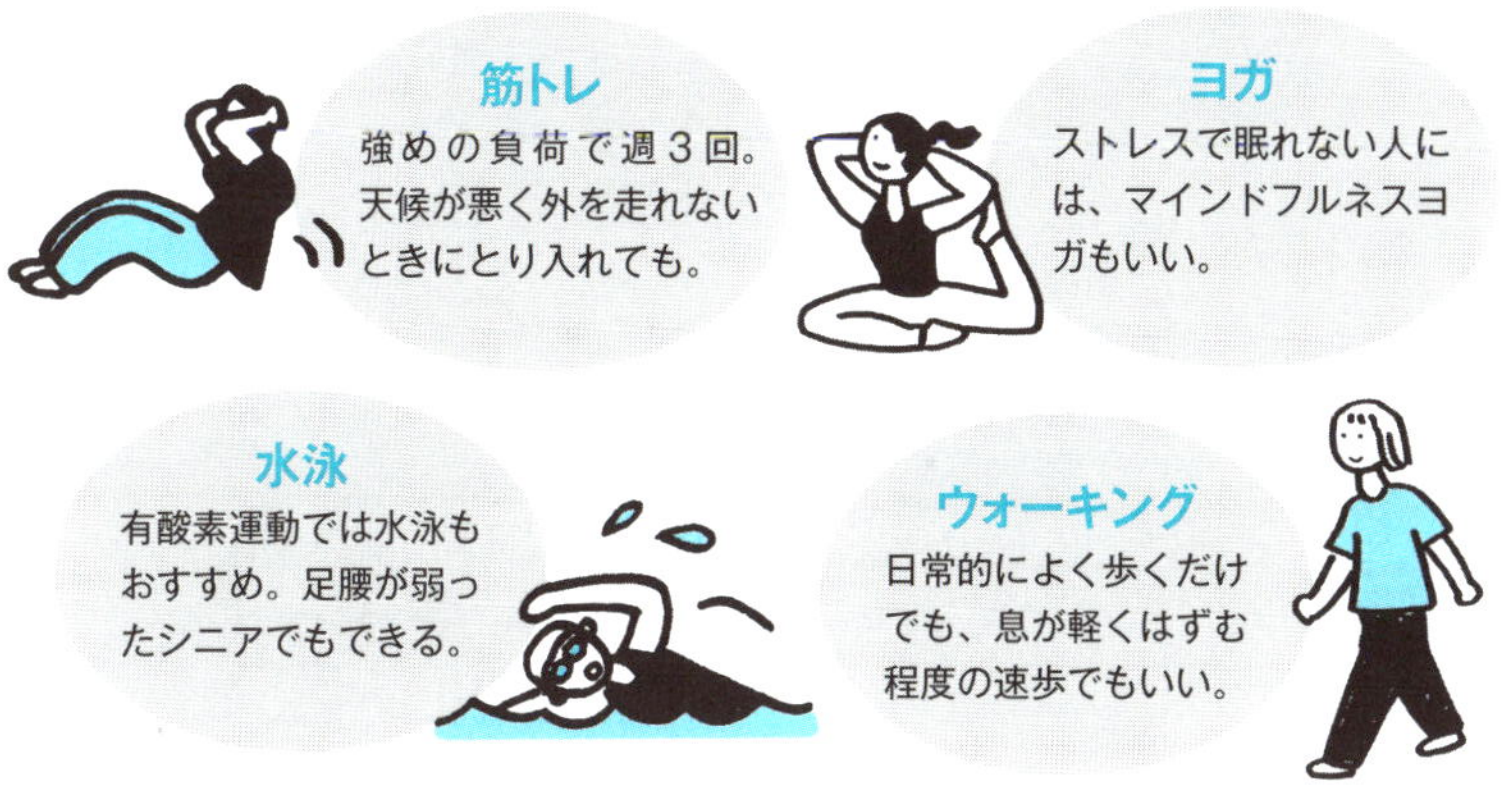
筋トレ
強めの負荷で週３回。天候が悪く外を走れないときにとり入れても。
ヨガ
ストレスで眠れない人には、マインドフルネスヨガもいい。
水泳
有酸素運動では水泳もおすすめ。足腰が弱ったシニアでもできる。
ウォーキング
日常的によく歩くだけでも、息が軽くはずむ程度の速歩でもいい。

睡眠時無呼吸の人も、運動で眠りが改善！

睡眠時無呼吸症候群の人は、睡眠中に何度も呼吸が止まり、眠りが妨げられます。このような人にも運動が役立ちます。**睡眠効率がよくなり、日中の眠気も軽減できます**（Kline CE et al., 2021）。CPAP《シーパップ》（持続陽圧呼吸療法→P109）と同様に低呼吸・無呼吸を減らせたという研究報告があるほか、重症の睡眠時無呼吸が中等度まで改善することもわかっています。

睡眠時無呼吸の人の多くは肥満体型ですが、運動で減量できなくても、睡眠改善効果はあります。「どうせやせられないし」と、悲観することはありません。**目標は週150分ですから、1日20分で、無理なくできる運動から始めましょう**。高度の肥満の人には、関節に負荷がかかりにくいウォーキングや水泳がおすすめです。

Routine at Workplace

職場での過ごしかた01

窓際に座る、ランチに行くなどで日光を浴びる

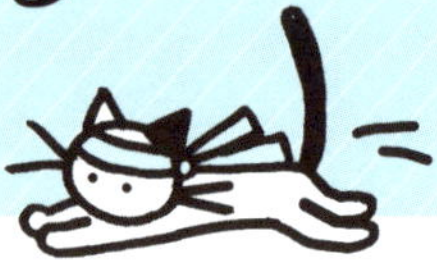

日光の〝目覚める力〟は、室内灯の約10倍！

朝スッキリ起きるには、光の力が不可欠。さらに午前中に多くの光を浴びておくと、睡眠の質がよくなります。左の実験もそれを証明しています。アメリカのオフィスワーカーを対象に、日光にあたった時間と睡眠の関係を調べた実験です。オフィスでは日ごとに好きな席を選べるしくみとし、席ごとの光量と滞在時間から、光曝露《ばくろ》量を算出しました。**その結果、午前8～12時の光曝露量が多い人は、入眠潜時《せんじ》が短く、眠りの質も高かったのです。**

オフィスの室内灯にも、もちろん効果はあります。**けれど概日《がいじつ》リズムに影響を与える光の強さ（CLA）は、室内灯で100～800前後なのに対し、太陽光では800～10万ほどと大きな差があります。**オフィスの席が固定でなければ、ぜひ窓際で太陽光にあたりましょう。

寝つきがよくなり、睡眠の質や気分もよくなる

睡眠の質がよくなっただけでなく、
概日《がいじつ》リズムも正しく調整されていた。

毎日座る席の
日あたりは、
意外と重要

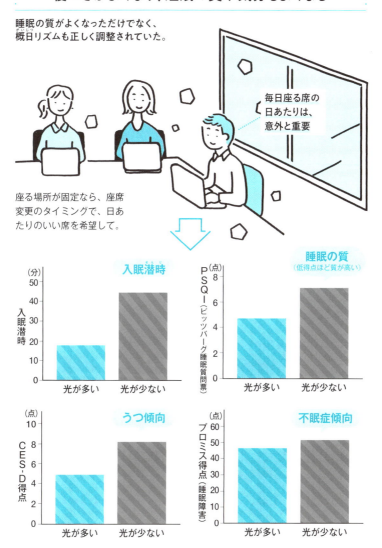

座る場所が固定なら、座席変更のタイミングで、日あたりのいい席を希望して。

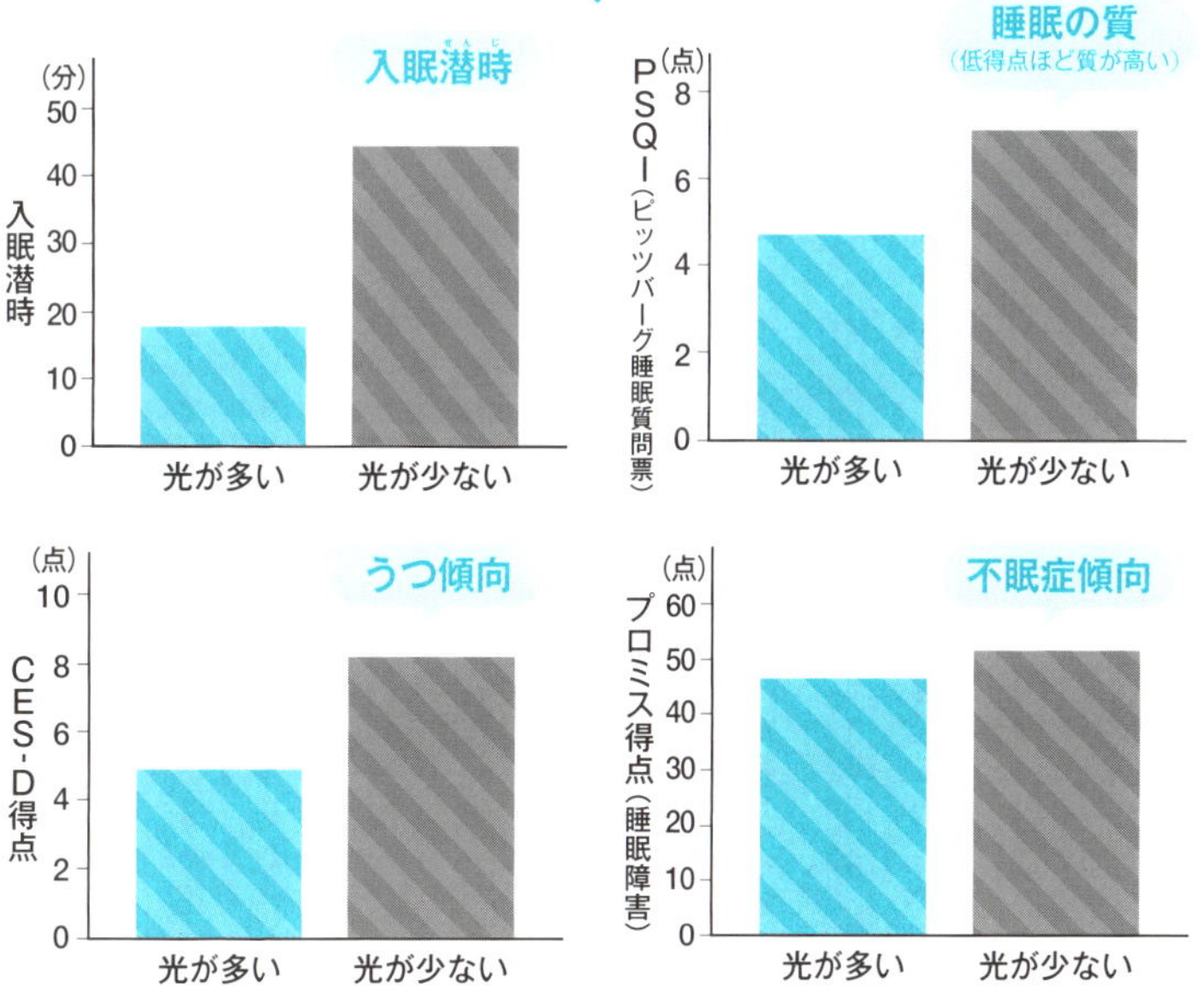
入眠潜時《せんじ》
(分)
50
40
30
20
10
0
入眠潜時
光が多い
光が少ない
睡眠の質
(低得点ほど質が高い)
(点)
8
6
4
2
0
PSQI(ピッツバーグ睡眠質問票)
光が多い
光が少ない
うつ傾向
(点)
10
8
6
4
2
0
CES-D得点
光が多い
光が少ない
不眠症傾向
(点)
60
50
40
30
20
10
0
プロミス得点(睡眠障害)
光が多い
光が少ない

入眠潜時には平均20分以上差があり、スーッと眠りにつけるように。睡眠の質もよく、気分の落ち込みも少なかった。

(「The impact of daytime light exposures on sleep and mood in office workers.」Figueiro MG et al., Sleep Health vol.3 (3) : 204-215, 2017 より引用)

日焼けがイヤで、
できるだけ日にあたらないように
してるんですが……

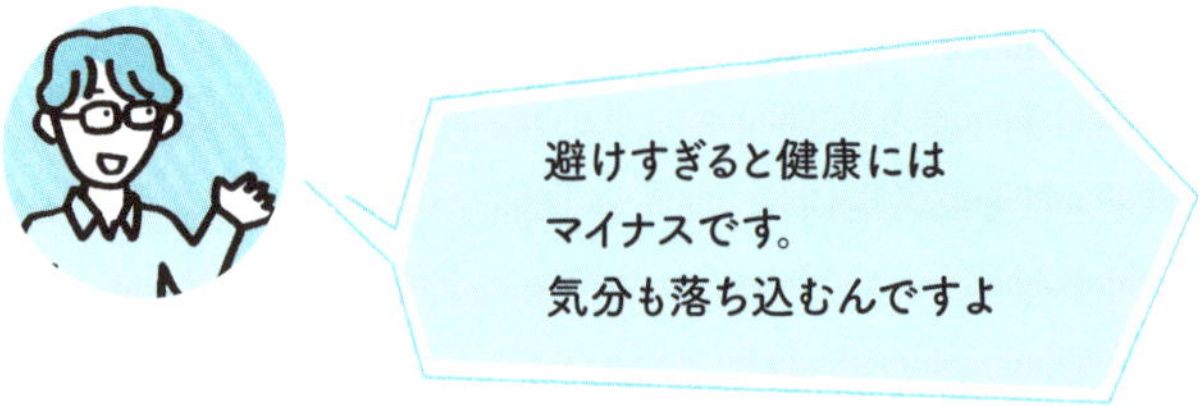
避けすぎると健康には
マイナスです。
気分も落ち込むんですよ

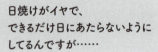

夜型の人は、日中のうちに積極的に光を浴びる

日中に光を浴びると、概日《がいじつ》リズムのズレもリセットされます。**屋外で過ごす時間が増えれば、それだけ朝の起床が楽になり、夜もスムーズに眠れるということ**。これを利用しない手はありません。日本ではまた座席がフレキシブルでない職場が多く、席を選べない場合は、ランチなどで積極的に外に出ましょう。

クロノタイプが夜型の人も、心配いりません。P147の実験では、午前中の光を多く浴びることで、クロノタイプへの好影響が認められました。**夜型の人でも朝起きやすくなり、概日リズムが前倒しになったのです**。ソーシャルジェットラグ（→P68）がある人も、日中になるべく屋外に出ましょう。ブルーライトについても、夜は悪影響ですが、日中の対策は必要ありません。

光のあたらない冬は、不眠になりやすい

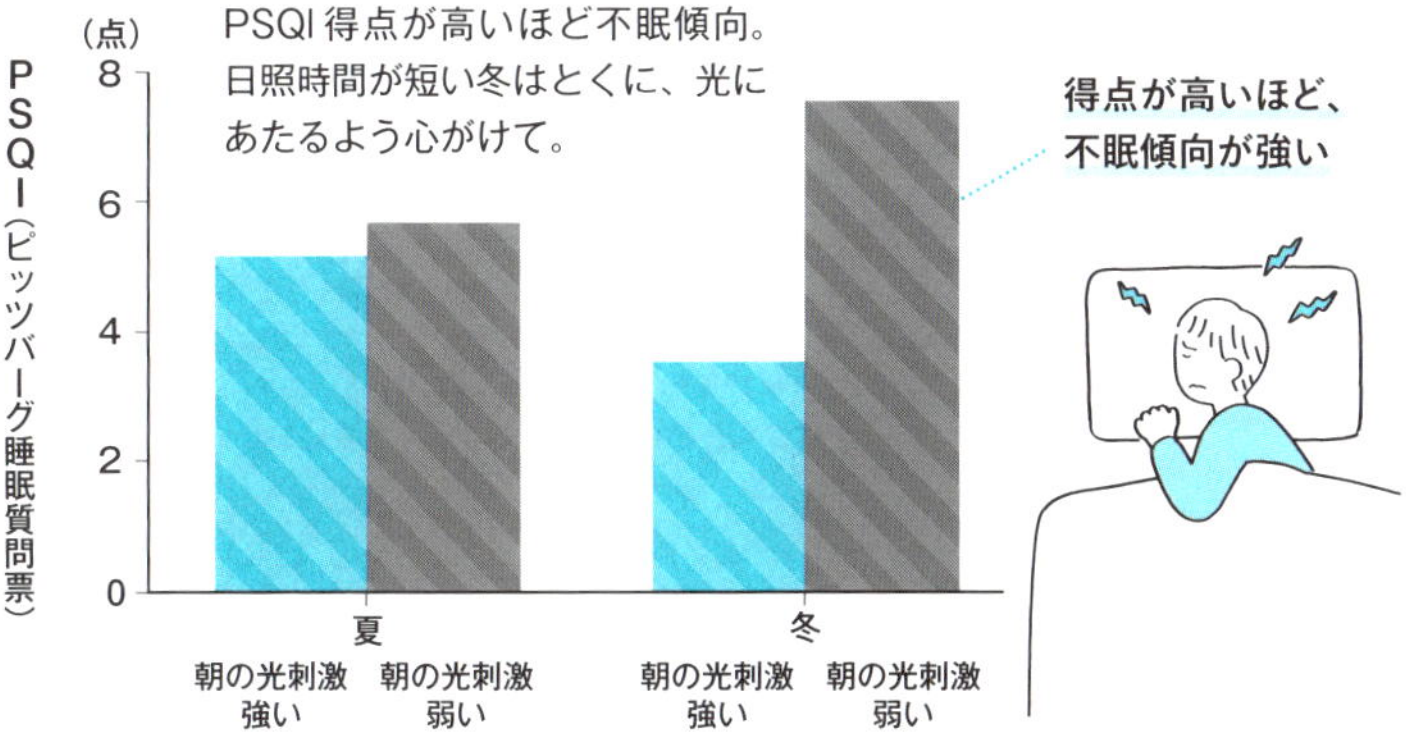

（「The impact of daytime light exposures on sleep and mood in office workers.」Figueiro MG et al., Sleep Health vol.3（3）：204-215, 2017 より引用）

日光とメンタルヘルスの関係も注目されている

最近は紫外線の悪影響が広く知られ、日焼け止め、日傘の使用が一般的になりました。紫外線にはたしかに害があり、シミやシワができやすくなるのも事実です。**一方で、日光にあたると体内でビタミンDが合成され、免《めん》疫《えき》機能を高めたり、骨粗《こつそ》しょう症を防ぐなどのプラスの影響もあります。**「ビタミンなんて、サプリでとればいい」などと侮るなかれ。日光から合成されたビタミンDは、サプリ・食品のビタミンDより、体内にとどまる時間が数倍長いのです（Wacker M&Holick MF, 2013）。

メンタルヘルスへの好影響も注目されています。北欧で冬季うつ病患者が多いことからもわかるように、**日の光を十分浴びないと、気分がふさぎがちに。日焼けを心配する人も、1日15分は外で光にあたるのが理想です。**

Routine at Workplace

職場での過ごしかた02

部下との1on1は、寝不足でない日に

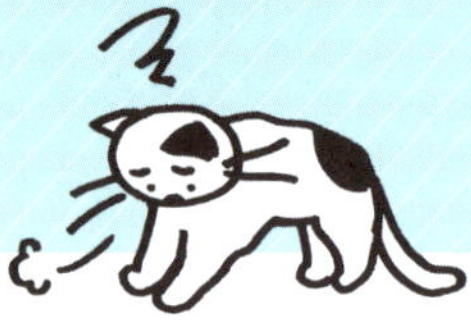

寝不足のせいで、部下の思いを正確に聞けない

あなたが時間をかけて指導してきた部下や後輩が、別部署への希望を願い出てきたら、どう感じますか？ これまでにかけた時間を思い出し、落胆する人もいるのではないでしょうか。なかには、「この部署がそんなにいやなのか」ととらえる人もいるかもしれません。

このような認知（ものごとのとらえかた）にも、睡眠が関係しています。寝不足だと、認知の偏《かたよ》りが生じやすいのです。言葉の奥にある思いを読みとることもむずかしくなります。**感情の抑制もきかず、「あっそう、わかった」などの心ない返答をしてしまうこともありえます。**

寝不足の日は、顧客とのコミュニケーションにも齟齬《そご》が生じます。大事な打ち合わせなどを控えているときは、遅くまで準備したりせず、十分に寝て臨みましょう。

睡眠不足では言葉足らずに。理解力も低下する

寝不足だと認知機能全般が低下。コミュニケーション能力もいつもより落ちてしまう。

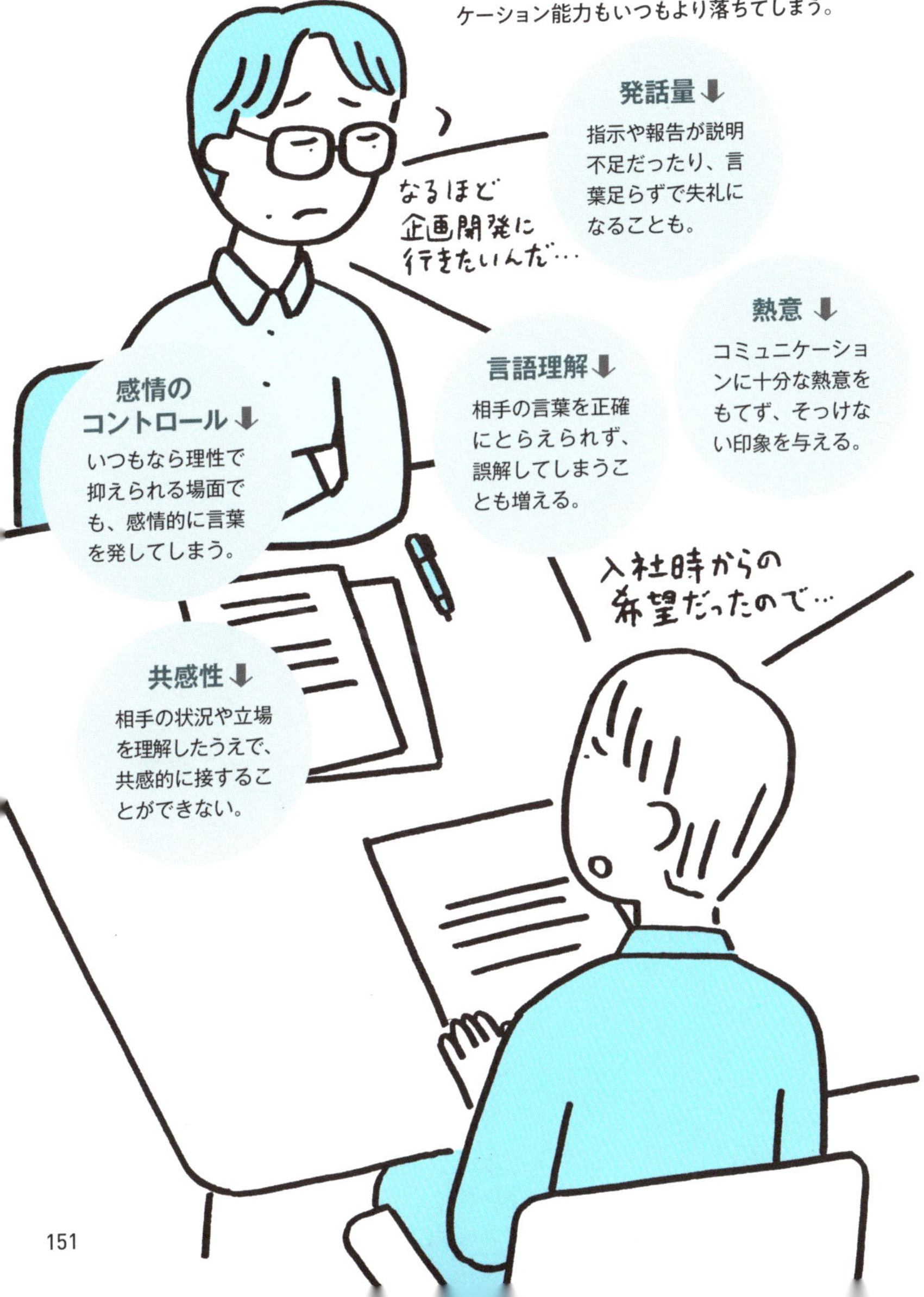
なるほど
企画開発に
行きたいんだ…
発話量↓
指示や報告が説明不足だったり、言葉足らずで失礼になることも。
熱意↓
コミュニケーションに十分な熱意をもてず、そっけない印象を与える。
言語理解↓
相手の言葉を正確にとらえられず、誤解してしまうことも増える。
感情のコントロール↓
いつもなら理性で抑えられる場面でも、感情的に言葉を発してしまう。
共感性↓
相手の状況や立場を理解したうえで、共感的に接することができない。
入社時からの
希望だったので…

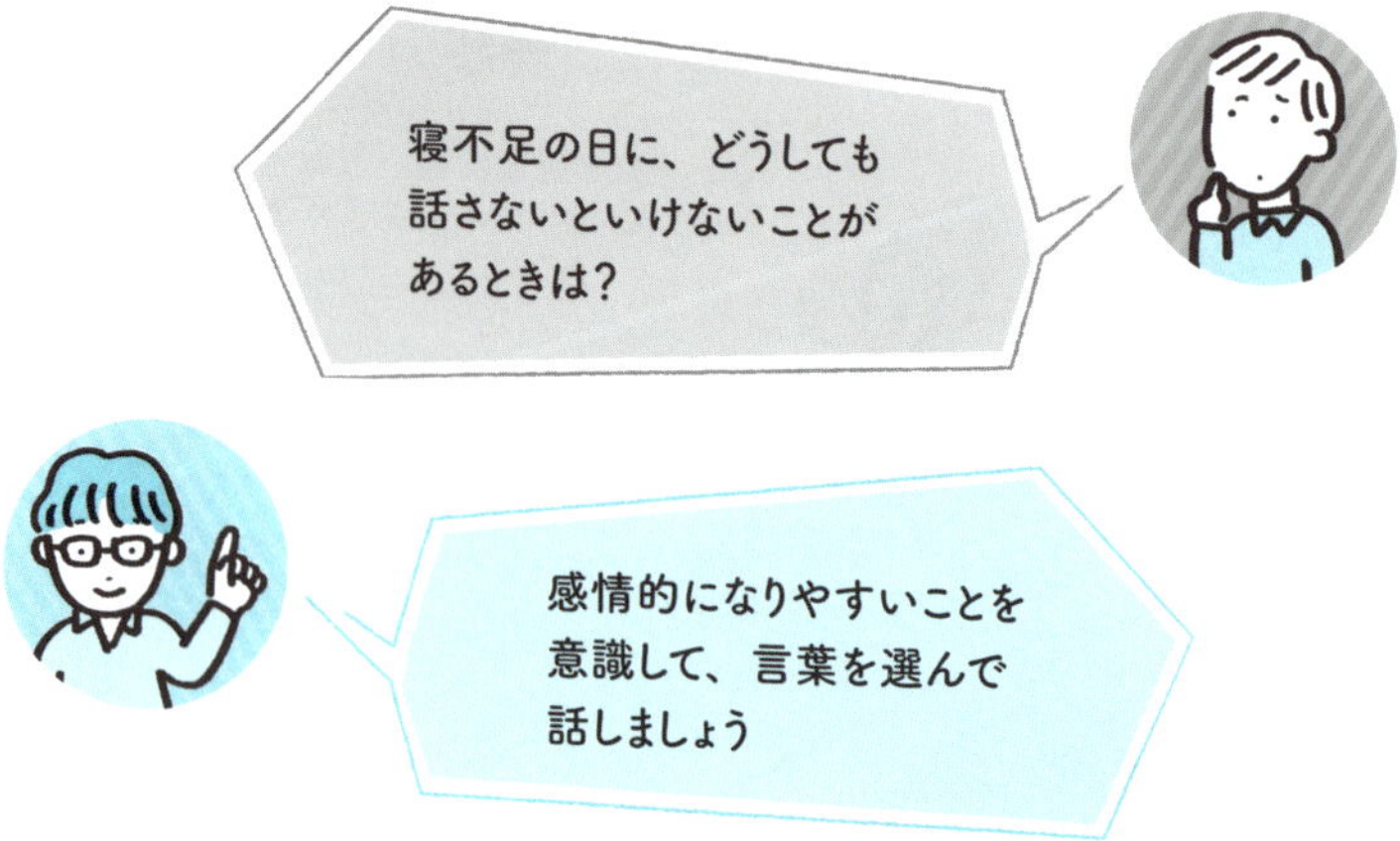
寝不足の日に、どうしても
話さないといけないことが
あるときは？
感情的になりやすいことを
意識して、言葉を選んで
話しましょう

部下指導がむずかしい時代。失言は避けたい!!

現代ほど部下指導がむずかしい時代はありません。管理職やリーダーを務める世代では、「自分は怒鳴られて育ってきた」「配慮などしてもらえなかった」という人も多数。部下を尊重する流れを望ましいことと理解しつつも、やりかたがわからない人も多いのです。**心身のコンディションが万全でも、言葉選びに悩むのですから、寝不足の日にうまくかかわれないのは当然です**。

とはいえ、業務の進行によっては、寝不足の日もあるでしょう。「今日は寝不足だから話しかけないで」というわけにもいきませんね。せめてもの対策として、理解力もコミュニケーション力も落ちていることを自覚しましょう。**「少し考えたいから、30分待ってもらっていい？」と保留すると、反射的に雑な返事をせずにすみます**。

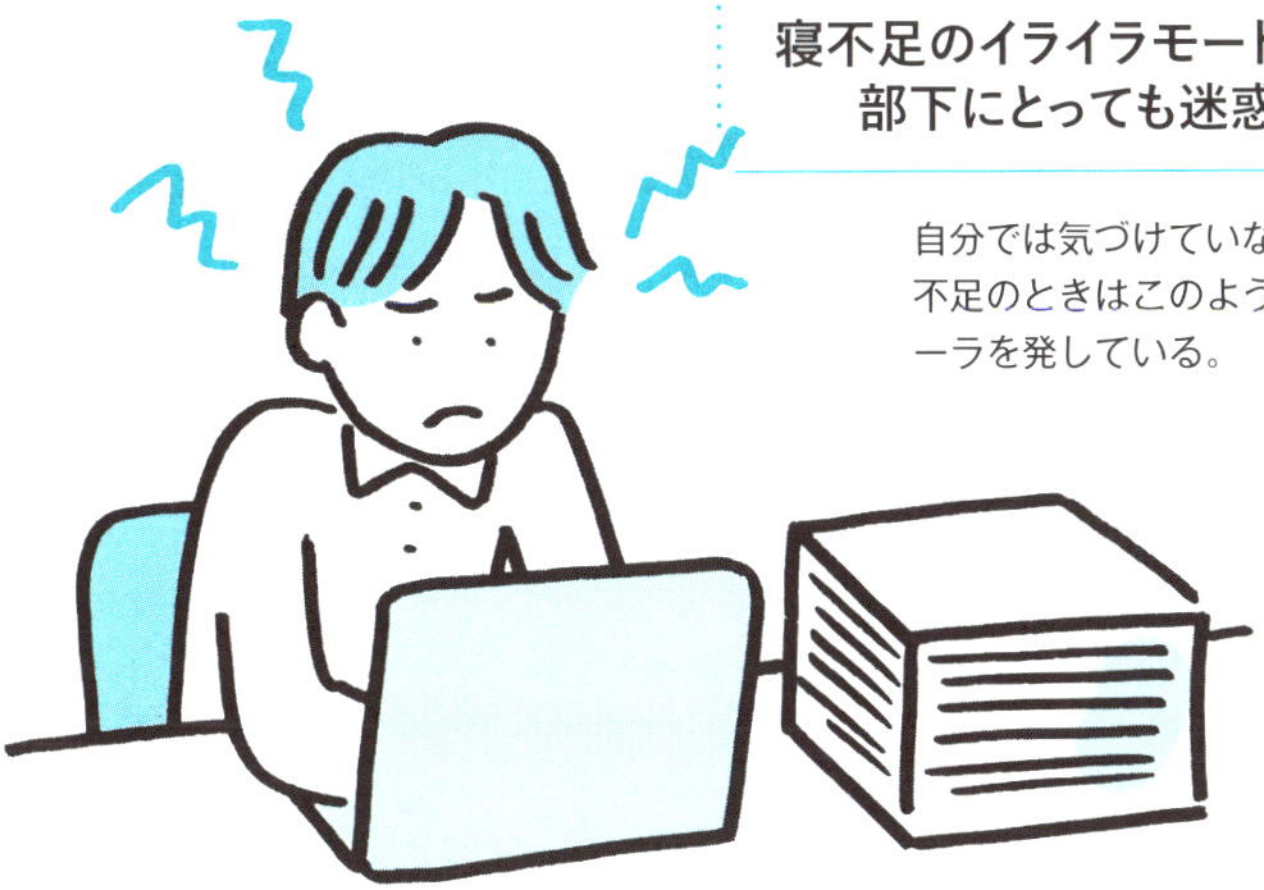

寝不足のイライラモードは、部下にとっても迷惑

自分では気づけていないが、寝不足のときはこのように負のオーラを発している。

仕事を抱えすぎず、依頼上手な上司になる

業務量においても、部下への配慮が必要な時代です。1人1人の能力に応じて配分しなくてはならず、過剰な残業や休日出勤もNG。自分がやるしかないと抱え込んでいる人もいます。**ときにはしかたないものの、抱え込みが常習化しているなら危険です。**睡眠負債がたまり、コミュニケーション力も判断力も落ちたままの可能性があります。感情的になり、「なぜ自分ばかり」などの考えが浮かぶことも。**睡眠不足の影響は自覚しにくいため、無意識のうちに、いやなオーラを発しているかもしれません。**

部下に配慮したつもりが、相談しにくい状況をつくっていては、意味がありませんね。かぎられた人手のなかでも、手伝いやサポートをメンバーに上手に頼み、助けを借りられる上司をめざしましょう。

Routine at Workplace

職場での過ごしかた 03

短い昼寝も効果的。ただし負債はなくせない

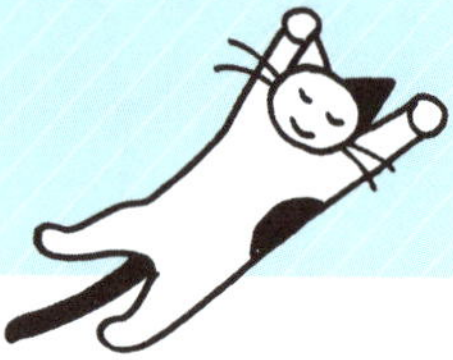

昼寝をとり入れるグローバル企業が増えている

グローバル企業では、昼寝が流行っているようす。アルファベット社（旧グーグル社）やナイキが火つけ役となり、午後も精力的に働くための「パワーナップ」として注目を集めています。科学的根拠も数多くあります。**昼寝に関する計11の研究の解析結果では、13時前の1時間弱の昼寝で、午後の認知機能が向上していました**（Dutheil F et al., 2021）。つまり注意力や判断力、考える力が高まるのです。とりわけ計算や論理的思考のパフォーマンスが上がると報告されています（Horne JA&Reyner LA, 1996）。

ただ、本格的な睡眠に入ってしまうと、睡眠慣性（→Ｐ１２６）でかえってぼーっとするおそれも。**最適な昼寝時間を調べた研究によると、疲労回復には30分前後の昼寝がもっとも効果的とわかりました**（左図参照）。

オフィスの昼寝実験によると、ベストは30分！

睡眠時間が6～6.5時間とやや短めの男性を対象に、昼寝の長さによる影響を調べた。

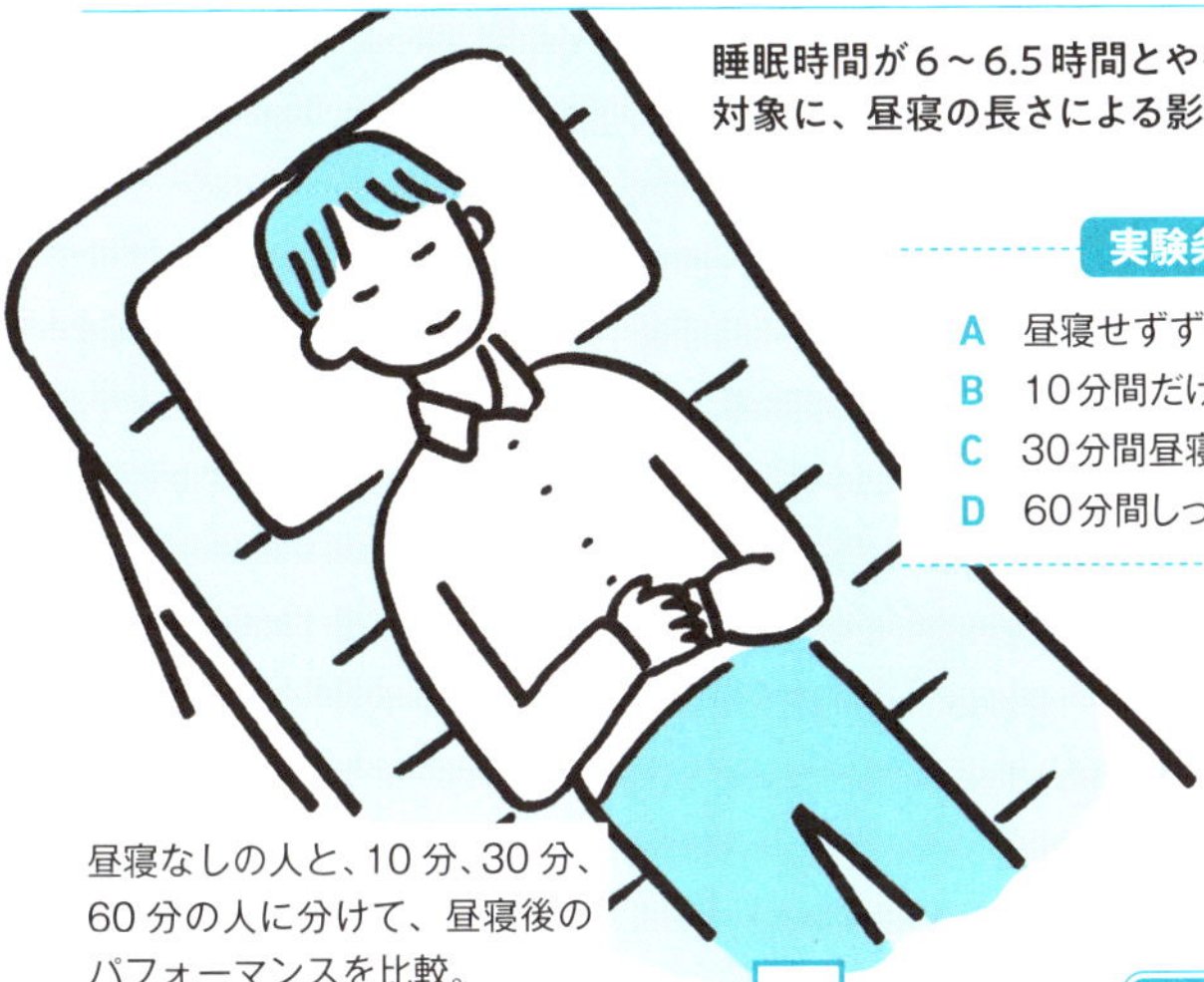

実験条件

- A 昼寝せずずっと起きている
- B 10分間だけ昼寝する
- C 30分間昼寝する
- D 60分間しっかり寝る

昼寝なしの人と、10分、30分、60分の人に分けて、昼寝後のパフォーマンスを比較。

昼寝後4時間までのあいだ、計4回、眠気やパフォーマンスをチェック。30分の昼寝のみ、すべてのテストで高成績だった。

眠気の変化

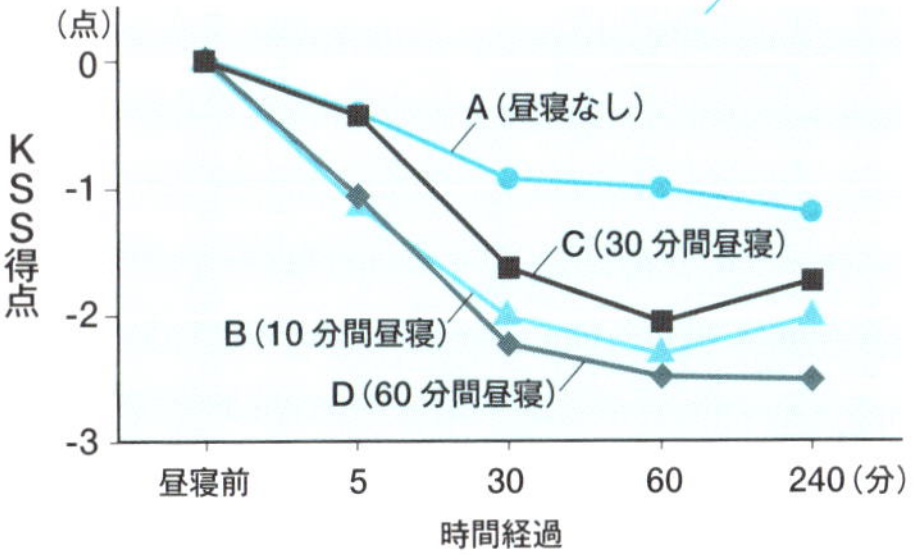
(点)
0
-1
-2
-3
KSS得点
A（昼寝なし）
C（30分間昼寝）
B（10分間昼寝）
D（60分間昼寝）
昼寝前
5
30
60
240（分）
時間経過

パフォーマンスの変化

注意深さ

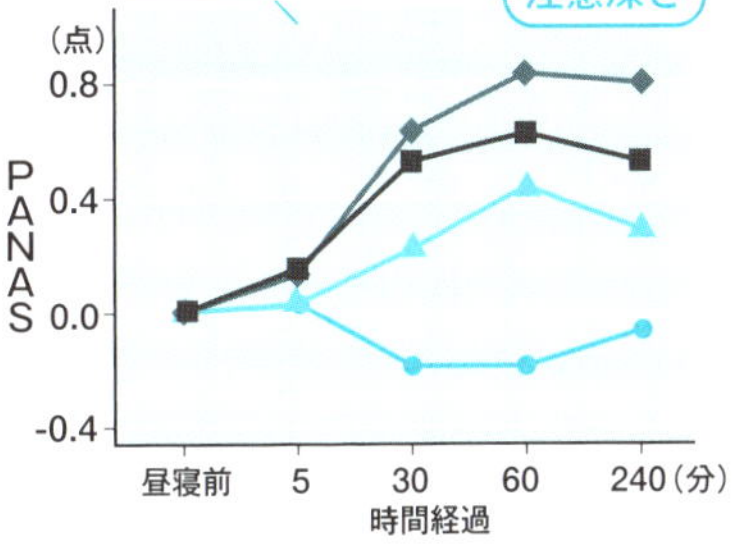
(点)
0.8
0.4
0.0
-0.4
PANAS
昼寝前
5
30
60
240（分）
時間経過

記憶力

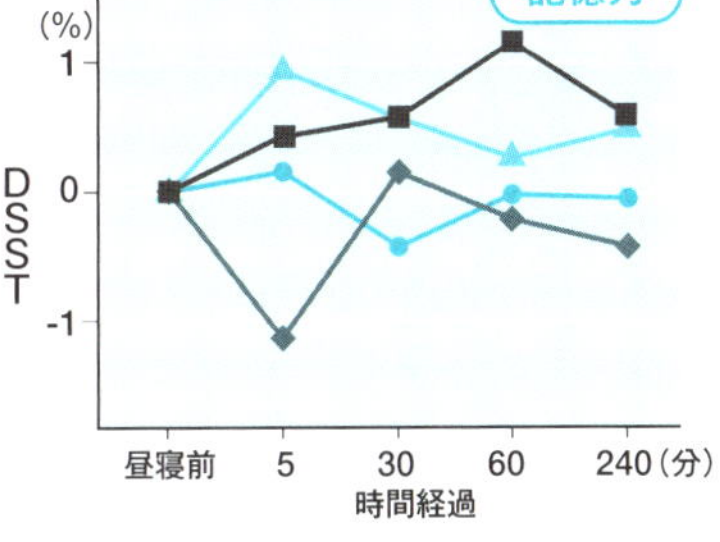
(%)
1
0
-1
DSST
昼寝前
5
30
60
240（分）
時間経過

（「Influence of mid-afternoon nap duration and sleep parameters on memory encoding, mood, processing speed, and vigilance.」Leong RLF et al., Sleep vol.46（4）: zsad025,2023 より引用）

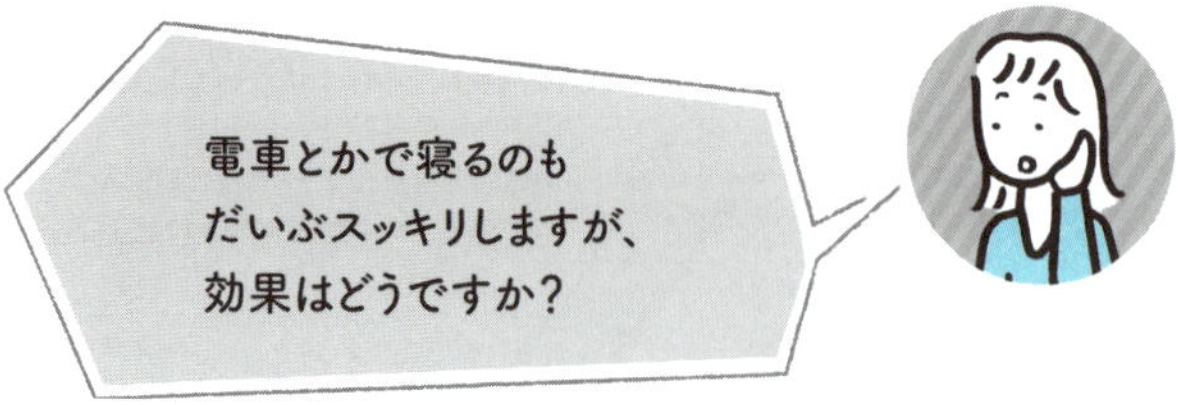
電車とかで寝るのも
だいぶスッキリしますが、
効果はどうですか？

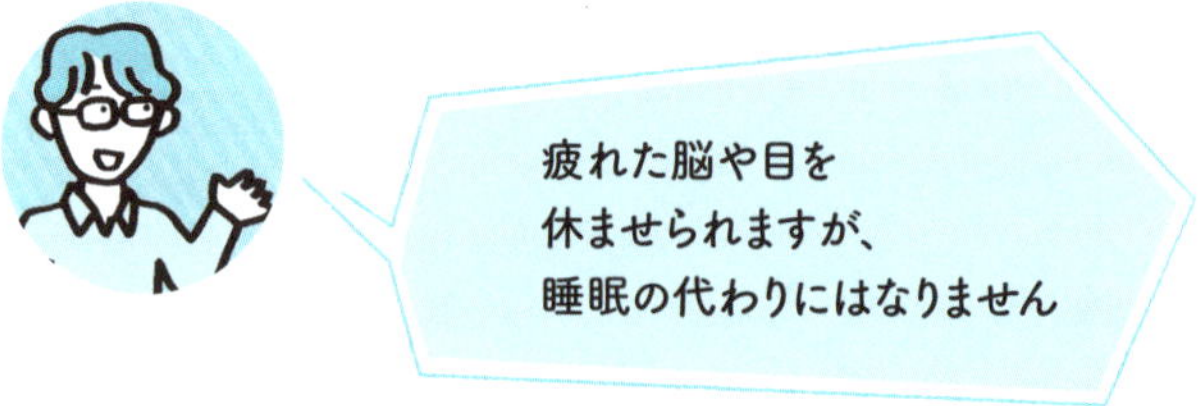
疲れた脳や目を
休ませられますが、
睡眠の代わりにはなりません

気分的にもポジティブになり、イライラが減る

朝９時出社とすると、眠気がくる13時には、すでに３～４時間働いた計算です。脳が疲れるだけでなく、ストレスもたまっています。そんな問題も昼寝で解決。**短時間の昼寝をすると、ストレスを軽減できるのです。ストレスホルモン「コルチゾール」の分泌《ぶんぴつ》量が回復し、ネガティブな感情に陥りにくくなります**。

実験協力者にわざとストレスを与え、昼寝の効果を試した実験も（Wofford N et al., 2022）。ＴＳＳＴといって、就職面接を模したテストで、スピーチと計算課題にとり組んでもらうものです。その後40分間の昼寝をした人たちは、起きていた人に比べ、ネガティブ感情があきらかに少なくなっていました。**上司や同僚にイラっとした日こそ、パワーナップを試してみましょう**。

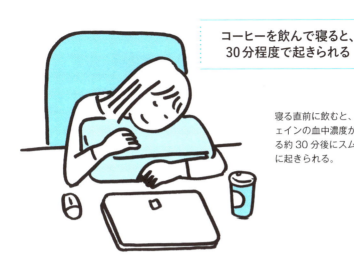

コーヒーを飲んで寝ると、30分程度で起きられる

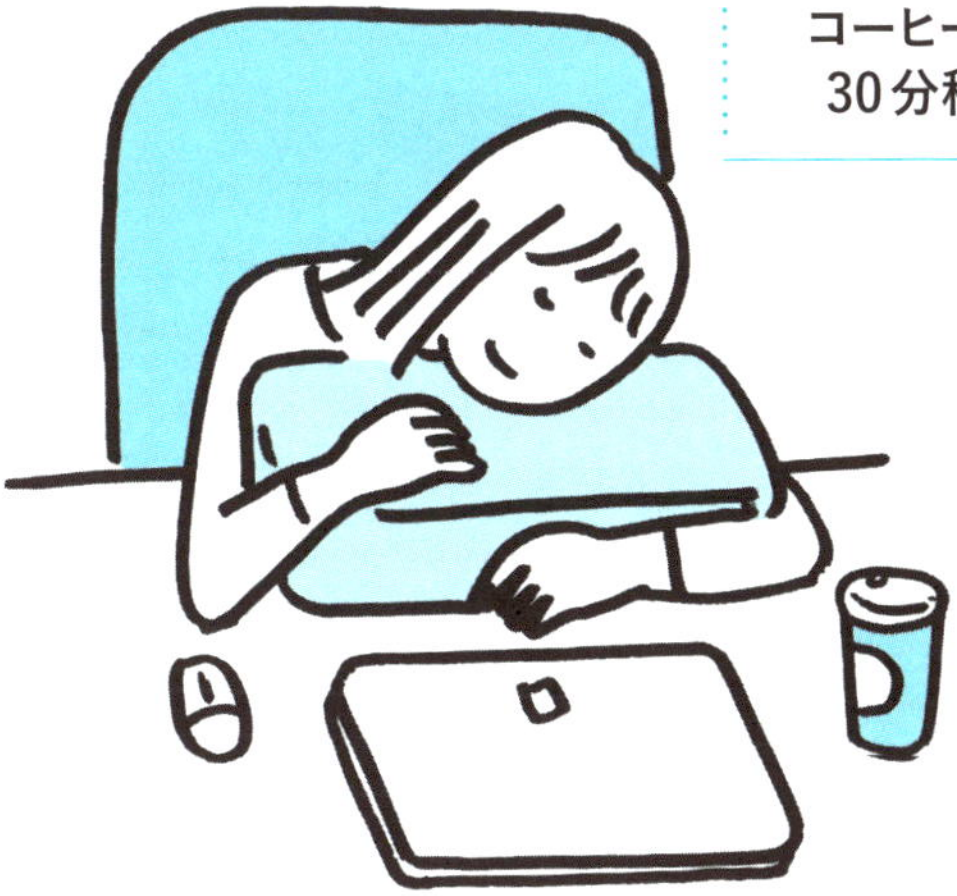

寝る直前に飲むと、カフェインの血中濃度が上がる約30分後にスムーズに起きられる。

睡眠負債をなくすには、夜ちゃんと寝る！

睡眠不足のときは、30分でスッキリ起きられるかどうか不安になることも。**そんなときは、コーヒーナップを試してみてください。**口から摂取したカフェインが血液中に移行し、その濃度が高まるのはおよそ30分後です。昼寝の直前にコーヒーを飲むと、およそ30分後に効果が出始め、目覚めやすくなるのです。

ただし睡眠負債が大きいときは、1杯のコーヒー程度では起きられません。30分の昼寝で元気をとり戻すこともないでしょう。**昼寝はあくまで補助手段。通常は、ノンレム睡眠のステージ2までしかいきません。**そのあとで訪れるはずの徐波《じょは》睡眠こそ、脳を回復させるのに必要な時間です。昼寝をしたり、電車でウトウトしても、夜の睡眠の代わりにはならないことを覚えておきましょう。

Routine at Workplace

職場での過ごしかた04

よく寝てから判断すると、問題解決力アップ！

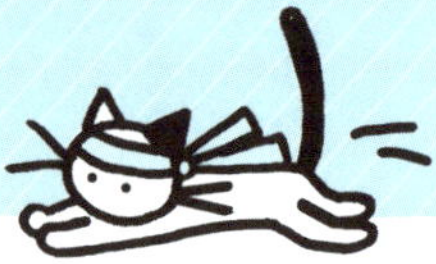

眠気がある日に、大事なことを決めてはいけない

取引先とのシビアな価格交渉や、リスクをともなう出資の決定。ビジネスには、こんなむずかしい局面がつきものです。責任の大きな立場でなくても、言いにくいことを上司に言うなど、悩ましい場面はあります。

ここは即断せず、ひと晩寝て考えるのが最善です。頭のなかでぐるぐるとめぐる思考を、睡眠で整理。**ノンレム睡眠には情報を整理する働きがありますし、レム睡眠も、高度な推論を助けてくれます**。さほど寝不足でなくても、ひと晩寝かせれば最善の決定ができるでしょう。

寝不足の日はなおさらで、ルーティンの業務に徹するのが最善。**睡眠不足の人はエビデンスを重視せず、ぱっと見の情報で判断する傾向があります**（左図参照）。ベストの解を導きたいなら、まず一度ぐっすり寝ましょう。

ちゃんと寝た人は、エビデンスで判断できる

確率条件に、その事象の起こりやすさ（尤度《ゆうど》）を加味して答えを出す、ベイズ推計の実験。

実験協力者

9時間睡眠グループ

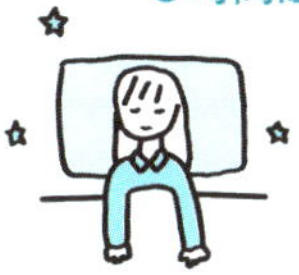

9時間の十分な睡眠で実験室に4泊し、テストに臨む。

3時間睡眠グループ

9時間睡眠で1泊したあと、3時間睡眠で4泊し、課題に臨む。

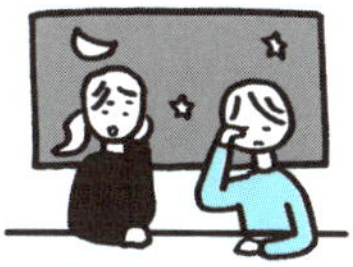

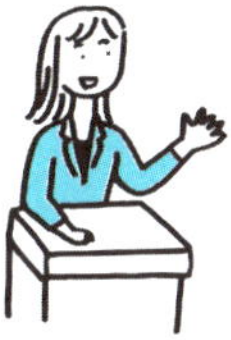

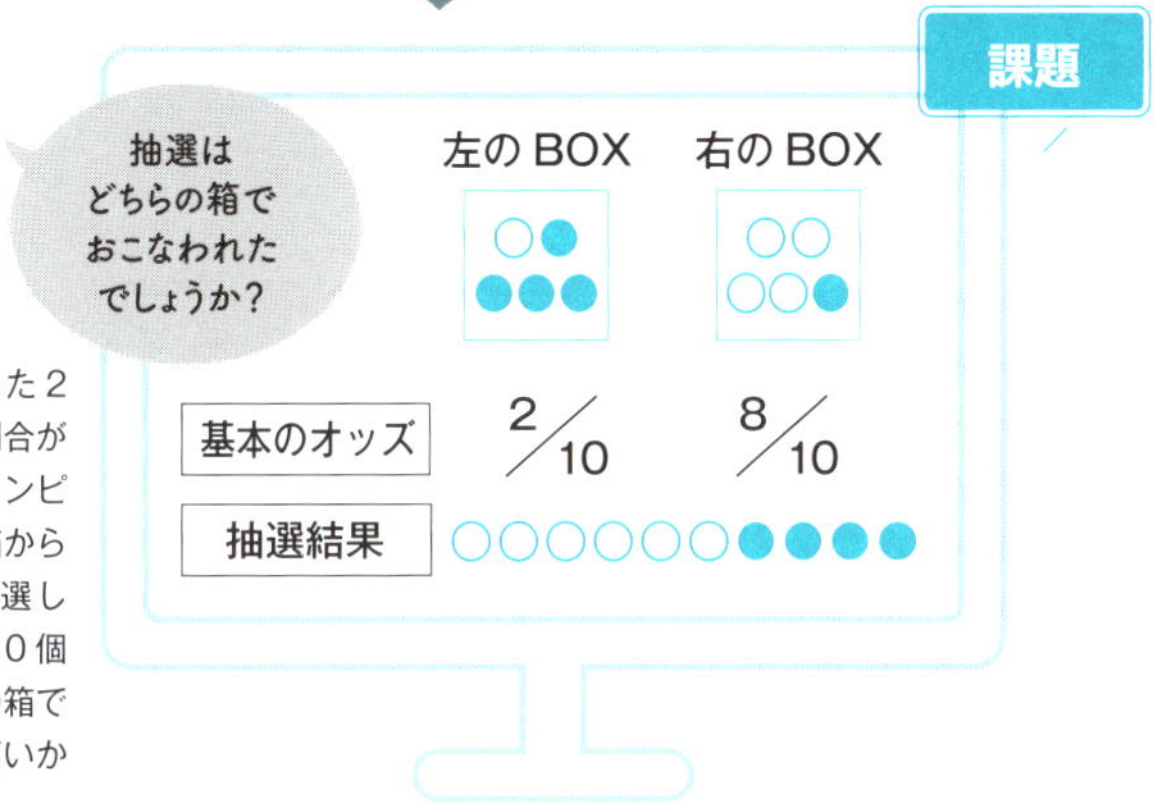

抽選はどちらの箱でおこなわれたでしょうか？
課題
左の BOX
右の BOX
基本のオッズ
2/10
8/10
抽選結果

白と黒のボールが入った2つの箱があり、その割合が提示される。さらにコンピュータがどちらかの箱からボールを1個ずつ抽選して箱に戻し、結果が10個分示される。どちらの箱で抽選された可能性が高いかを回答。

睡眠の影響

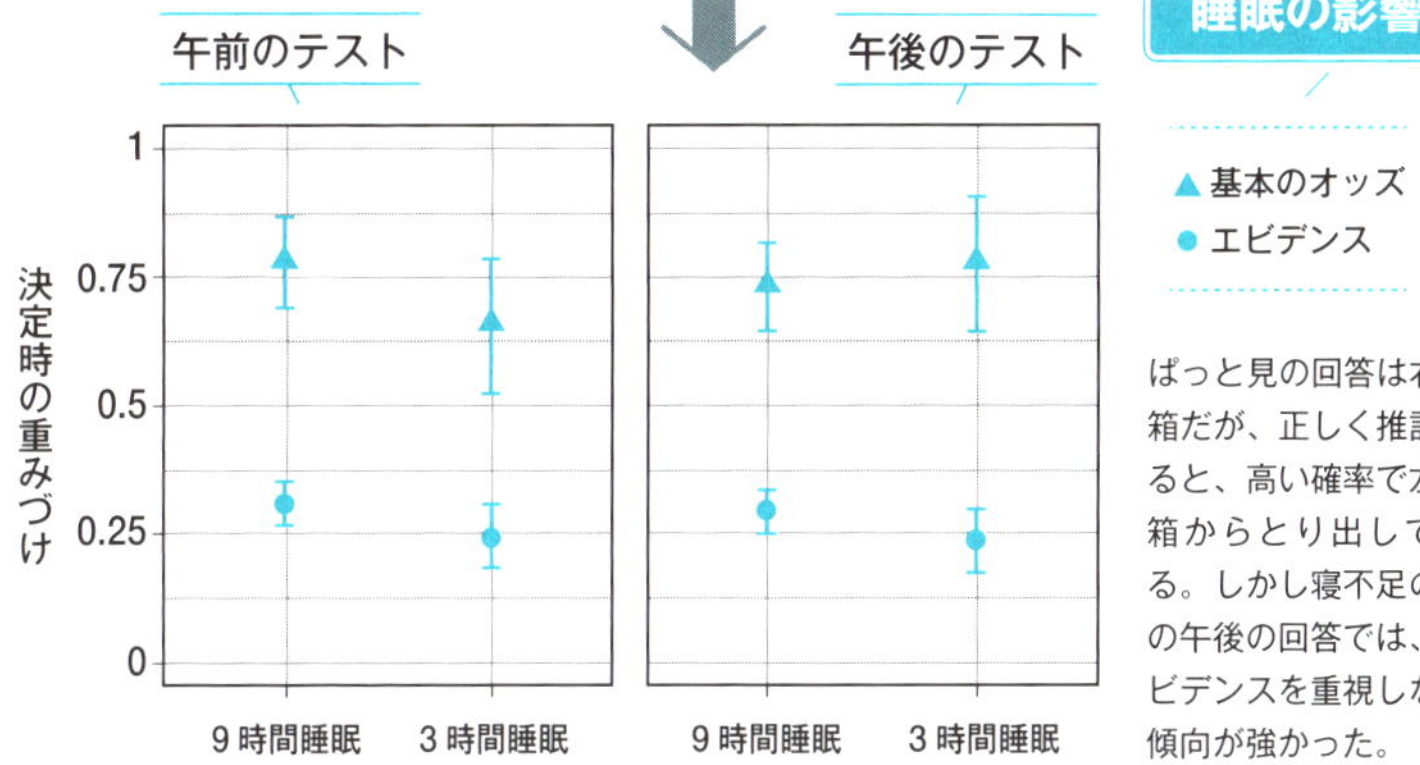

午前のテスト
午後のテスト
決定時の重みづけ
1
0.75
0.5
0.25
0
9時間睡眠
3時間睡眠
9時間睡眠
3時間睡眠
▲基本のオッズ
●エビデンス

ぱっと見の回答は右の箱だが、正しく推計すると、高い確率で左の箱からとり出している。しかし寝不足の人の午後の回答では、エビデンスを重視しない傾向が強かった。

（「Sleep restriction alters the integration of multiple information sources in probabilistic decision-making.」Lim JYL et al., Journal of Sleep Research vol.33（5）: e14161, 2024 より作成）

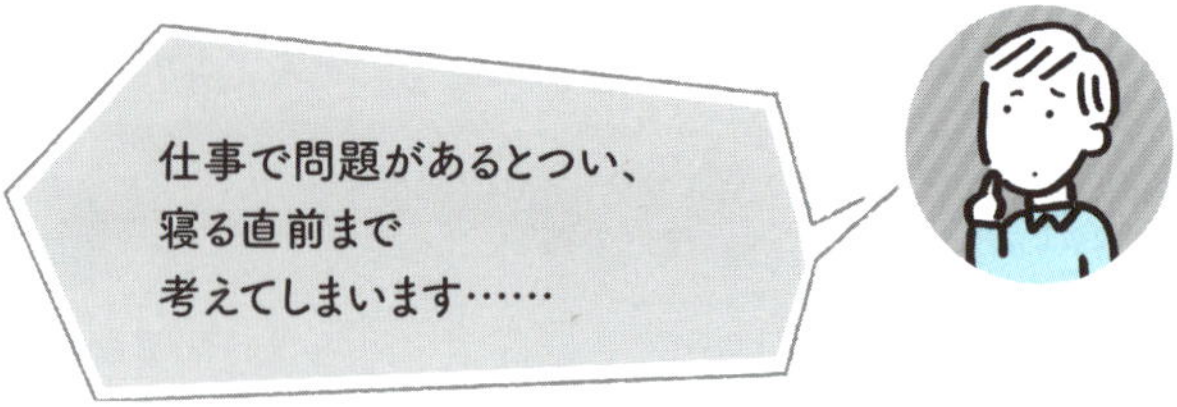
仕事で問題があるとつい、
寝る直前まで
考えてしまいます……

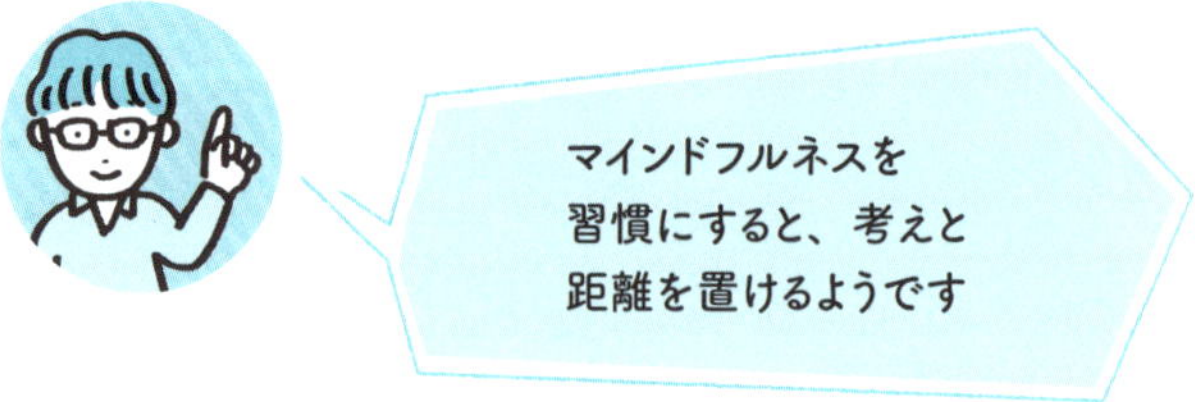
マインドフルネスを
習慣にすると、考えと
距離を置けるようです

マインドフルネスで、思考にとらわれない練習を

ひと晩寝かせていい判断をしようと思ったら、ベッドに入ってもそのことで頭がいっぱいになり、眠れない夜もあります。「やっぱりAがいい。いやでも……」と、考えがぐるぐるめぐってしまいます。**ストレスで交感神経《こうかんしんけい》が活性化し、いつまでたっても睡眠モードに入れません**。

こんなときに役立つのがマインドフルネスです。もとは仏教の瞑想《めいそう》がルーツですが、認知行動療法という心理療法との組み合わせでうつ病などに高い効果を発揮するとわかり、世界的に広まりました。**体の感覚だけに注意を向けることで、特定の考えや感情にとらわれず、距離を置けるようになります**。アルファベット社（旧グーグル社）などがとり入れたこともあり、ビジネスパーソンのストレス軽減法としても人気です。

マインドフルネス呼吸法を試してみよう

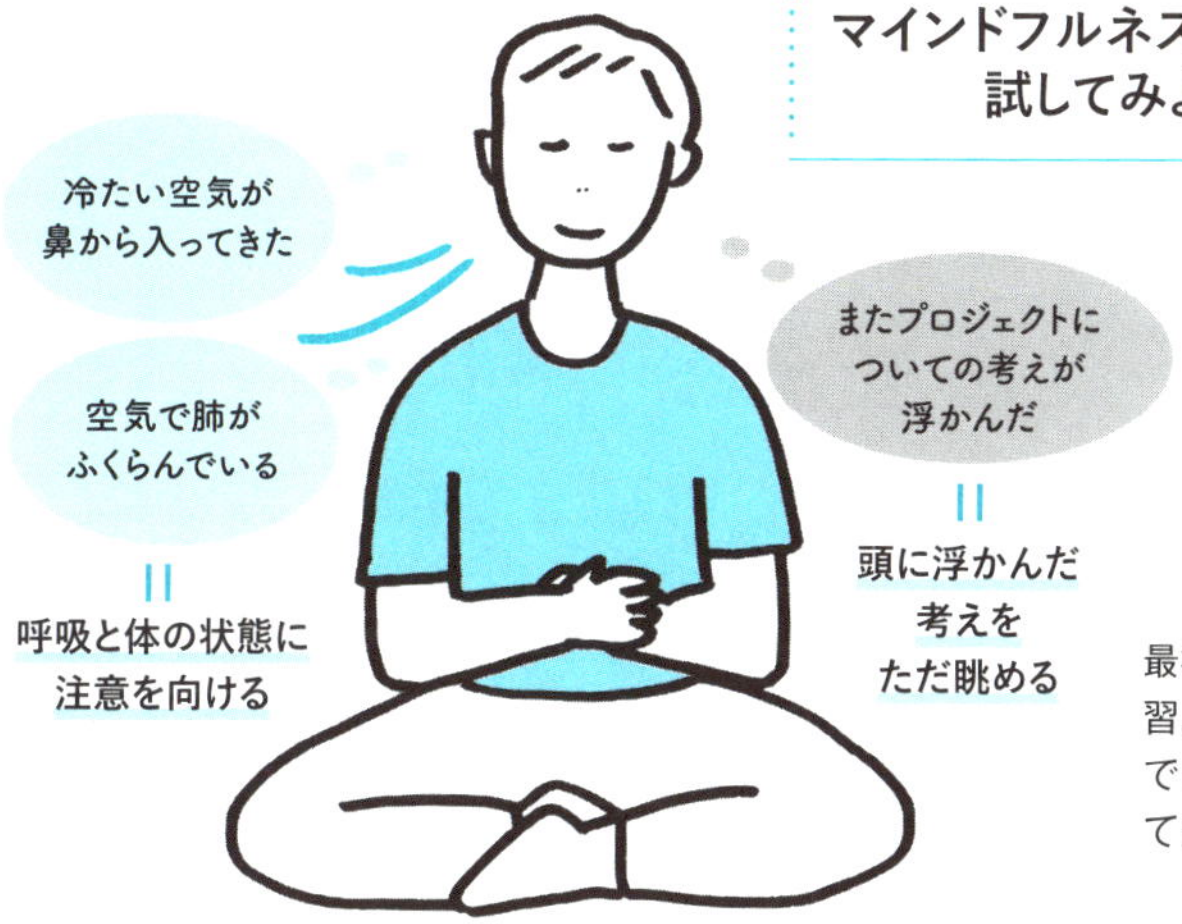
冷たい空気が鼻から入ってきた
空気で肺がふくらんでいる
＝
呼吸と体の状態に注意を向ける
またプロジェクトについての考えが浮かんだ
＝
頭に浮かんだ考えをただ眺める

最初は呼吸法で練習。考えが浮かんでも、距離を置いてただ眺める。

就寝前の習慣にすると、寝つきもよくなる

マインドフルネスは睡眠科学の領域でも注目されています。働く女性１１８人を対象に、その効果を見た実験もあります。約半数の人は、マインドフルネスインストラクターの指導でその概念を学び、体に注意を向けるエクササイズなどを実践。マインドフルネス呼吸法や、認知や感情とのつきあいかたも、時間をかけて学んでもらいました。**すると1か月後には、特定の考えや感情に悩まされることが大きく減り、ストレスによる疲労感が軽減。睡眠の質もあきらかによくなっていました。**その効果は３か月後、６か月後も持続していました。

体の感覚に注意を向ける方法は、ワークショップなどで教わると確実です。多少の時間がかかっても、効果は一生もの。クヨクヨと思い悩む回数が減っていきます。

Routine at Workplace

職場での過ごしかた05

午後の眠気対策には、糖質少なめのランチを

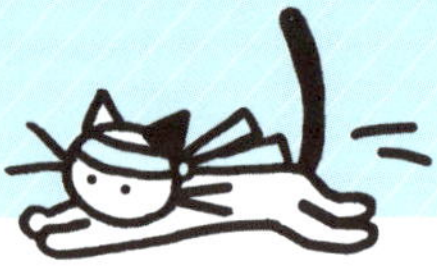

血糖値が上がらなくても、午後は眠くなる

午後早い時間に眠くなるのは、概日《がいじつ》リズムからも自然なこと。昼食による血糖値上昇のせいと思われがちですが、昼食抜きでも眠くなります。食事のたびに強い眠気が生じる人は、食後高血糖という別の問題を抱えている可能性も。普段は血糖値が高くなくても、食後に急激に上昇するのが特徴で、早期の治療が必要です。

とはいえ、食事の内容も多少は影響しています。**日中に過度の眠気が生じる「ＥＤＳ（excessive daytime sleepiness）」の研究では、飽和脂肪酸と炭水化物が多いときに眠くなりやすいとわかっています**（左図参照）。飽和脂肪酸は肉の脂身などに多く、から揚げなどがメインの定食、かつ丼などはとくに眠くなりやすいメニューといえます。ごはんの大盛りも要注意です。

いちばん眠気が起きにくいのは、高たんぱく食

1997人を対象としたオーストラリアの疫学調査。
ランチのメニュー選びにいかそう。

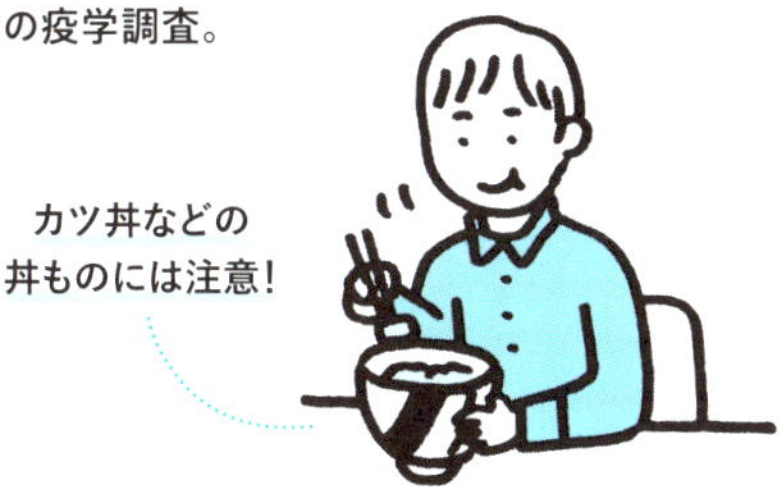
カツ丼などの
丼ものには注意！

**栄養素別
午後の眠気の強さ**

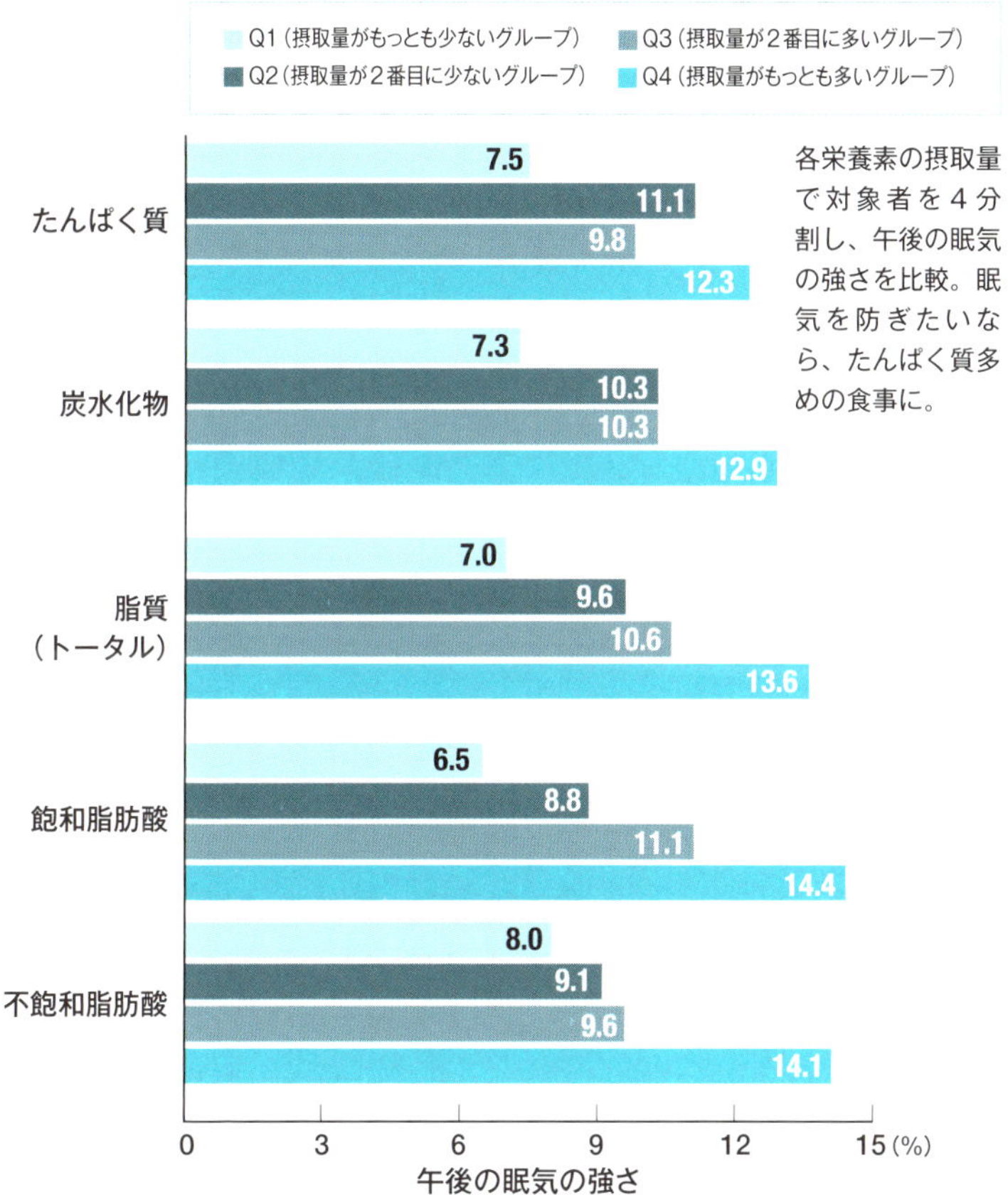
Q1（摂取量がもっとも少ないグループ）
Q2（摂取量が２番目に少ないグループ）
Q3（摂取量が２番目に多いグループ）
Q4（摂取量がもっとも多いグループ）
たんぱく質
7.5
11.1
9.8
12.3
炭水化物
7.3
10.3
10.3
12.9
脂質（トータル）
7.0
9.6
10.6
13.6
飽和脂肪酸
6.5
8.8
11.1
14.4
不飽和脂肪酸
8.0
9.1
9.6
14.1
0
3
6
9
12
15（%）
午後の眠気の強さ

各栄養素の摂取量で対象者を４分割し、午後の眠気の強さを比較。眠気を防ぎたいなら、たんぱく質多めの食事に。

（「Association between macronutrient intake and excessive daytime sleepiness：An iso-caloric substitution analysis from the North West Adelaide Health Study.」Melaku YA et al., Nutrients vol.11（10）：2374, 2019より引用）

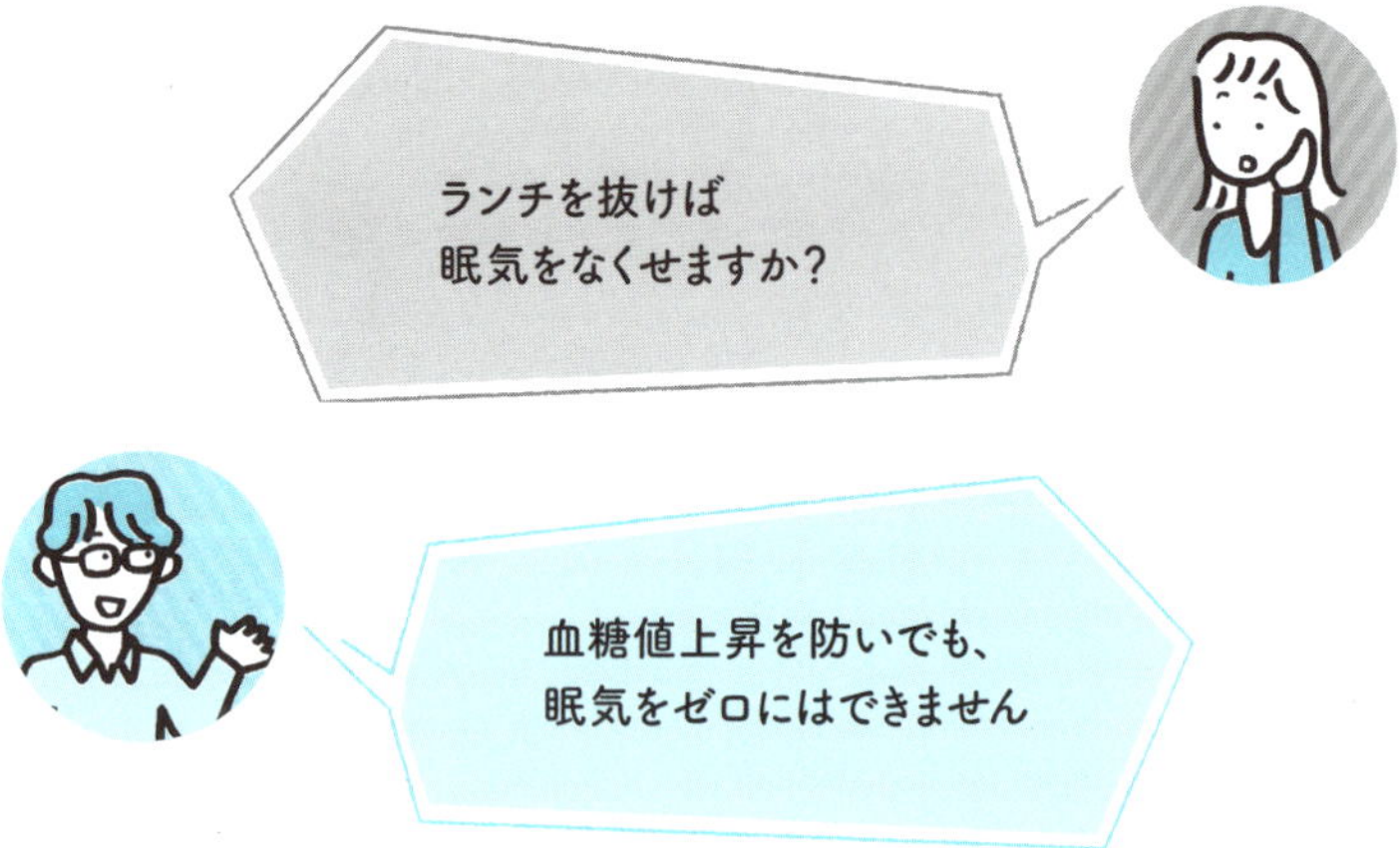
ランチを抜けば
眠気をなくせますか？
血糖値上昇を防いでも、
眠気をゼロにはできません

毎日のランチタイムも、あまり大きくずらさない

ランチを何時にとればいいかは、それぞれの概日《がいじつ》リズムによります。職場の規定で自由にとれない場合もありますし、12時でも13時でも大丈夫です。**ただしランチの時間が日によってバラバラなのは、よくありません。概日リズムは三度の食事も含めて成り立っています。**外回りが多い人も、なるべく一定の時間にとりましょう。

最近は1日3食とらず、昼食や夕食を抜いたり、なかには1日1回しか食べない人もいます。健康やダイエットのためでしょうが、医学的に明確な根拠はありません。**睡眠科学の視点からも、概日リズムが乱れたり、夜の空腹でうまく入眠できないなど、弊害のほうが大きい可能性大。**やせたいなら、食事を抜くより、食事の内容と量をまず見直しましょう。

オフィスでの間食、甘いラテ類も控えめに

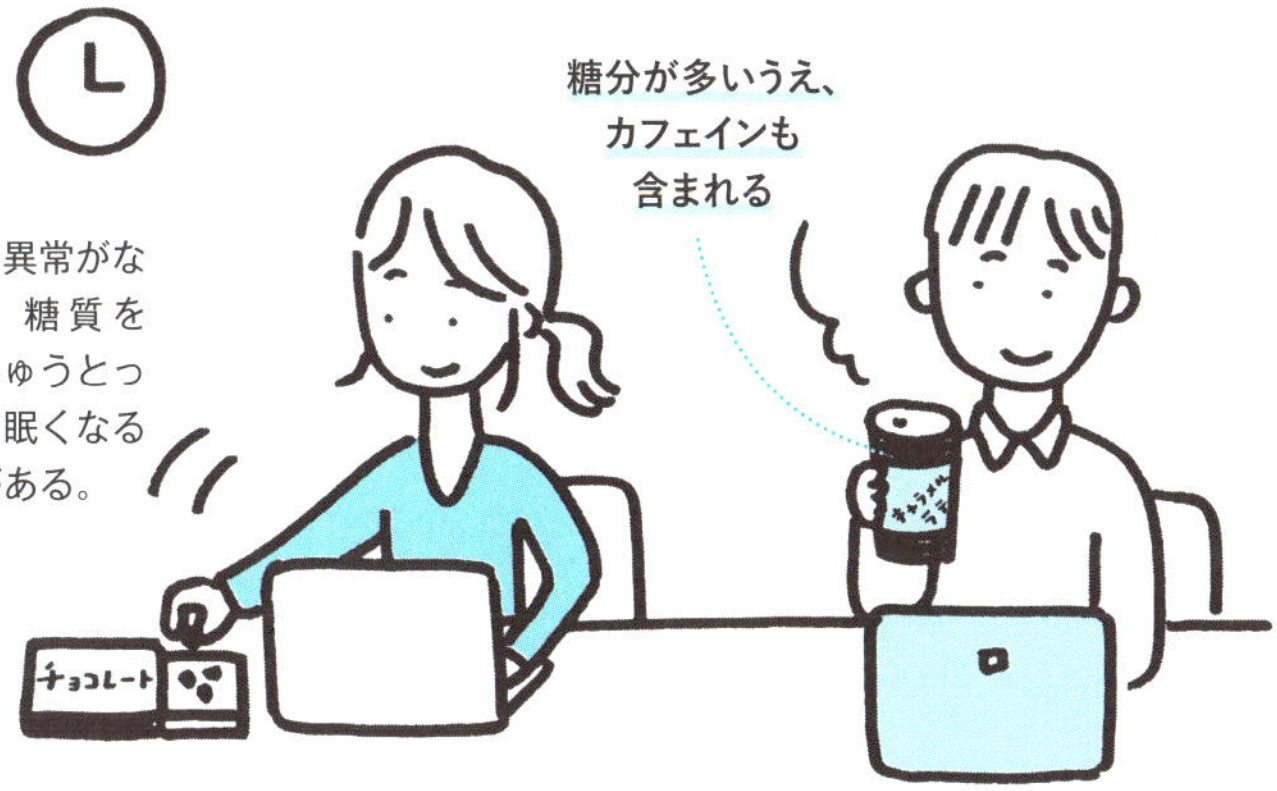
糖分が多いうえ、
カフェインも
含まれる
血糖値の異常がなくても、糖質をしょっちゅうとっていると眠くなる可能性がある。
チョコレート

それでも眠いときは、昼寝でスッキリ解消を

ランチのメニューに気をつけていても眠くなるようなら、ランチ直後に短い昼寝をとり入れましょう（↓P154）。たまった睡眠圧を解消すれば、そのあとは元気に働けますし、パフォーマンスも上がります。**昼休憩が1時間しかなければ、お弁当を持ってきたり、朝の出社途中でコンビニ食を買ってきて、食事と昼寝に30分ずつあてるなどの工夫をしてください**。車で外回りをしている人も、眠気が生じると危険なので、駐車して仮眠をとるといいでしょう。

なお、午後のおやつもとりすぎに注意を。食後高血糖でなくても、糖質を頻繁にとると眠くなりやすく、血糖コントロールの面でもよくありません。**甘いラテ類なども砂糖を多く含むので、なるべく控えめにしましょう**。

COLUMN

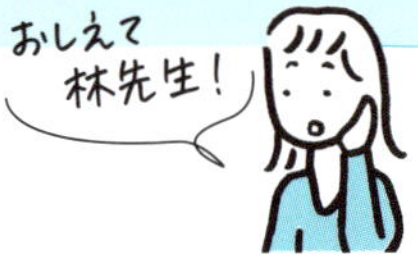

「うちの犬は昼間もよく寝てます。動物は概日リズムが違うの？」

睡眠のしくみは同じだが、リズムは種ごとに大きく異なる

哺乳類《ほにゅうるい》の睡眠は、「昼行性」「夜行性」「夜間活動性」「薄明薄暮性《はくめいはくぼせい》」に大別されます。これは生態系のなかで獲物をとらえたり、身の安全を守るために生じた進化。犬は薄明薄暮性で、早朝や夕方に活発に活動するのが特徴です。

睡眠時間も、動物ごとに大きく異なります。ライオンのような強い捕食者は睡眠時間が長く、草食動物はかぎられた時間しか眠りません。

犬は雑食動物ですから、その中間。飼い犬の調査では平均10・1時間眠るとされています（Schubert TA,Chidester RM&Chrisman CL, 2011）。しかし睡眠 - 覚醒サイクルは平均83分なので、日中も含め、こまかく何度も眠るのです（Bódizs R et al.,2020）。

立ったまま、泳いだまま眠る生きものたちもいる！

哺乳類以外の生物に目を向けると、睡眠のスタイルはより多様です。

たとえば鳥類。人と同様にノンレム睡眠とレム睡眠があり、深い睡眠（徐《じょ》波《は》睡眠）で体を回復させます。ただし覚醒状態とノンレム、レムの移行が非常に早く、1回のレム睡眠は通常、16秒以下（Blumberg MS et al., 2020）。小刻みに眠り、体を休ませられるのです。

魚の睡眠も断片的です。休息なのか睡眠なのかの判断がむずかしいことが多く、「行動睡眠」とよばれます。サンゴのような安全な場所に身を寄せて眠る魚もいれば、泳ぎながら秒単位で眠る魚も。超短時間睡眠ですが、ノンレム睡眠とレム睡眠の睡眠パターンが存在することもわかっています。

寝つきがよくなり、
翌日に疲れが残らない!!

夜のぐっすり習慣

Part

4

Room Environment for Good Sleep

快眠のための環境づくり 01

脳は光にだまされる。ブルーライトはとくに危険

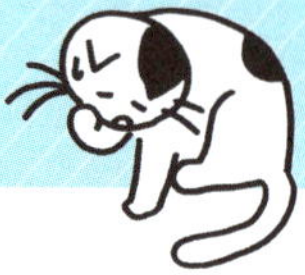

現代人の快眠の敵、ワースト1はスマホ

21世紀になったら、ドラえもんの秘密道具のいくつかはテクノロジーとして実現しているはず——昭和の子どもたちは、未来にそんな期待を抱いていました。でも現実の21世紀は、みんながスマホを握りしめて、動画や文字情報を追いかけるばかり。ちょっと残念ですね。

スマホ依存は睡眠の問題にも直結しています。**イギリスの若者１０４３人を対象とした大規模調査では、なんと38・９％もの人がスマホ依存症と判明。その６割以上が睡眠不足を訴え、睡眠の質が悪いと答えました**（Sohn SY et al., 2021）。なかなか入眠しにくく、長時間眠り続けることができないため、日中も疲れた状態に。寝る時間が後ろにずれやすく、なかなか眠りにつけません。睡眠の質は下がり、持続時間も短くなってしまいます。

枕もとのスマホだけは、やってはいけない！

医学部、薬学部の学生を対象に、枕もとにスマホを置いて寝た場合の影響を調べた。

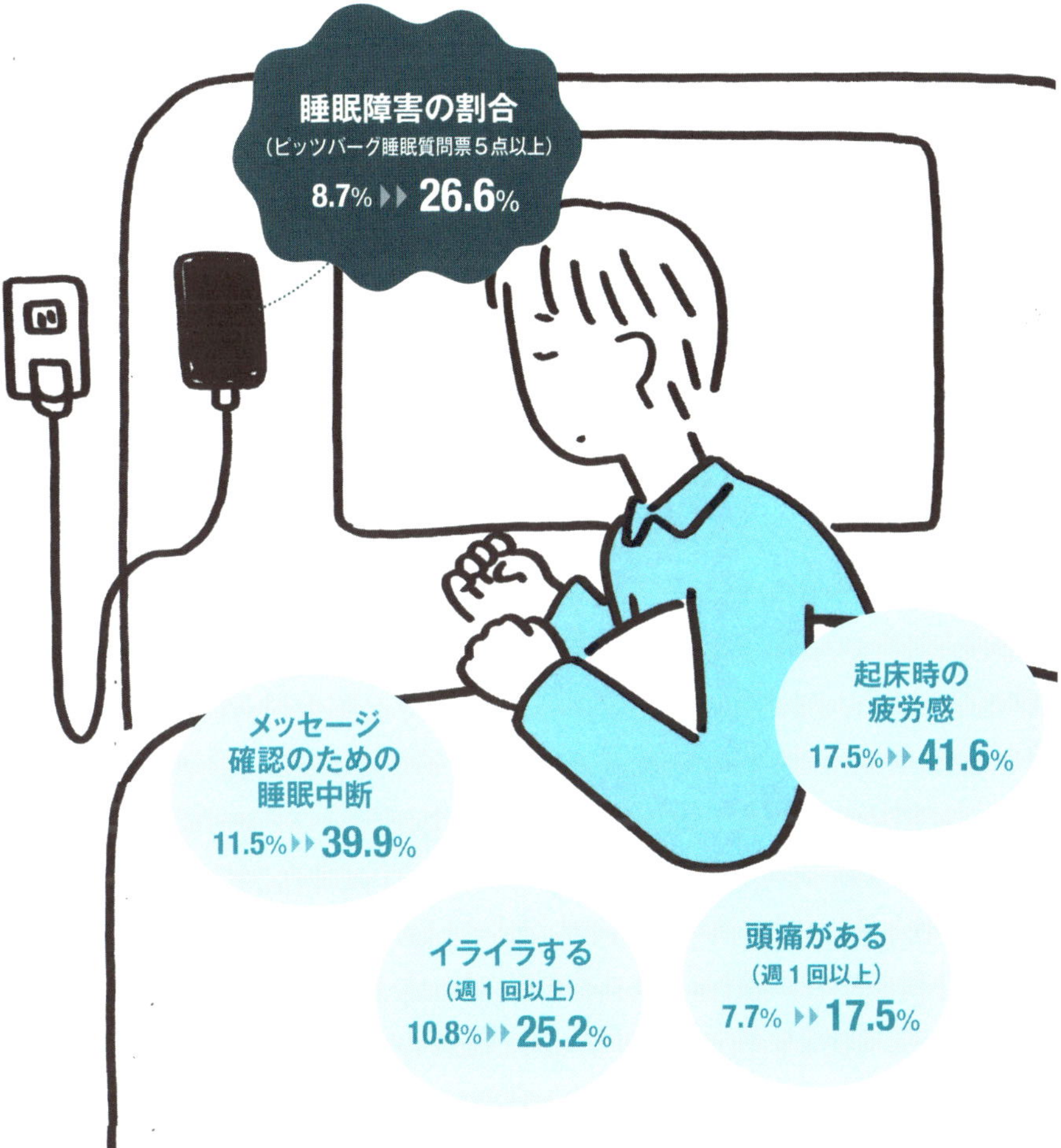
睡眠障害の割合
（ピッツバーグ睡眠質問票５点以上）
8.7% ▸▸ 26.6%
起床時の疲労感
17.5% ▸▸ 41.6%
メッセージ確認のための睡眠中断
11.5% ▸▸ 39.9%
イライラする
（週１回以上）
10.8% ▸▸ 25.2%
頭痛がある
（週１回以上）
7.7% ▸▸ 17.5%

（「Perception of sleep disturbances due to bedtime use of blue light-emitting devices and its impact on habits and sleep quality among young medical students.」Jniene A et al., BioMed Research International vol.2019 : 7012350, 2019 より作成）

スマホやタブレットの電源を切らず枕もとに置いている人は、そうでない人に比べ、睡眠障害やその他の症状の割合があきらかに高かった。

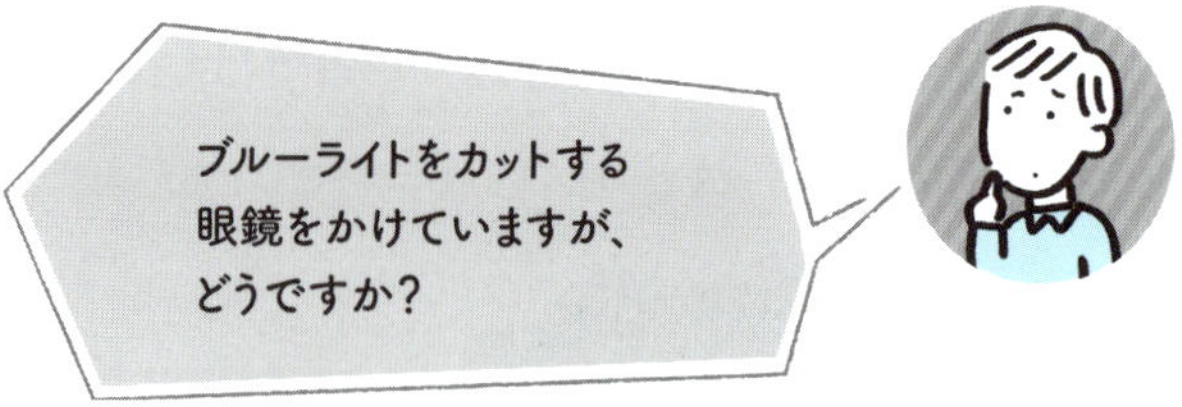
ブルーライトをカットする
眼鏡をかけていますが、
どうですか？

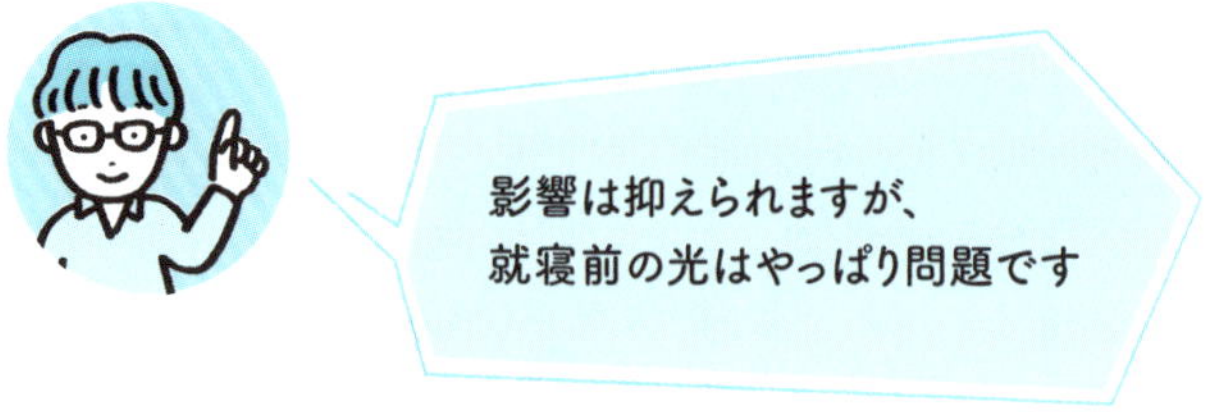
影響は抑えられますが、
就寝前の光はやっぱり問題です

メラトニンがちゃんと出ず、眠りの量と質が低下

スマホにかぎらず、明るい光は眠りの妨《さまた》げとなります。ただスマホやタブレット、ＰＣの場合、ブルーライトが出ることでより深刻な問題を招きます。光をとらえる網膜《もうまく》の神経細胞は、４００〜５００nmの波長を含む青色光にとりわけ敏感だからです。網膜でキャッチされた情報は中枢時計の視交叉《しこうさ》上核《じょうかく》に届き、メラトニンの生成が抑制されます。**夜遅い時間でも、覚醒を促すスイッチが入るのです。概日《がいじつ》リズムもどんどん後退することに。夕方に2時間程度の光を浴びただけで、平均1・1時間もリズムが遅れることがわかっています**（Pham HT et al., 2021）。

最近はブルーライトをカットする眼鏡やフィルターもありますが、効果は限定的です。夜に明るい光を浴びること自体を避けたほうがいいでしょう。

フィルターつきタブレットより紙の本がおすすめ

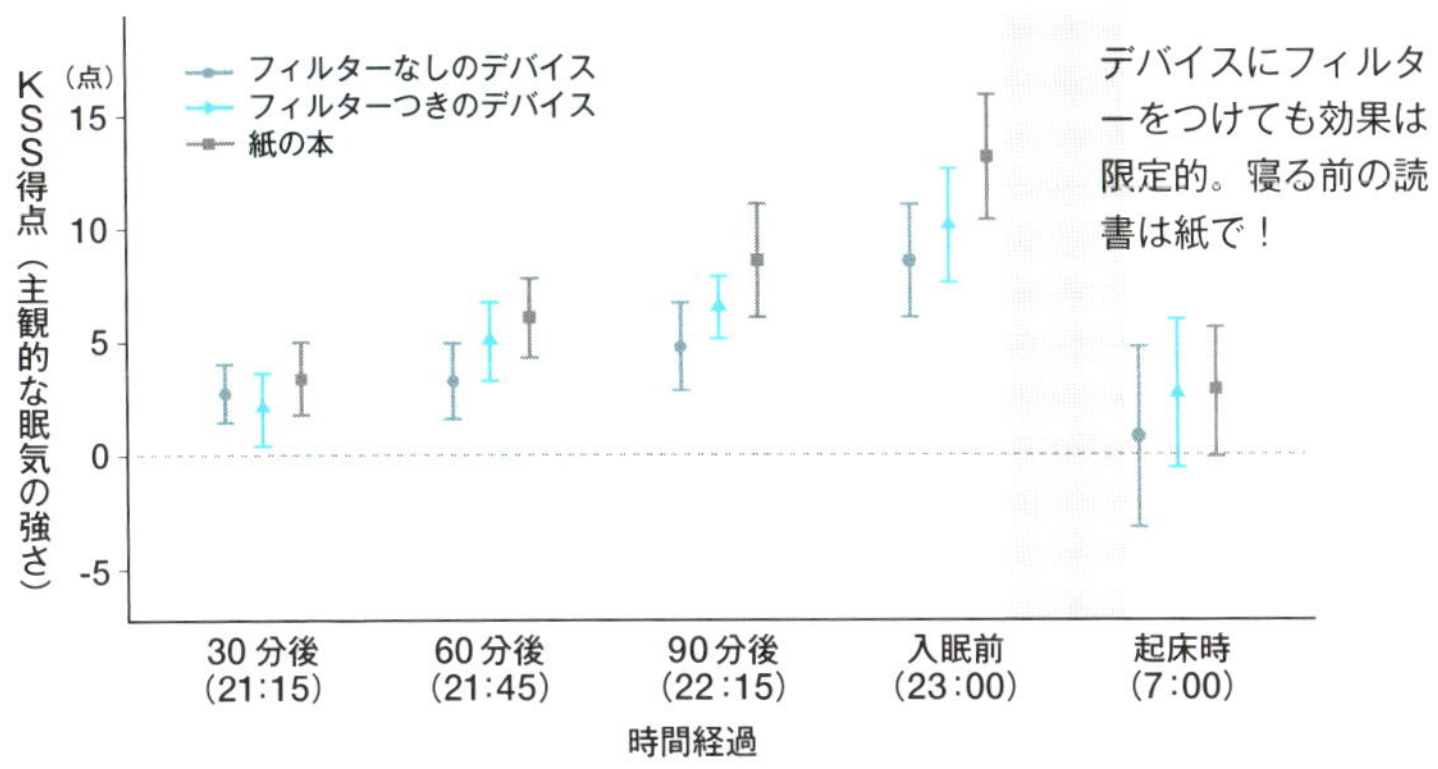
（点）
KSS得点（主観的な眠気の強さ）
15
10
5
0
-5
フィルターなしのデバイス
フィルターつきのデバイス
紙の本
デバイスにフィルターをつけても効果は限定的。寝る前の読書は紙で！
30分後（21:15）
60分後（21:45）
90分後（22:15）
入眠前（23:00）
起床時（7:00）
時間経過

（「How smart is it to go to bed with the phone?：The impact of short-wavelength light and affective states on sleep and circadian rhythms.」Schmid SR et al., Clocks&Sleep vol.3（4）：558-580, 2021 より引用）

スマホは1時間前にしまい、本を持って寝室へ

スマホのフィルターにどの程度の効果があるかを見た実験もあります。フィルターなしのスマホ、フィルターありのスマホ、紙の本のいずれかで寝る前に読書をしてもらったところ、フィルターなしのスマホ群では、メラトニンの分泌《ぶんぴつ》量が最低レベルでした。ではフィルターあり群はどうかというと、こちらも分泌量が少なめ。**もっともよくメラトニンが出ていたのは紙の本を読んだ人たちという結果でした。**ストレスホルモンの分泌量もスマホ使用群で多く、フィルターがあっても、眠気の強さは十分強まっていきませんでした（上図参照）。

寝るときに何かを読みたいなら、紙の本が最善です。**スマホは少なくとも就寝1時間前に電源を切り、寝室には持ち込まないようにしましょう。**

Room Environment for Good Sleep

快眠のための環境づくり02

遮光カーテンで光をシャットアウト!

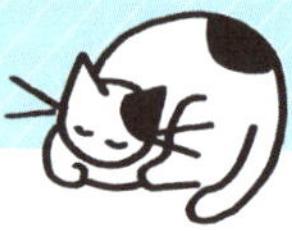

日の出より遅く起きるなら、遮光カーテンを使う

睡眠科学の研究者は、マウスを使った実験を日夜くり返しています。実験条件を厳密にコントロールしておこないますが、なかにはPCモニターの電源をオフにせず、小さな電源ランプをつけたまま帰るおっちょこちょいな学生も。するとマウスの睡眠リズムは大きくくるい、実験は台無しになってしまいます。

光はそれほどまでに、睡眠リズムを左右します。**最近では「自然な覚醒のために光を通すカーテンを」「カーテンの端を数㎝開け、朝の光が入るように」などの情報も広まっていますが、それは日の出とともに起きる人の場合。**6〜8時くらいに起きて出勤する人では、早朝の眠りの質が落ちるだけです。**遮光《しゃこう》カーテンを使い、小さな光も絶対に入れない覚悟で臨みましょう。**

小さなライトも消して、真っ暗な環境で寝る

弱い光でも、入眠や熟眠の妨《さまた》げに。
あらゆる光を消してぐっすり眠ろう。

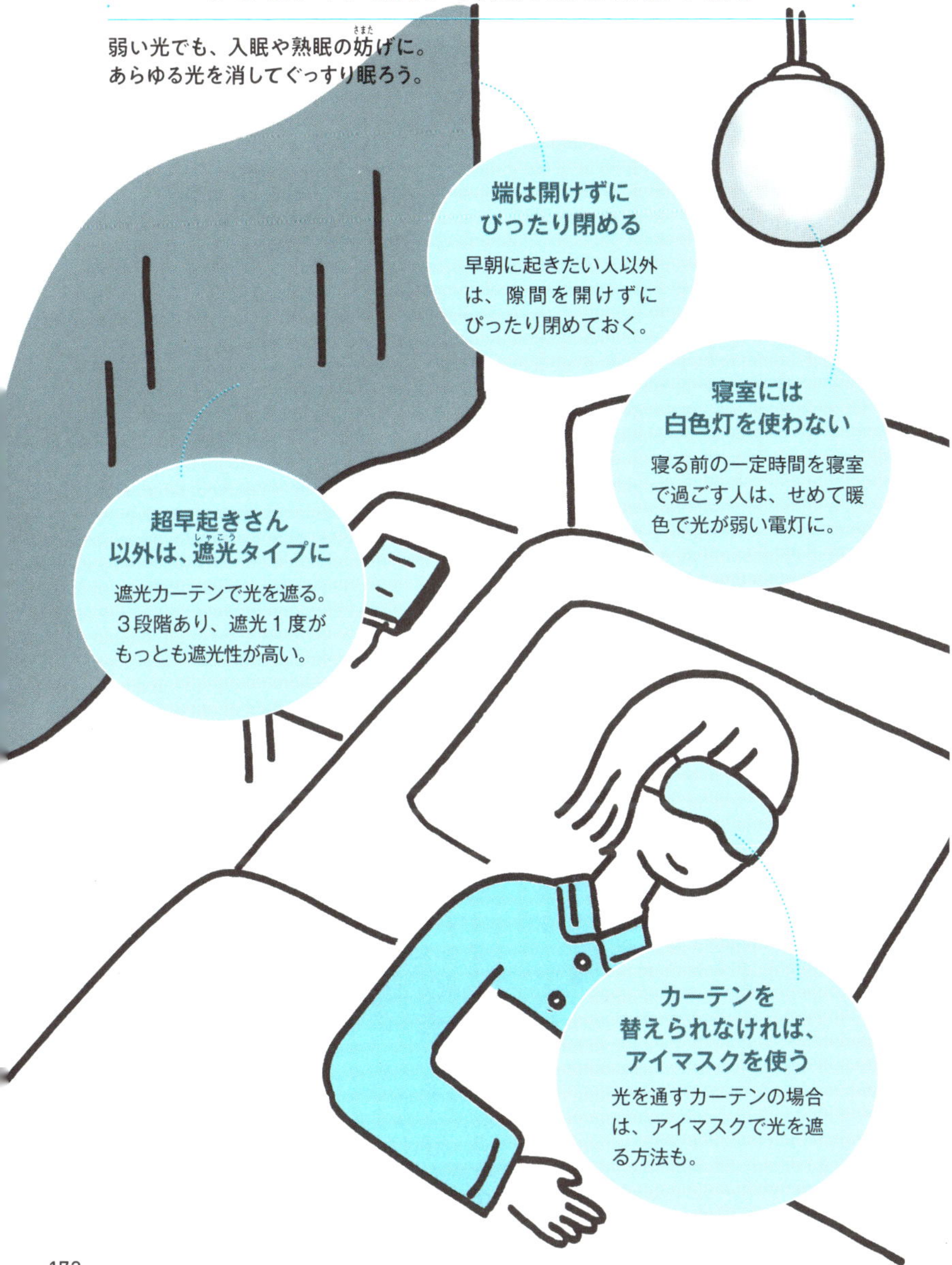

端は開けずにぴったり閉める

早朝に起きたい人以外は、隙間を開けずにぴったり閉めておく。

寝室には白色灯を使わない

寝る前の一定時間を寝室で過ごす人は、せめて暖色で光が弱い電灯に。

超早起きさん以外は、遮光《しゃこう》タイプに

遮光カーテンで光を遮る。3段階あり、遮光1度がもっとも遮光性が高い。

カーテンを替えられなければ、アイマスクを使う

光を通すカーテンの場合は、アイマスクで光を遮る方法も。

賃貸なので、寝室の照明は
つけ替えられません……

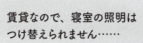

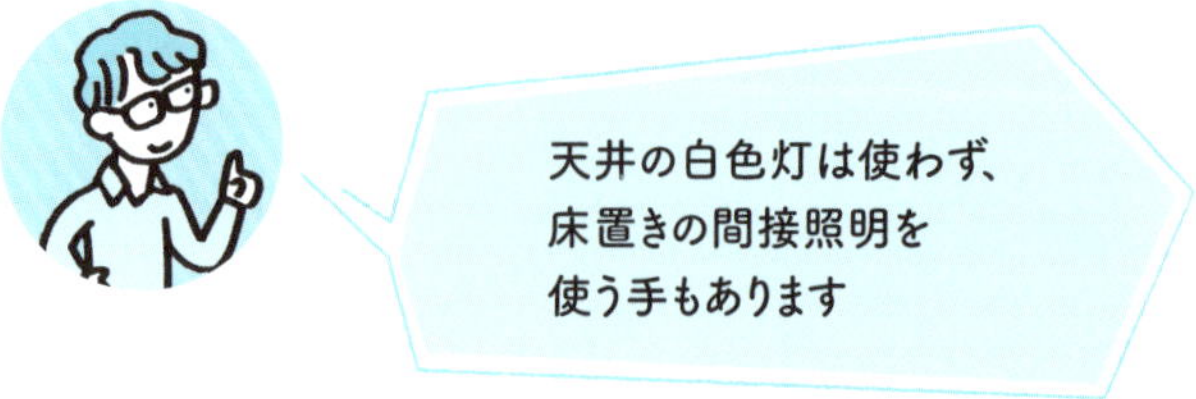
天井の白色灯は使わず、
床置きの間接照明を
使う手もあります

日本の照明は明るすぎ。寝室照明も見直す

日本の住宅のせまさは、世界でもよく知られるところ。とくに子どもがいる家庭では、「自室なんて夢のまた夢」という家庭も少なくないでしょう。仕事や作業用のデスクやPCを寝室に置かざるをえないこともあります。**けれど寝室は本来、眠るためだけの場所。わずかな光も入れないという意味では、PCもリビングに置くべきです。**PCモニターや充電器のわずかな光も、寝室には入れないようにしてください。

寝室のライティングも重要です。日本の住宅照明は非常に明るく、寝室であってもビカッと光る白色灯がついていることがあります。**暖色系で照度の低いライトに変更したり、床置きの間接照明にするなどして、寝る前に明るい光を浴びずにすむようにしましょう。**

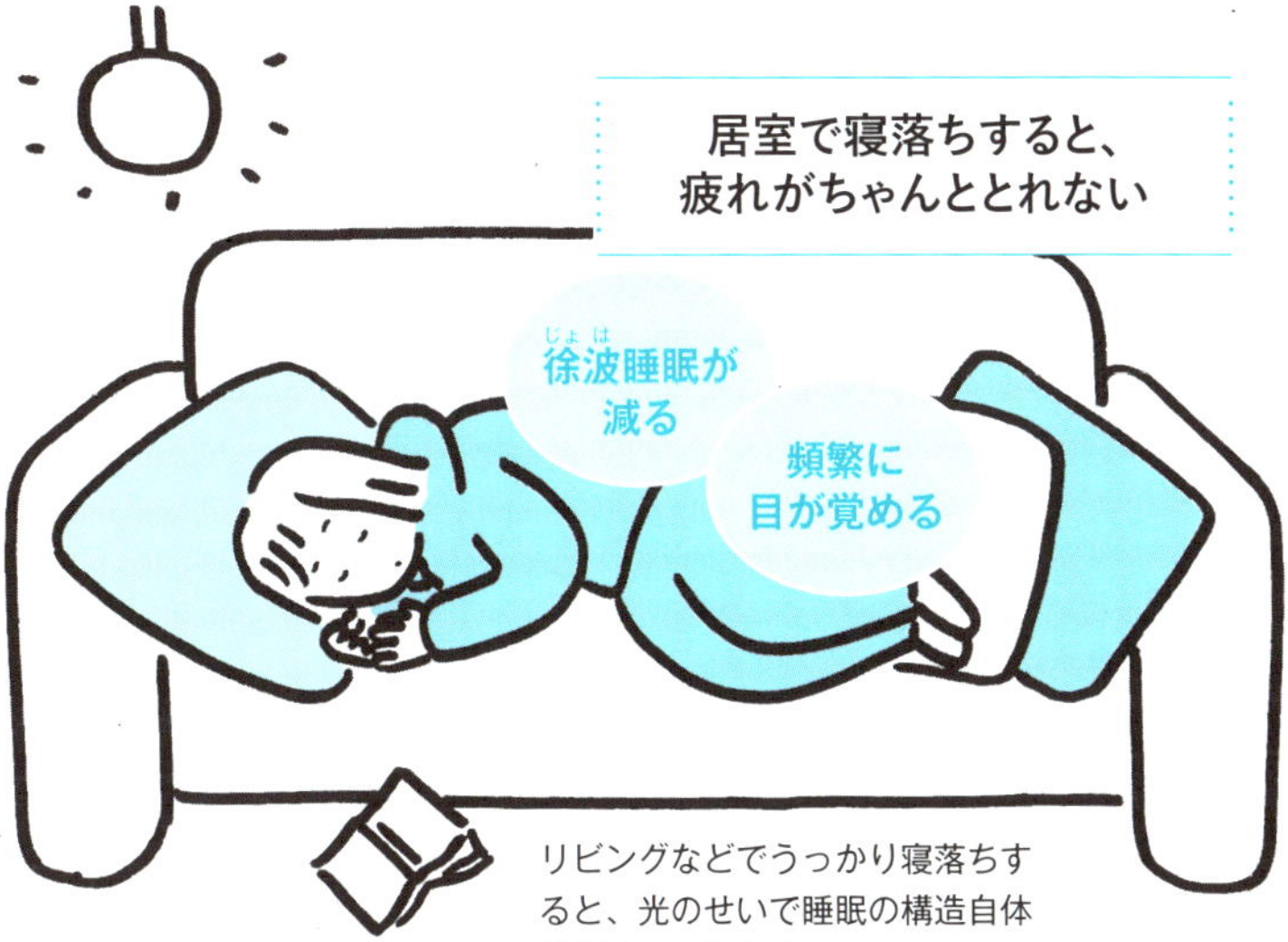
居室で寝落ちすると、
疲れがちゃんととれない
徐波《じょは》睡眠が
減る
頻繁に
目が覚める

リビングなどでうっかり寝落ちすると、光のせいで睡眠の構造自体が変わってしまう。

子どもが暗闇をこわがるときは、あとで消灯を

仕事のスキルアップのために本で勉強したり、趣味の読書を楽しむうちに、リビングでうっかり寝落ちしてしまうこともありますね。リビングの照明が弱いものだとしても、このような眠りでは、まず疲れがとれません。

弱い灯りをつけたまま眠る実験では、睡眠時間や就寝時刻に影響はなかったものの、眠りが浅くなり、頻繁に目覚めることに（Mead MP, Reid KJ&Knutson KL, 2022）。さらに徐波《じょは》睡眠が減り、レム睡眠の働きも弱まるなど、睡眠中の脳の活動に大きな悪影響が認められました。

小さな子どものいる家庭では、子どもが暗闇をこわがり、小さな灯りをつけて寝ることも。その場合は、子どもが眠ってからそっと灯りを消しましょう。忙しい育児生活で十分に疲れをとるためにも、大切な工夫です。

Room Environment for Good Sleep

快眠のための環境づくり03

暖かすぎると眠れない!?
室温は25℃以下が理想

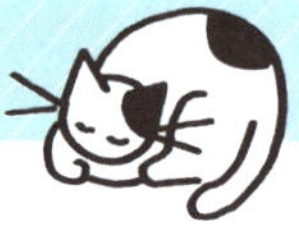

暑い夏は、エアコンをしっかり使って調節を

人の体温には、脳を含めた臓器の温かさを表す「深部体温」と、わきの下などで測定できる「皮膚体温」があります。眠りにつくときには、体内の熱を皮膚から放散するため、深部体温は下がって皮膚体温は上がります。**つまり室内が暖かいままでは、深部体温が下がらず眠りにつきにくいのです。**

近年は夏の気温が著しく上昇し、熱帯夜も増えています。節電も大切ですが、快眠による健康はそれ以上に大切。暑い日は必ずエアコンを使い、室温を下げましょう。

アメリカの高齢者３０００人以上を対象に、室温と睡眠の関係を調べた大規模調査では、総睡眠時間と睡眠効率にすぐれているのは20～25℃前後とわかっています（左上の図参照）。

室温20～25℃が、いちばん効率よく眠れる

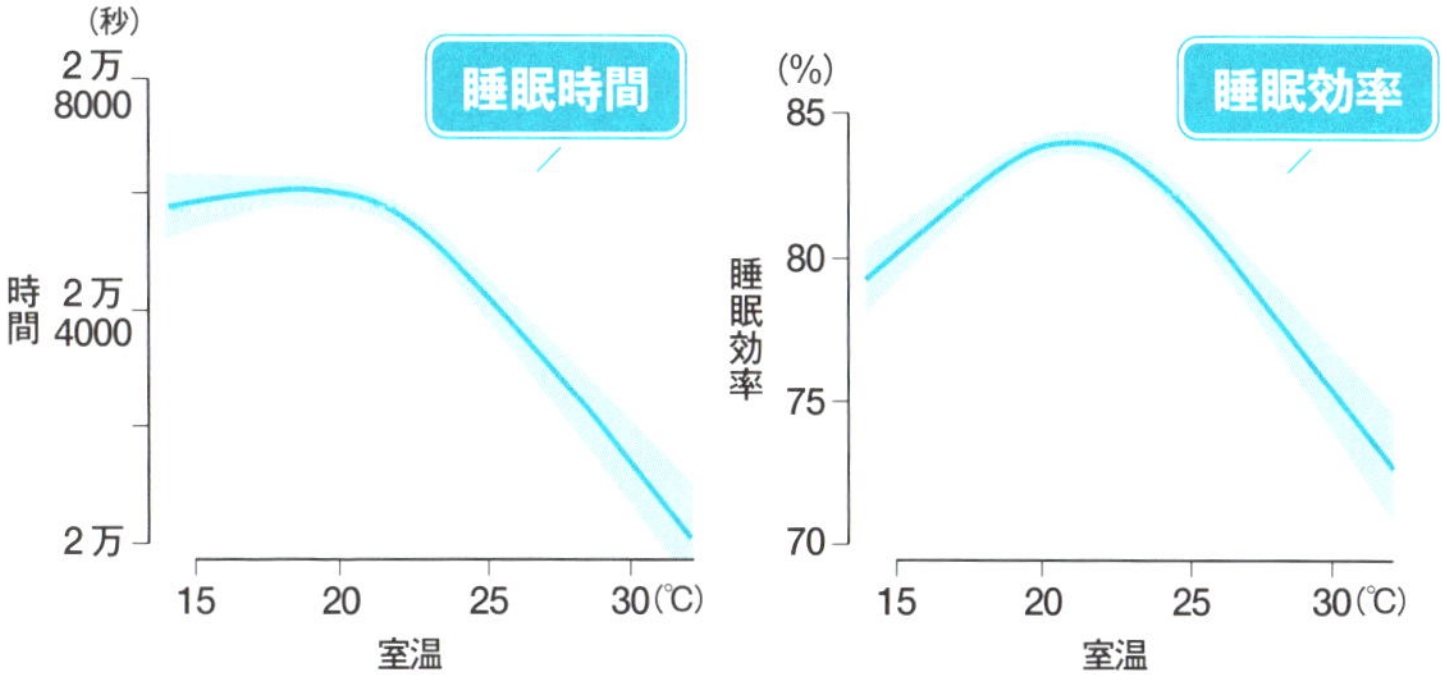

20～25℃が最適で、高くなるほど睡眠時間が短く、睡眠効率も悪化した。

(「Nighttime ambient temperature and sleep in community-dwelling older adults.」Baniassadi A et al., Science of the Total Environment vol.899：165623, 2023より引用)

冬の暖房も、暖かすぎると睡眠の質が落ちる

冬の室温管理も重要です。**日本の住宅は断熱性能が低く、寝室の室温も諸外国よりかなり低いのです。**調査によると、沖縄・北海道を除く全都道府県の寝室室温は14・4℃未満。WHO推奨の最低室温は18℃、欧州では20℃ですから、かなり低い室温です。

そこで日本の住宅環境の実態をふまえ、寝室の寒さと睡眠の質を調べた研究もあります（Chimed-Ochir O et al., 2021）。**その結果、寝室で寒さを感じることがある人は、ピッツバーグ睡眠質問票のスコアがあきらかに高く、よく眠れていない傾向に。**地域差も大きくありますが、寒い地域では住宅改修まで含めた対策が必要といえます。

同時に、乾燥も睡眠の妨《さまた》げとなります。湿度50％前後を目標に、加湿器を使ってうるおいを保ちましょう。

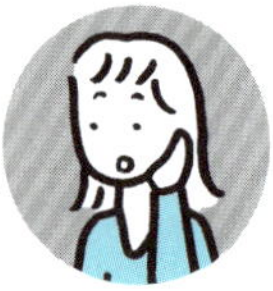
私、すごく冷え性で……
手足が冷たくて寝つけません

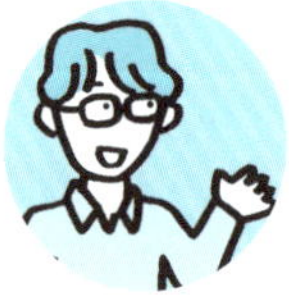
直接温める以外に、
日々の運動で筋肉をつけると
いいですよ

「睡眠時の靴下はダメ」は、過去の常識だった!!

寒さ対策として、冬のもこもこソックスも人気です。かつての睡眠科学では、「皮膚体温を上げると、深部体温からの放熱が妨《さまた》げられるからダメ」とされていましたが、これは過去の常識。**韓国の新しい研究では、冬にベッドソックスを使用した人のほうが、入眠潜時《せんじ》が平均7・5分も短く、眠りの質も高いとわかっています**（左図参照）。

この実験のポイントは、末梢（足）の皮膚体温を上げても、深部体温には影響がなかったこと。これは、足が冷えて寝つけない人にとって朗報です。冷えがつらいときは、ベッドソックスを履いて寝るといいでしょう。

ただし慢性的な冷えに悩む人には、根本的な改善策も必要。**筋肉が少ないと、体内で熱を産生し、維持することができません。日常的な運動で筋肉量を増やしましょう。**

冷えがつらい人は、もこもこソックスで眠ろう

ベッドソックスを履いた人たちは、睡眠中の足の温度が平均1.3℃高かった。

2枚履きは
NG
締めつけない
ものを使用

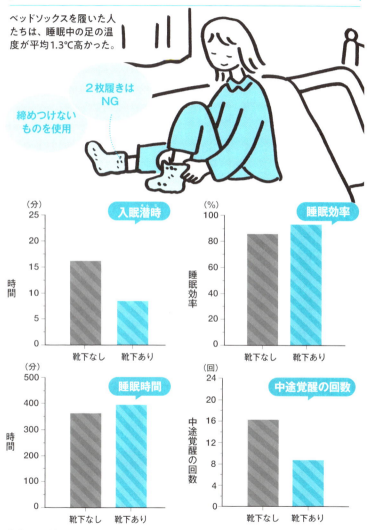

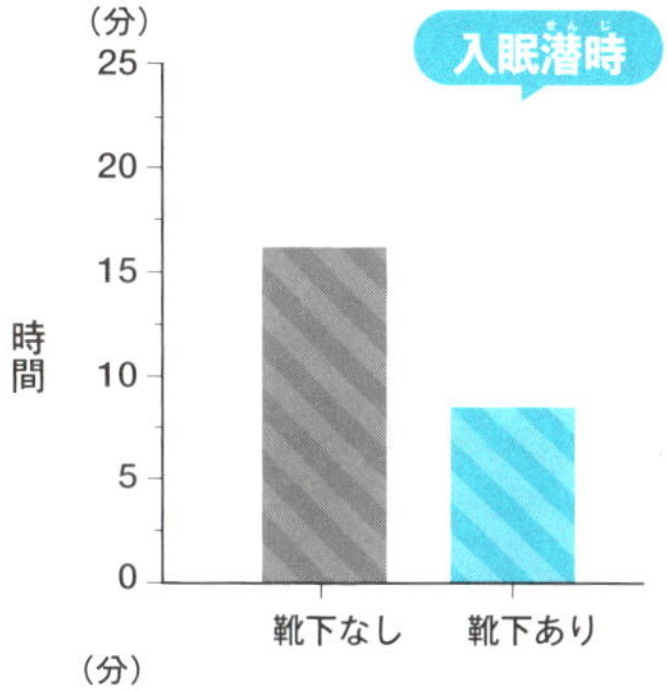
入眠潜時《せんじ》
(分)
25
20
15
10
5
0
時間
靴下なし
靴下あり

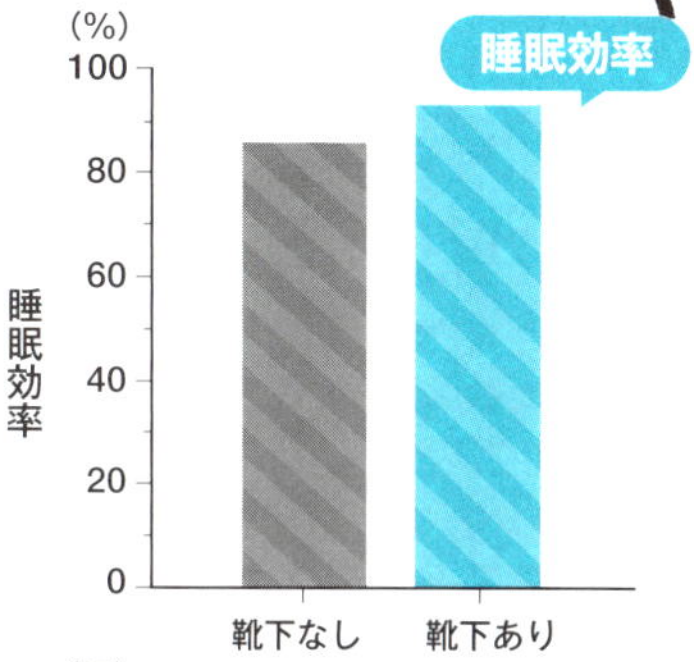
睡眠効率
(%)
100
80
60
40
20
0
睡眠効率
靴下なし
靴下あり

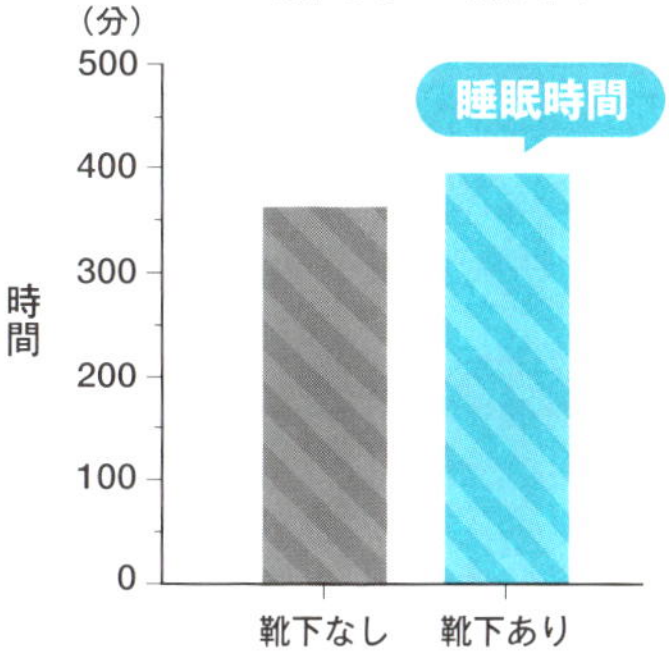
睡眠時間
(分)
500
400
300
200
100
0
時間
靴下なし
靴下あり

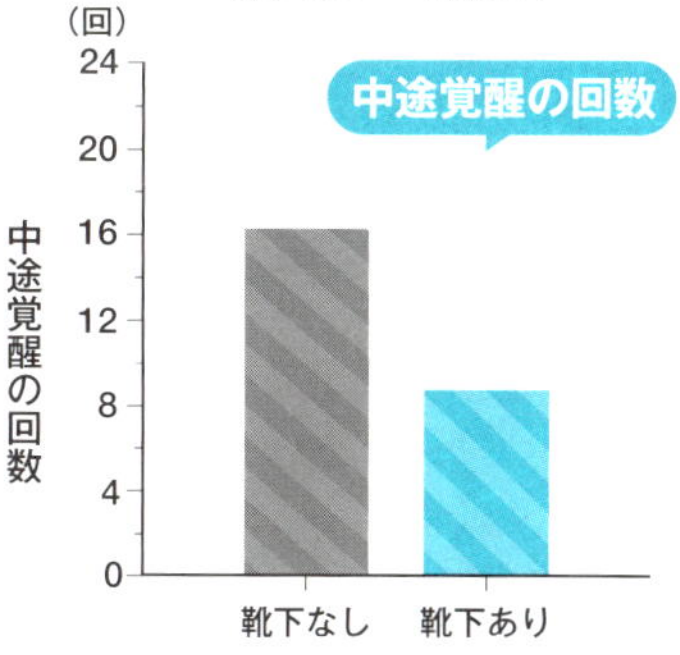
中途覚醒の回数
(回)
24
20
16
12
8
4
0
中途覚醒の回数
靴下なし
靴下あり

(「Effects of feet warming using bed socks on sleep quality and thermoregulatory responses in a cool environment.」Ko Y & Lee JY, Journal of Physiological Anthropology vol.37 (1) : 13, 2018 より引用)

ベッドソックスを履くと中途覚醒の回数は 7.5 回少なく、総睡眠時間は 32 分も延長。寒い冬に足を温めるのは睡眠にいいとわかった。

Room Environment for Good Sleep

快眠のための環境づくり 04

マットレスや枕はそこそこ快適ならOK

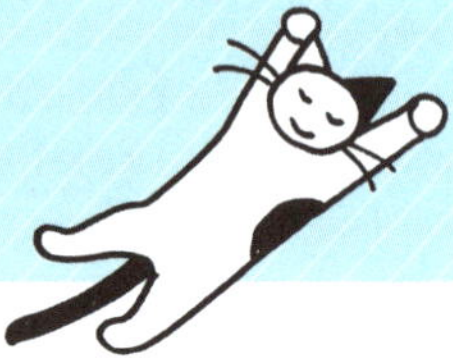

規則的な生活に比べれば、重要度は低い

ぐっすり眠れないとき、寝ても疲れがとれないときに、真っ先に考えるのがマットレスや枕の買い替えですね。世の中には数かぎりない種類の寝具があり、ネット広告も多数。高い寝具を買えば、快眠生活が手に入るのではと考えたくもなります。

けれど睡眠の質を決めるのは、睡眠時間や規則正しい睡眠‐覚醒リズムであり、寝具だけで何かが変わったりはしません。「人生の投資だから」と貯金をはたいて高い寝具を買う前に、まずはできるかぎりの生活改善を。そのうえで予算に余裕があれば、好みの寝具を探しましょう。

睡眠科学でも寝具の研究はおこなわれていますが、「これが決定打」といえるほどの最高の寝具や、その条件は見つかっていません。

高機能マットレスでは、デルタパワーがやや高かった

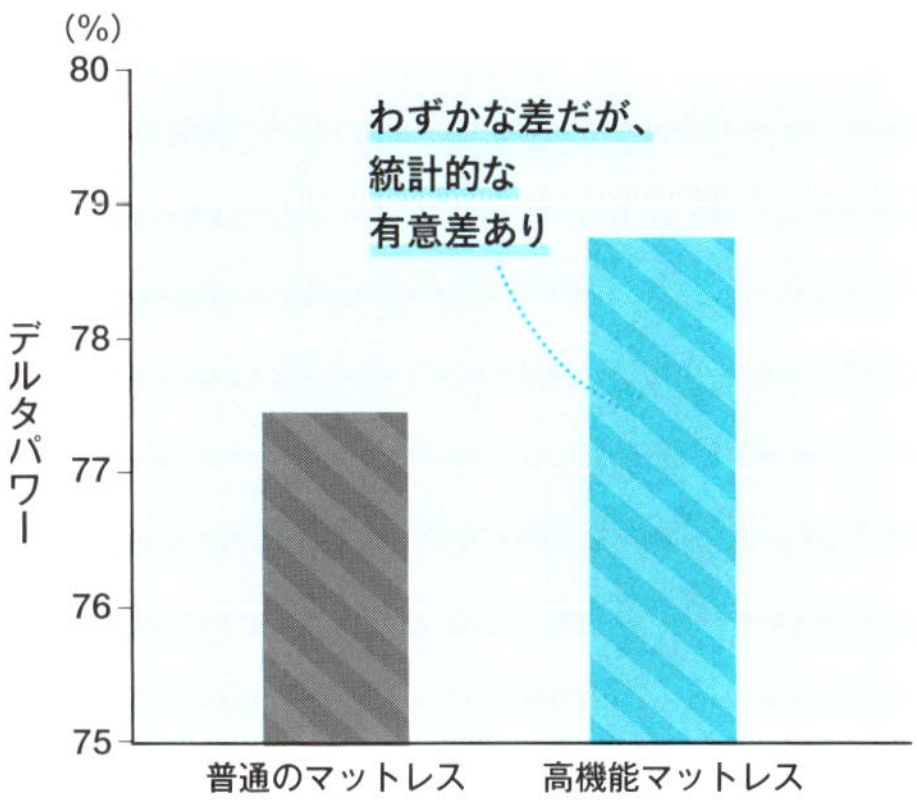
(%)
80
79
78
77
76
75
デルタパワー
わずかな差だが、
統計的な
有意差あり
普通のマットレス
高機能マットレス

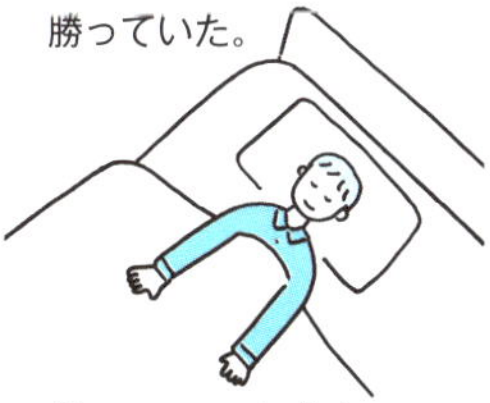

睡眠の質の指標となるデルタパワーは、高機能の体圧分散型マットレスのほうが勝っていた。

（「Improvement of slow wave sleep continuity by mattress with better body pressure dispersal.」Kayaba M et al., Sleep Medicine Research vol.10 (2)：75-82, 2019より引用）

エビデンスでは、〝やや硬め〟マットレスが優勢

マットレスに関しては一般に、硬さや機能の違いで睡眠が変わるとされます。では実験結果はどうでしょう？**硬さでは、中程度の硬さがいいようです。普通のスプリングマットレスで寝ている人を対象とした実験でも、中程度の硬さのマットレスで眠ることで、肩や背中、腰の痛みが起きにくく、睡眠効率が高まるとわかりました**(Jacobson BH, Wallace T&Gemmell H, 2006)。慢性腰痛の人を対象とした実験でも、中硬度マットレスで、痛みの改善が認められています（Kovacs FM et al., 2003）。

高機能タイプは、製品間の違いもあり一概にいえません。体圧分散型マットレスの実験では、入眠潜時《せんじ》や睡眠時間、睡眠効率は普通のマットレスと同程度だったものの、徐波《じょは》睡眠は増えたと報告されています（上図参照）。

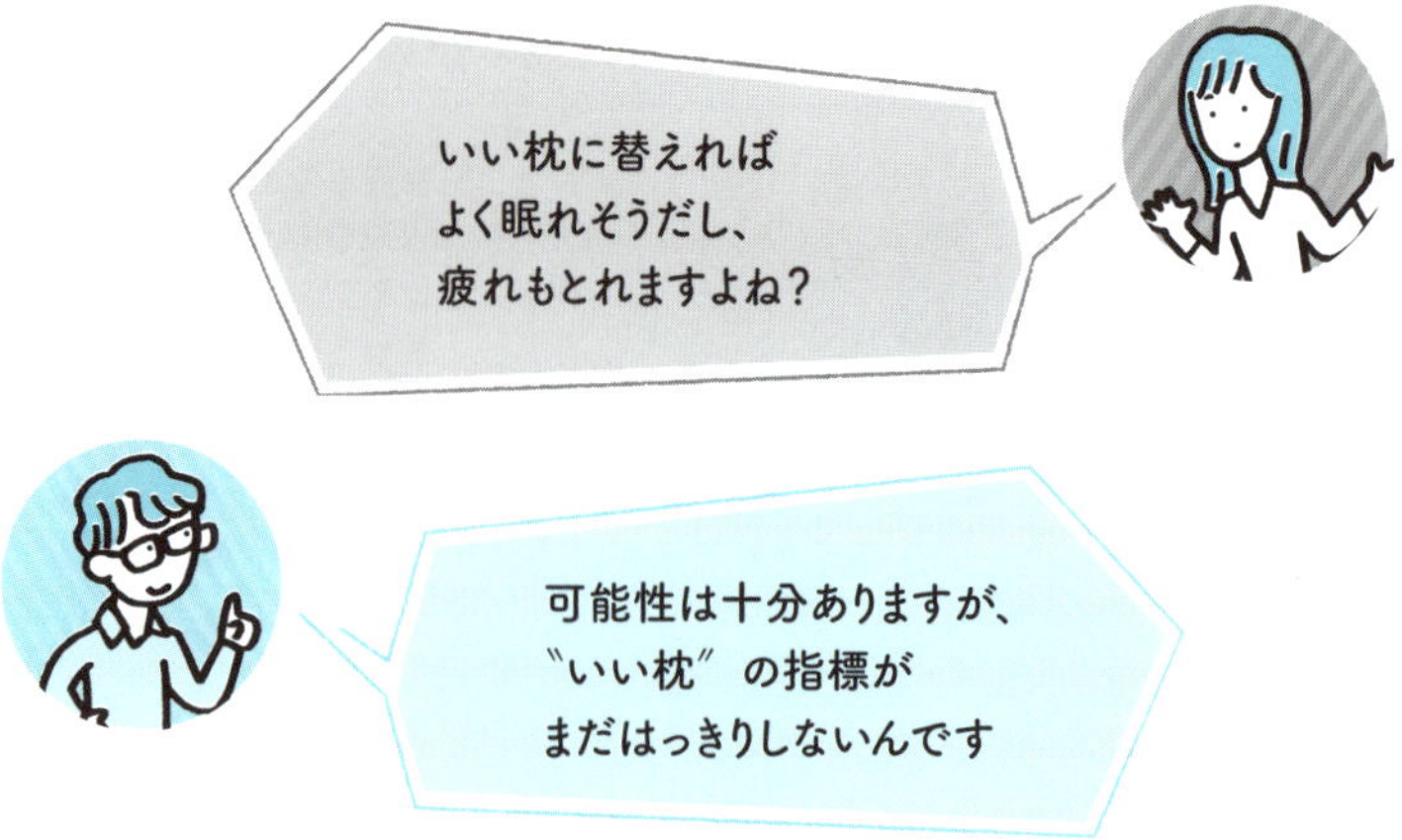
いい枕に替えれば
よく眠れそうだし、
疲れもとれますよね？
可能性は十分ありますが、
〝いい枕〟の指標が
まだはっきりしないんです

あお向けと横向き、両方に対応した枕を選ぶ

スマホによるストレートネックに悩む人も増え、枕選びも悩ましいところです。**重要なのは、正常な首と胸郭《きょうかく》（鎖骨《さこつ》〜胸の骨格）のカーブを保てること**。これにより睡眠中も筋肉が緊張せず、リラックスして眠れます。

ただ、睡眠中は20〜30回も寝返りをうちます。これは健康な体、健康な睡眠の証拠。**姿勢がどんどん変わるので、「あお向け用」「横向き用」と分けて考えることはできず、両方に対応した枕を選ばなくてはなりません**。

あお向けのときは、中央の凹みに頭部がフィットするのが理想的。へこんでいない部分の高さは7㎝程度がいいと報告されています（Li X, Hu H&Liao S, 2017）。一方で横向きのときは10㎝程度がめやすで、横向きのときに首を支える両サイドの部分は、高めのほうがいいようです。

首をサポートし、筋肉を緊張させないことが大事

立っているときと寝ているときの首のカーブは違うので、
横になってフィッティングを。

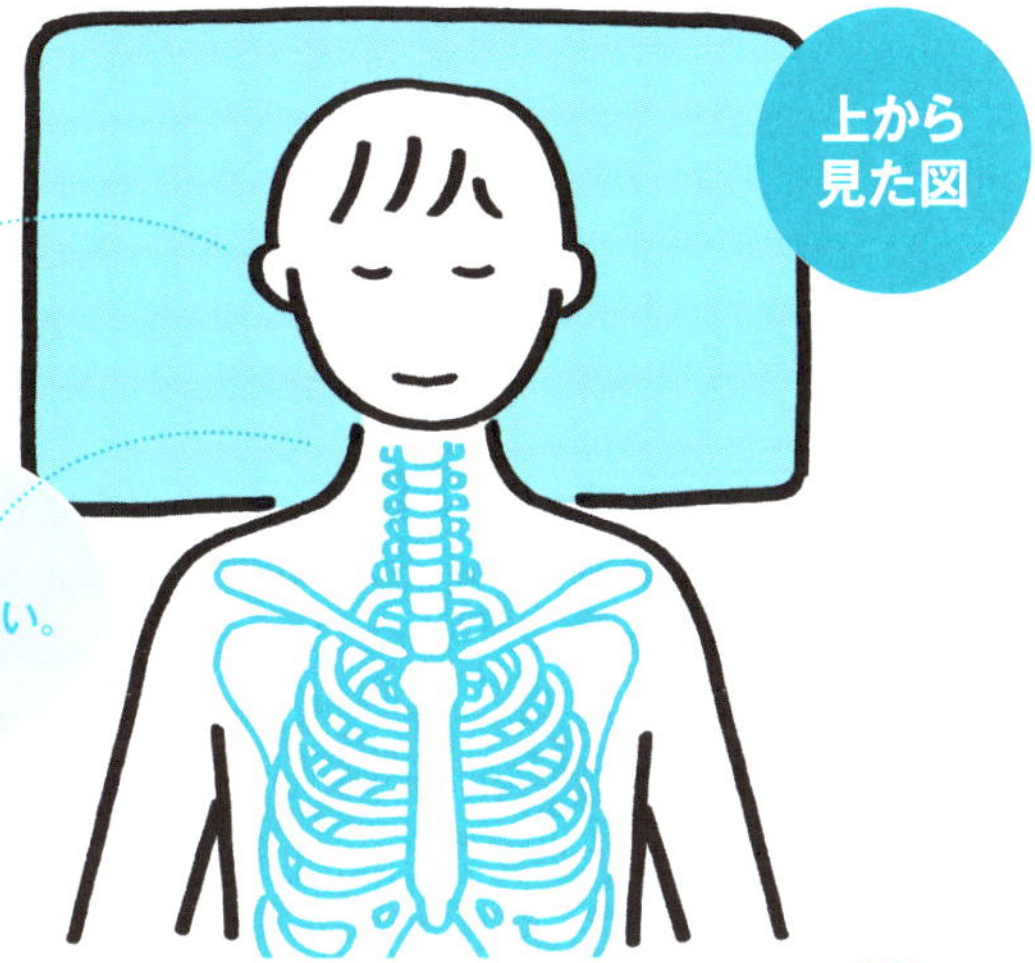
上から見た図
あお向けで使うのは、枕中央の低めの部分
頭と首をしっかり支え、筋肉を緊張させない。めやすは7㎝

ふわふわで沈み込む枕より、ある程度硬さがあるほうが、頭と首を支えられる。

横から見た図
中央の凹み部分に後頭部がきれいに収まるといい
頭部だけでなく、首のつけ根まで支える位置に

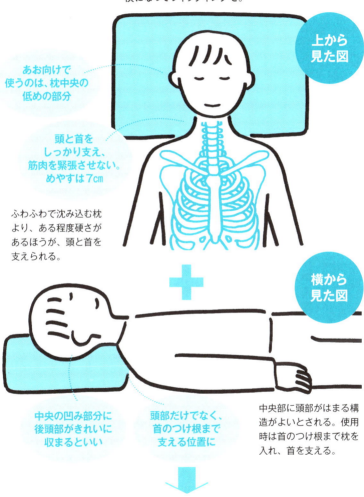

中央部に頭部がはまる構造がよいとされる。使用時は首のつけ根まで枕を入れ、首を支える。

立っているときと同じにはならない。
寝たときの体にあうものを!

夕食は重すぎず、軽すぎず。2時間前にはすませる

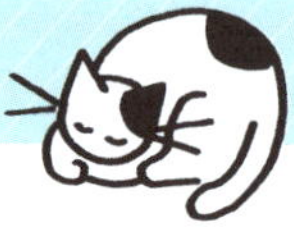

食べすぎはよくないが、空腹でも眠れない

遅い夕食はダイエットにも健康にもよくないという情報は、広く浸透しています。じつはこれ、睡眠にもあてはまります。**夕食時刻と睡眠の関係を見た研究によると、食べる時間が遅いほど中途覚醒しやすく、ダラダラと長く眠りがちという結果が出ています**（左図参照）。

とはいえ、長くあければいいかというと、そうでもありません。空腹で血糖値が低いときには、覚醒にかかわる物質「オレキシン」がつくられて、心身が活性化。結果として、イライラして眠れなくなります。

何時間前がベストかの答えは出ていませんが、アメリカの大規模調査では、1時間前ではあきらかに遅いとわかっています（Iao SI, 2022）。2〜5時間の範囲で、就寝時に空腹を感じずにすむ時間に食べるといいでしょう。

直前に食べると、質の低いダラダラ睡眠に

遅すぎる夕食は避け、あとは生活リズムと空腹度に応じて決める。

あれー
まだ4時?

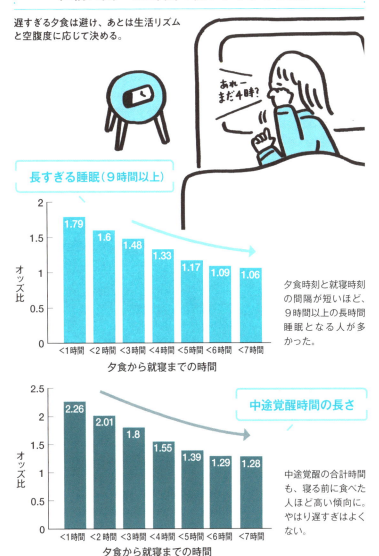

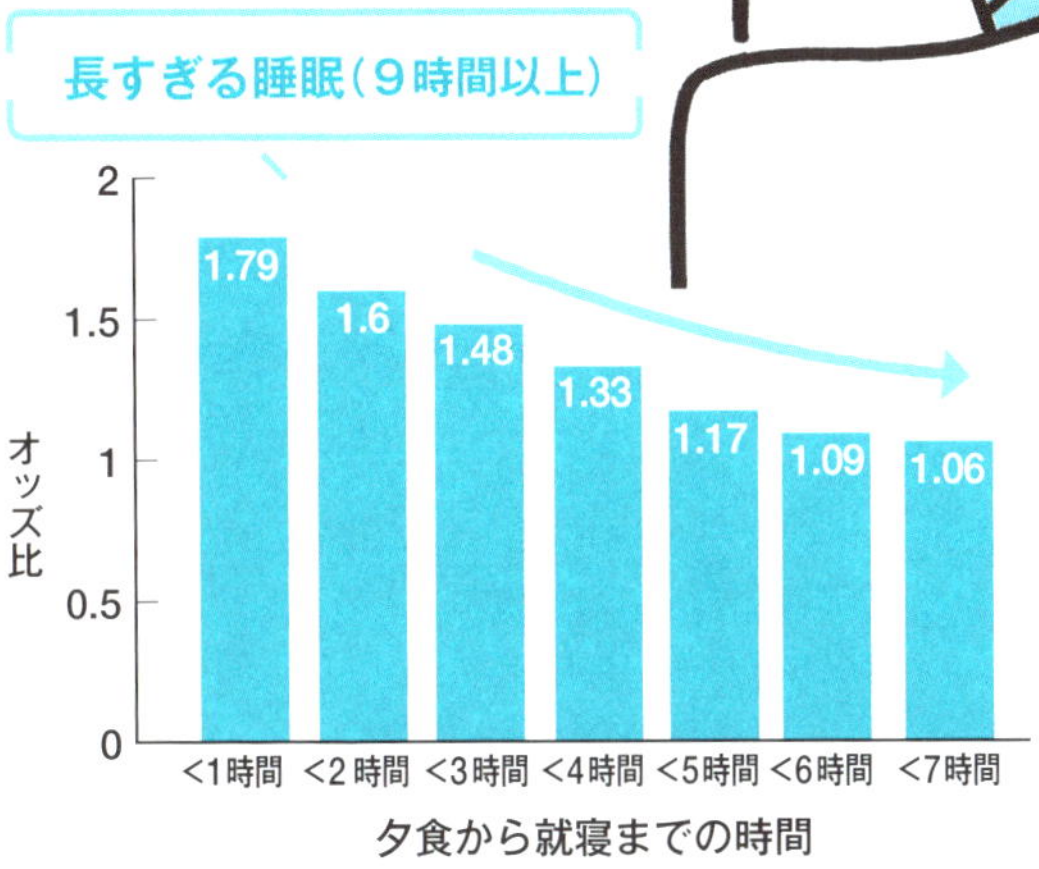
長すぎる睡眠（９時間以上）
2
1.5
1
0.5
0
オッズ比
1.79
1.6
1.48
1.33
1.17
1.09
1.06
<1時間 <2時間 <3時間 <4時間 <5時間 <6時間 <7時間
夕食から就寝までの時間

夕食時刻と就寝時刻の間隔が短いほど、９時間以上の長時間睡眠となる人が多かった。

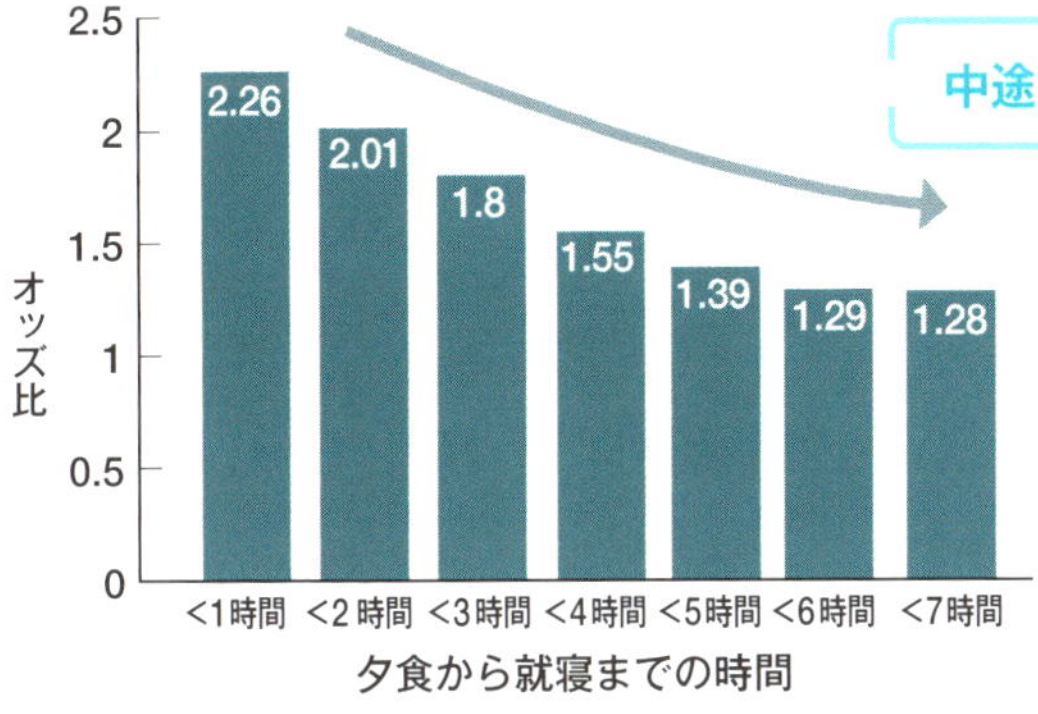
中途覚醒時間の長さ
2.5
2
1.5
1
0.5
0
オッズ比
2.26
2.01
1.8
1.55
1.39
1.29
1.28
<1時間 <2時間 <3時間 <4時間 <5時間 <6時間 <7時間
夕食から就寝までの時間

中途覚醒の合計時間も、寝る前に食べた人ほど高い傾向に。やはり遅すぎはよくない。

（「Associations between bedtime eating or drinking, sleep duration and wake after sleep onset : Findings from the American time use survey.」Iao SI et al., British Journal of Nutrition vol.127 (12) : 1888-1897, 2022より引用）

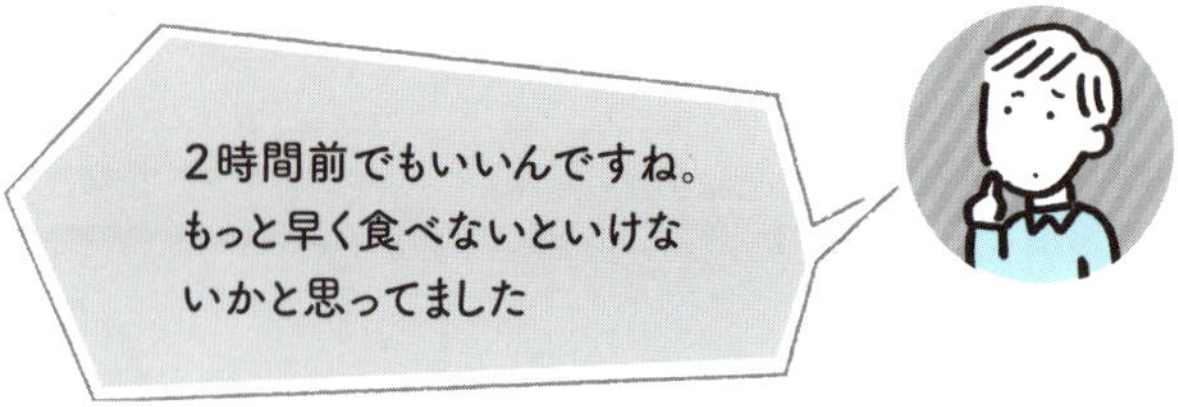
2時間前でもいいんですね。もっと早く食べないといけないかと思ってました

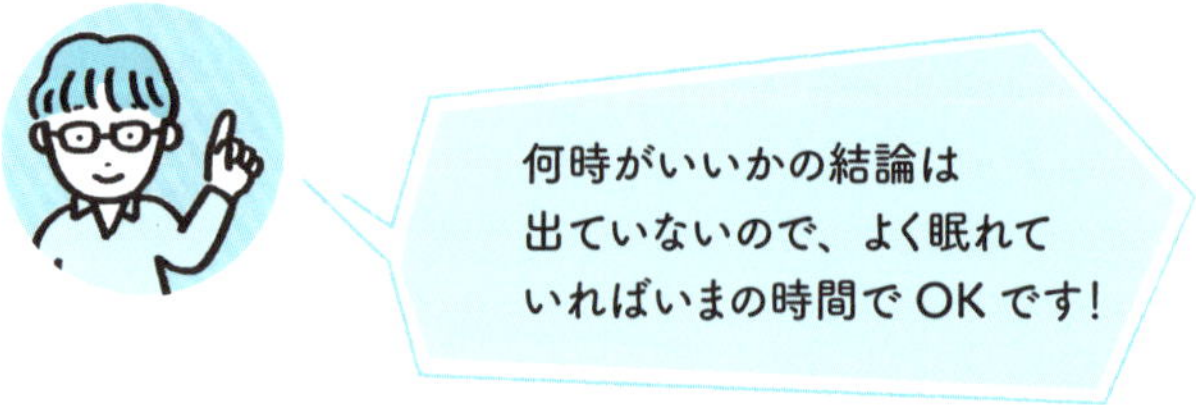
何時がいいかの結論は出ていないので、よく眠れていればいまの時間でOKです！

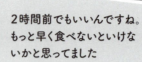

夕食単体の時間より、3食のリズムで考えて

夕食の時刻は、朝・昼の食事時間とのかねあいもあります。昼食が早ければ夜も早くおなかがすきますし、外回りなどで遅めのランチをとる人は、20時くらいがちょうどよく感じられるかもしれません。

1ついえるのは、3食全体に後ろにずれている人は、不眠傾向が強いということ。7023人を対象とした中国の大規模調査では、三度の食事のタイミングが遅い人ほど、睡眠の質が低いという結果でした（左上の図参照）。夕食時間と就寝時間の結果だけを見ず、1日単位で考えなくてはいけません。

3食の時間をなるべく一定にすることも大切です。概《がい》日《じつ》リズムが一度乱れると、簡単にはもとに戻りません。朝食・昼食と同様、できるだけ決まった時間に食べましょう。

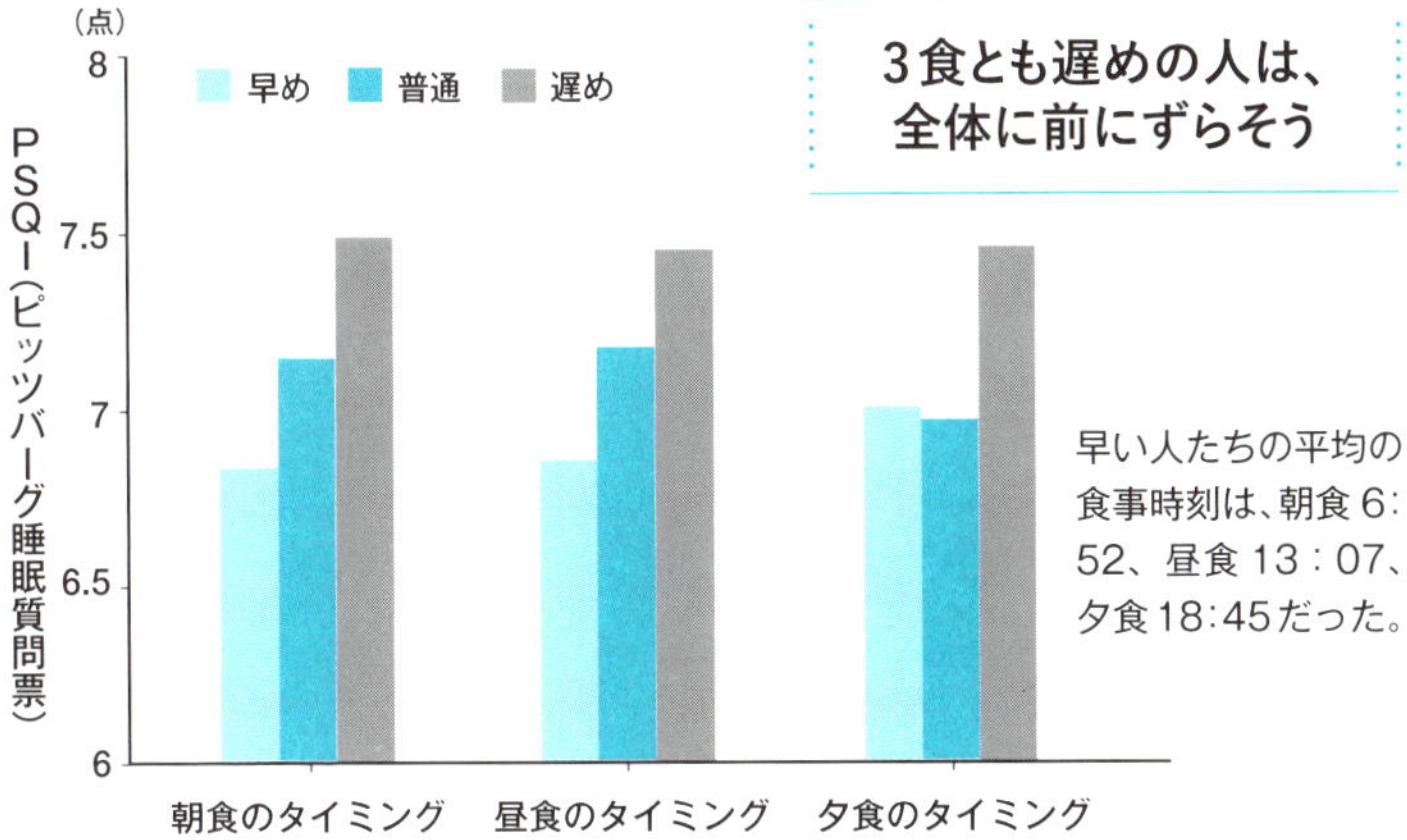
(点)
8
7.5
7
6.5
6
早め
普通
遅め
PSQI(ピッツバーグ睡眠質問票)
朝食のタイミング
昼食のタイミング
夕食のタイミング
3食とも遅めの人は、全体に前にずらそう
早い人たちの平均の食事時刻は、朝食 6:52、昼食 13:07、夕食 18:45だった。

(「Chronobiological perspectives: Association between meal timing and sleep quality.」 Yan LM et al., PLoS One vol.19 (8): e0308172, 2024 より引用)

たんぱく質は必須だが、眠りへの影響は未知数

夕食の内容で重要なのは、栄養素のバランスです。**まずはたんぱく質。たんぱく質豊富な食品には「トリプトファン」という必須アミノ酸が含まれ、セロトニンの原料となります。**心身をリラックスさせ、心地よい睡眠に導く物質です。とはいえ、多くとれば熟睡できるといった即効性はありません。肉か魚、大豆製品、卵などをおかずでとれば十分です。**もう1つ大事なのが炭水化物で、脳内でのトリプトファンのとり込みをよくします。**

この両者をバランスよくとるのが、理想の夕食。日本の大規模調査でも、朝に主食をとらず、昼・夜が主食メインの人は、睡眠が不規則になると報告されています(Yamaguchi M et al., 2013)。丼ものやラーメンのような単品でなく、主食、主菜、副菜を組み合わせるのが基本です。

Routine before Bedtime

就寝前の過ごしかた 02

寝酒は中途覚醒を起こし、レム睡眠を妨げる

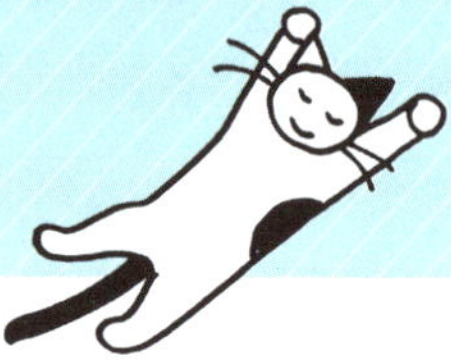

「飲まないと眠れない」は、大きな誤解!!

カフェインとアルコールは、もっとも身近な精神活性物質。アルコールはカフェインと反対に、眠くなる物質と思われがちですが、じつは不眠の代表的な原因物質です。

お酒を飲むと気分がふわっとし、眠気をもよおしますが、すぐ眠れたとしても睡眠の質は悪化します。浅いノンレム睡眠が長く続き、レム睡眠は短くこまぎれに。中途覚醒しやすく、夜中に何度も目覚めてトイレに行ったりします。総睡眠時間は短くなり、起きたときにも疲労感が残るため、翌日の仕事にも悪影響です。

これはアルコールが、睡眠関連物質のアデノシン（→P63）の働きを妨《さまた》げるから。**慢性的に飲んでいる人では悪影響も大きく、入眠潜時《せんじ》はむしろ長くなります。**体内時計も乱れ、毎日の睡眠リズムを保つことができません。

浅い眠りがダラダラ続き、体内時計もずれる

すぐ眠れるのは最初のうちだけ。 長期的に見ていいことは1つもない。

入眠潜時《せんじ》が長くなる
最初は短くなるが、常用していると入眠の妨《さまた》げとなる。
ノンレム睡眠が長くなる
レム睡眠に入りにくいぶん、浅いノンレム睡眠が増加。
レム睡眠が短く、断片化
中盤までは減少し、遅い時間に増加。その結果、何度も目覚める。
末梢時計がずれる
慢性飲酒者では、末梢時計を中枢時計にあわせられなくなる。
メラトニン分泌《ぶんぴつ》がくるう
日中に増えて眠くなる一方、夜の分泌時間は遅くなる。

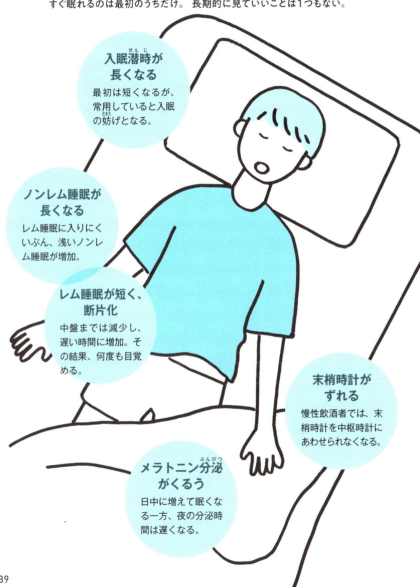

でも、お酒を飲むと
眠くはなりますよね。
それではダメなんですか？

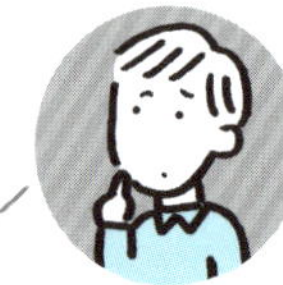

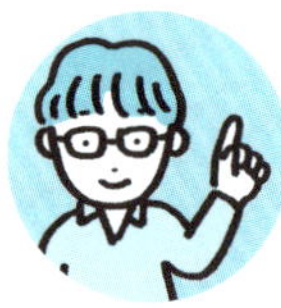

脳内の物質が乱れて
いるだけなので、
覚醒しやすいんです

9日間の連続飲酒で、入眠への耐性がつく

「最近の若い人はぜんぜん飲まないな」という言葉を聞くことがありますね。中高年男性ほど、ビジネス目的の酒席、社内の飲み会を多く経験しているため、そう感じるのでしょう。事実、中高年男性では飲酒量が多く、これはイギリスの疫学調査でも報告されている世界的な傾向です（Britton A, Fat LN&Neligan A, 2020）。**ただでさえ年齢とともに睡眠時間が減り、熟眠できなくなるのに、お酒のせいでさらに不眠傾向が強まっているのです**。

酔って寝ることに慣れすぎて、「飲まないと眠れない」と信じている人が多いのも問題。**毎晩飲んでいれば耐性がつき、入眠効果も得られなくなります**。だからといってさらに多く飲めば、睡眠の質はますます落ちてしまいます（左上の図参照）。

1杯、2杯と飲むごとに、眠りの質が落ちる

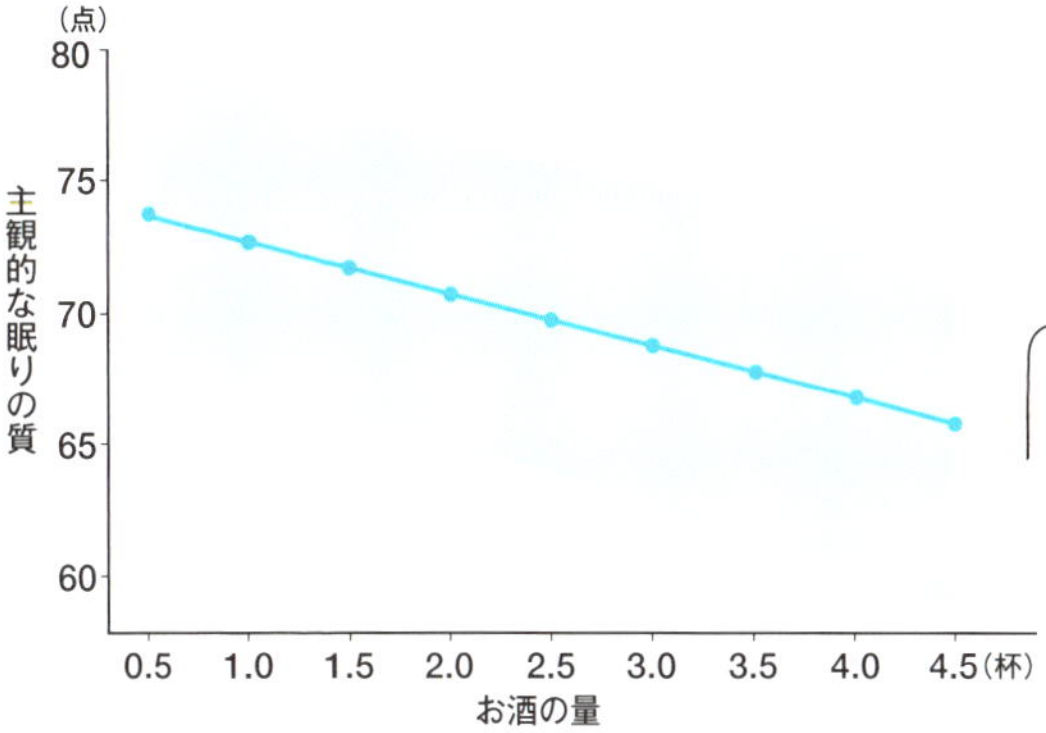

（「Sleep, alcohol, and caffeine in financial traders.」Song F & Walker MP, PLoS One vol.18（11）: e0291675, 2023より引用）

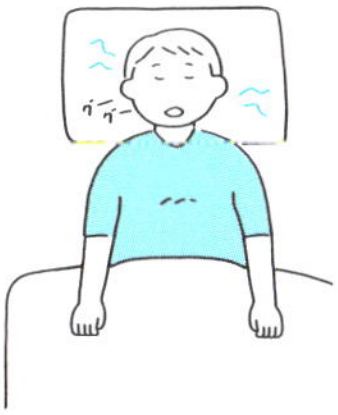

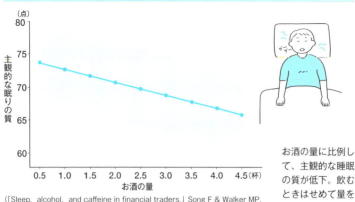

お酒の量に比例して、主観的な睡眠の質が低下。飲むときはせめて量を控えめに。

長年飲んできた人ほど、慢性的な不眠体質に

大量飲酒の影響を見た研究に、フィンランドの双子研究があります（Helaakoski V et al., 2022）。**1万3851人の高齢双子を対象に飲酒の影響を見たところ、大量飲酒者は、1・61〜3・37倍も睡眠不足という結果に。睡眠の質の低さも、3・37倍と非常に高リスクでした。**

この研究での「大量飲酒」の基準は、男性で週14ドリンク、つまりアルコール含有量が月672g以上の人。女性では週7ドリンク以上、アルコール含有量が月336g以上です。350㎖のビールを毎日2本ずつ（女性では1本ずつ）あければ、あっという間に超えてしまう量。**1日の終わりにお酒を飲む習慣がある人は、せめて隔日にするなどして減らしていきましょう。**ぐっすり眠れ、翌日もいいパフォーマンスを発揮できるようになります。

Routine before Bedtime

就寝前の過ごしかた03

就寝90分前までの入浴で深部体温を下げる

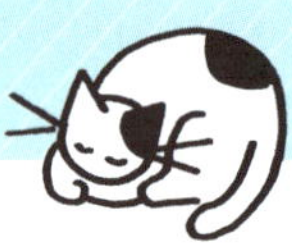

深部体温が下がるタイミングで、スッと眠れる

温泉に行って美味しいものを食べた夜は、あっというまに眠れるもの。旅の疲れもありますが、入浴は心地よい眠りをもたらします。**入浴で体を温めておくと、深部体温がスムーズに下がり、眠りにつきやすいのです。**

そのため就寝直前ではなく、1時間半～2時間ほど前にお風呂に入るのがベスト。**入浴のタイミング別に睡眠への効果を見た実験もあります。**「朝（起床後1時間以内）」「午後（就寝10時間前）」「夕方（就寝6時間前）」「深夜（就寝直前）の4条件に分けて比較したところ、夕方の入浴がもっとも効果的とあきらかに（Bunnell DE et al., 1988）。**就寝2時間前と就寝直前を比較した日本の実験でも、2時間前のほうが睡眠の質が高いとわかっています**（Inagaki J, Mahbub MH&Harada N, 2007）。

15分以上ゆっくりつかると、効果が高い

入浴するときは少し長めに。 入浴できないときは、
足湯でも効果アリ。

睡眠への効果

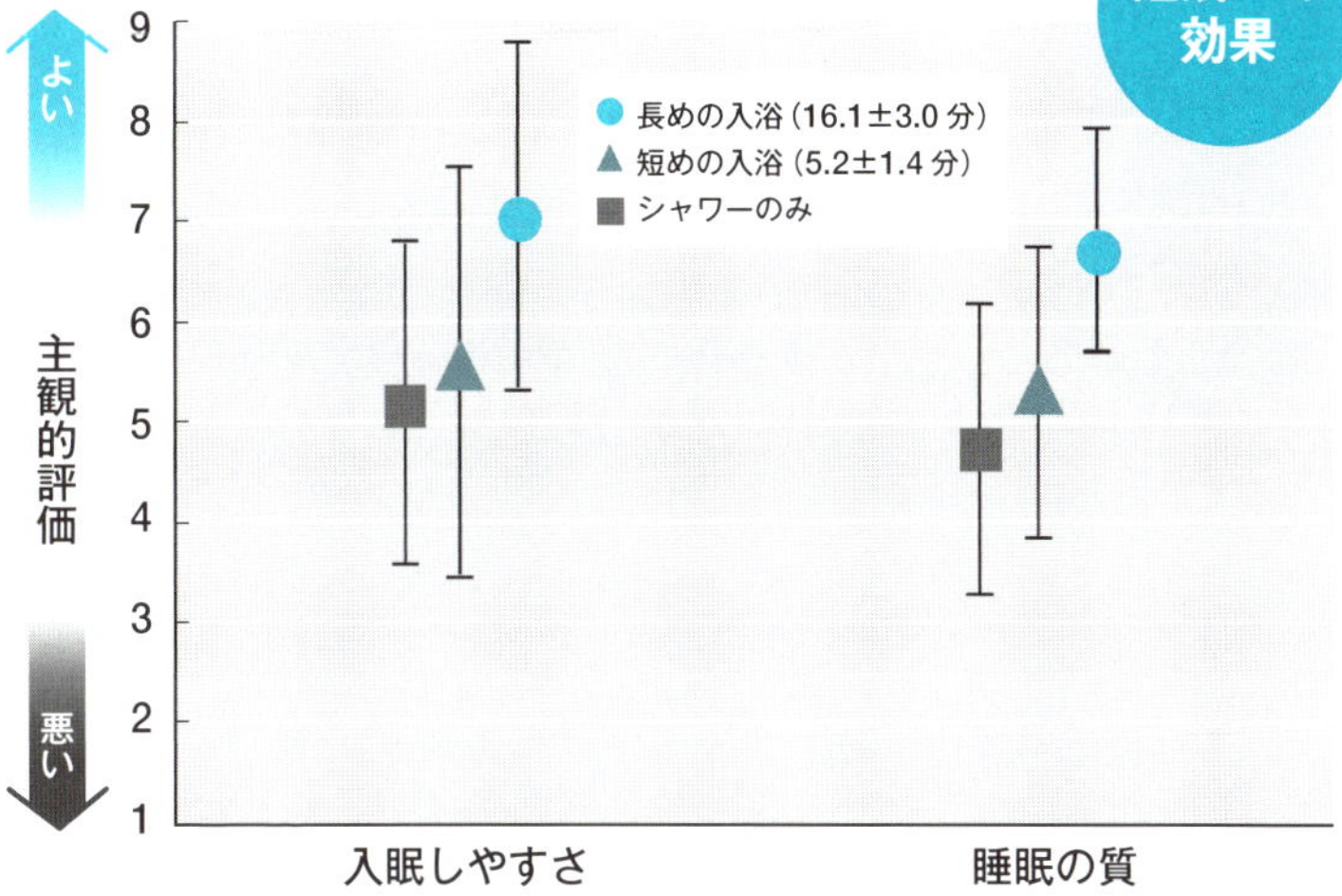

5分程度の入浴では効果が小さい。15分以上つかると寝つきがよくなり、睡眠の質も高まる。

(「Effects of bathing-induced changes in body temperature on sleep.」Maeda T et al., Journal of Physiological Anthropology vol.42 (1) : 20, 2023より引用)

足湯につかるだけでも
効果アリ!

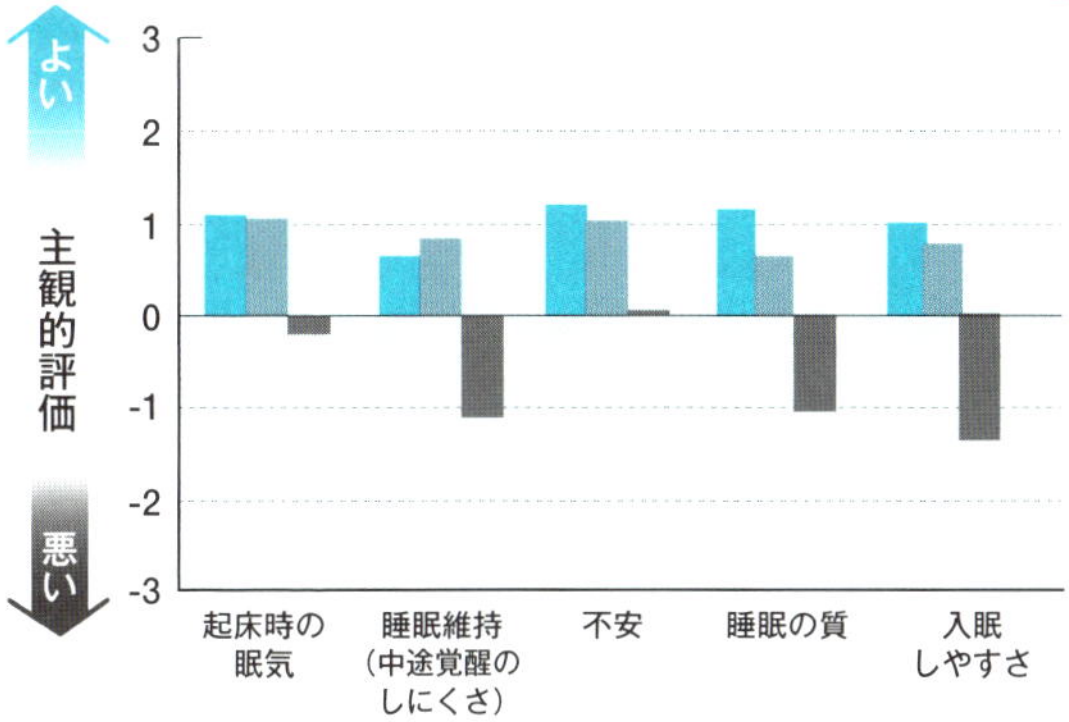

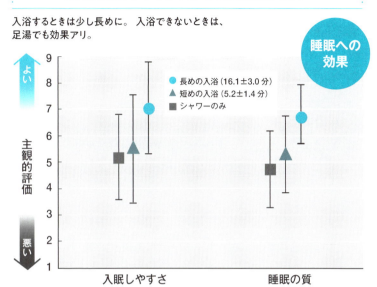

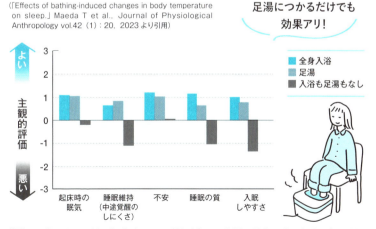

(「Effects of bathing and hot footbath on sleep in winter.」Sung EJ & Tochihara Y, Journal of Physiological Anthropology and Applied Human Science vol.19 (1) : 21-27, 2000より引用)

40℃くらいのお湯に足をつけるだけでも入眠しやすく、眠りの質も高まる。気分の改善にも効果的。

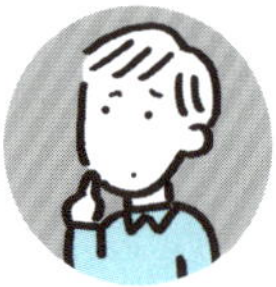

熱めのお風呂が
好きなんですが、
やっぱりよくないですか？

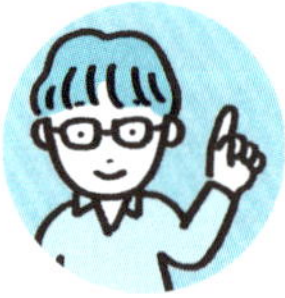

そうですね。交感神経《こうかんしんけい》が
活性化して、覚醒モードに
入ってしまいます

眠りの質がよくなり、翌日に疲れが残らない！

温かいお湯にゆったりつかり、しばらくしてからベッドに入ると、眠りにつくまでの時間を短縮できます。それだけではありません。ステージ2以上の深いノンレム睡眠が長くなります。睡眠効率もよくなり、効率よく疲れがとれるのです。毎日忙しく、疲れをため込んでいる人ほど、ぜひ入浴習慣を。**15分を惜しんでシャワーですませるより、15分入浴して質のいい睡眠をとったほうが、結果的には効率的。翌日のパフォーマンスもよくなります。**

なお、入浴後に着る衣類についてもいくつか研究があります。素材の影響も調べられていますが、一定の見解は得られていません（Li X,Halaki M&Chow CM, 2024）。どちらかというと、入眠前の準備として部屋着ではなくパジャマを着る習慣のほうが、より重要といえそうです。

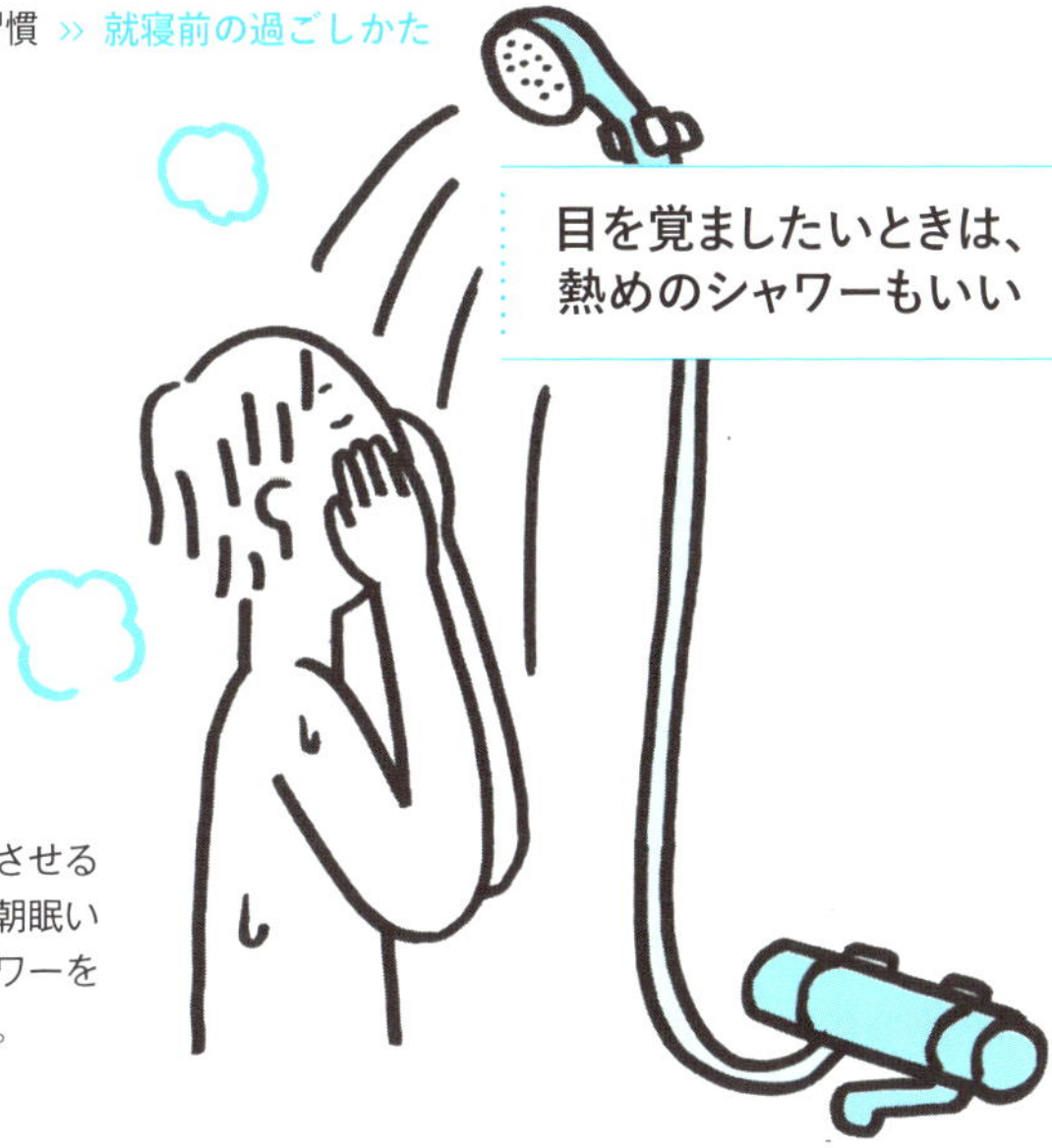

目を覚ましたいときは、熱めのシャワーもいい

交感神経を活性化させるという意味では、朝眠いときに熱めのシャワーを浴びるのが効果的。

ぐっすり眠りたいなら、湯温40℃程度がベスト

男性や中高年の人では、「熱い風呂でないと入った気がしない」と、熱めの温度を好む人もいます。これには、男性のほうが温熱的快適感の閾値《いきち》が高いこと、歳をとると温度感受性が低下することなどが関係しています。

しかし快眠のためには、熱いお湯は逆効果。交感神経《こうかんしんけい》を活性化させるため、心身が覚醒モードに入ってしまいます。また42℃以上のお湯は、心血管系にも負担です。P193の実験で用いられているのも、40℃のお湯。心地よく眠るためにも、40℃前後をめやすとしましょう。

最近はサウナも流行し、寝つきがよくなるといわれますが、エビデンスはまだ不十分。40の研究の解析結果では、健康によい傾向はあったものの、睡眠への影響は認められませんでした（Hussain J&Cohen M, 2018）。

Routine before Bedtime

就寝前の過ごしかた04

翌朝が早いときも、**無理な早寝**はしない

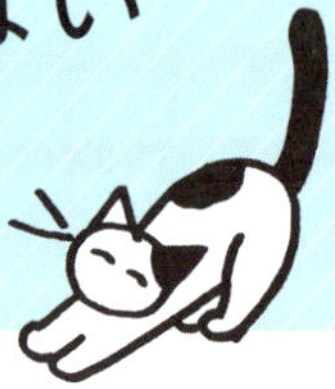

10時から遠方で打ち合わせ……どうする自分!?

現代は新幹線も飛行機も便利すぎて、多くの地方に日帰り出張できてしまいます。経費申請もきびしく、「前泊して美味しいもの食べよう」と言ってもいられません。東京在住の人が、10時から大阪で打ち合わせといった事態もめずらしくないでしょう。**いつもは0時に寝て7時に起きているのに、急に5時起きとなると慌てますね。**

しかし翌朝の起床が何時だろうと、いつもより2時間早く寝るのは、至難の業。いつもの入眠時刻の2時間前くらいまでは、「覚醒維持ゾーン」といって、覚醒スイッチがしっかり入っているのです（左図参照）。

この場合は、普段どおりに寝て5時に起きるのが正解。無理に寝ようとすると、「どうしよう、まだ眠れない」という不安で、かえって眠れなくなります。

夕方〜就寝時刻2時間前までは、まず眠れない

たった1日で概日《がいじつ》リズムは変えられず、早寝しようとしても眠れない。

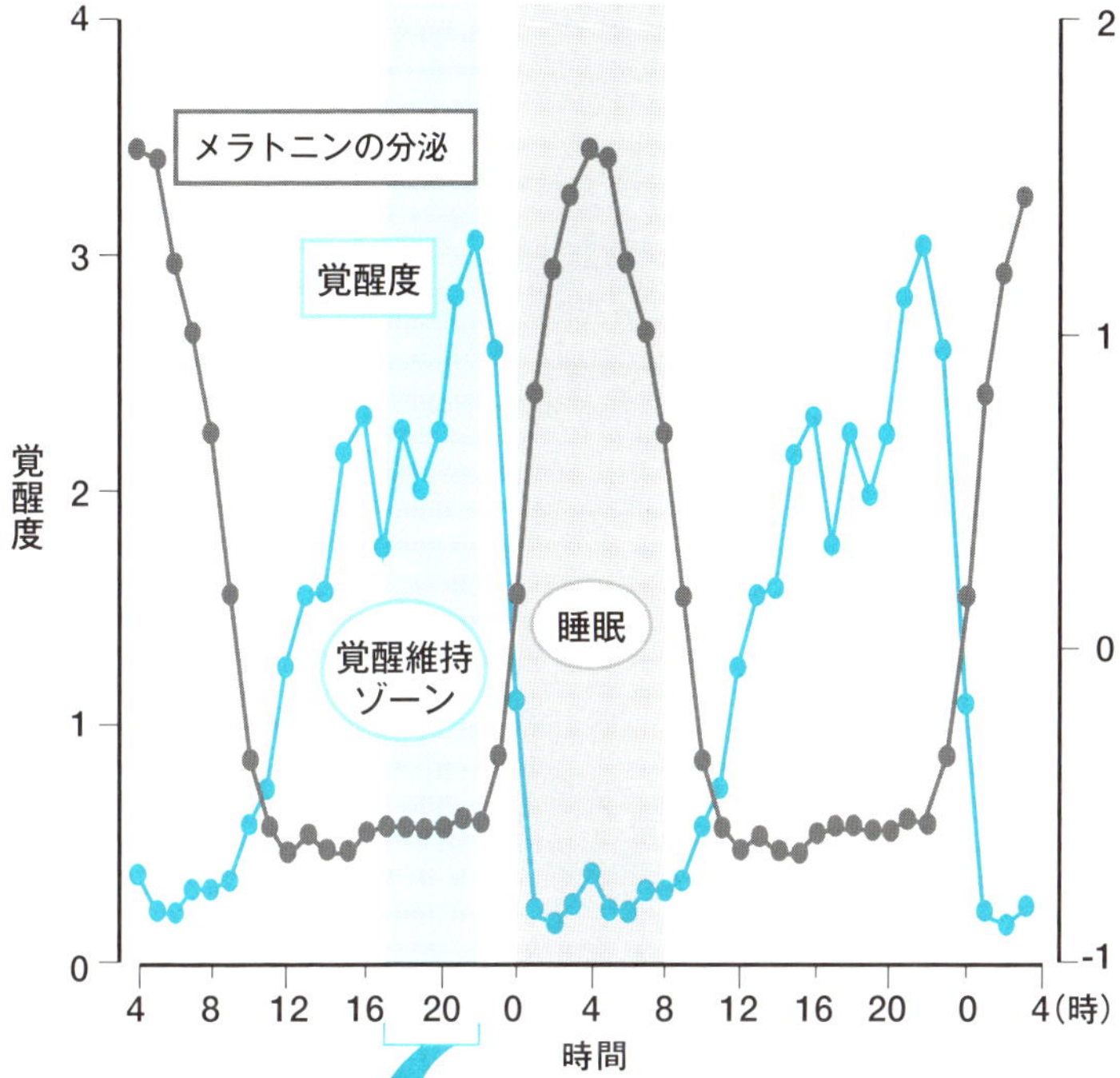

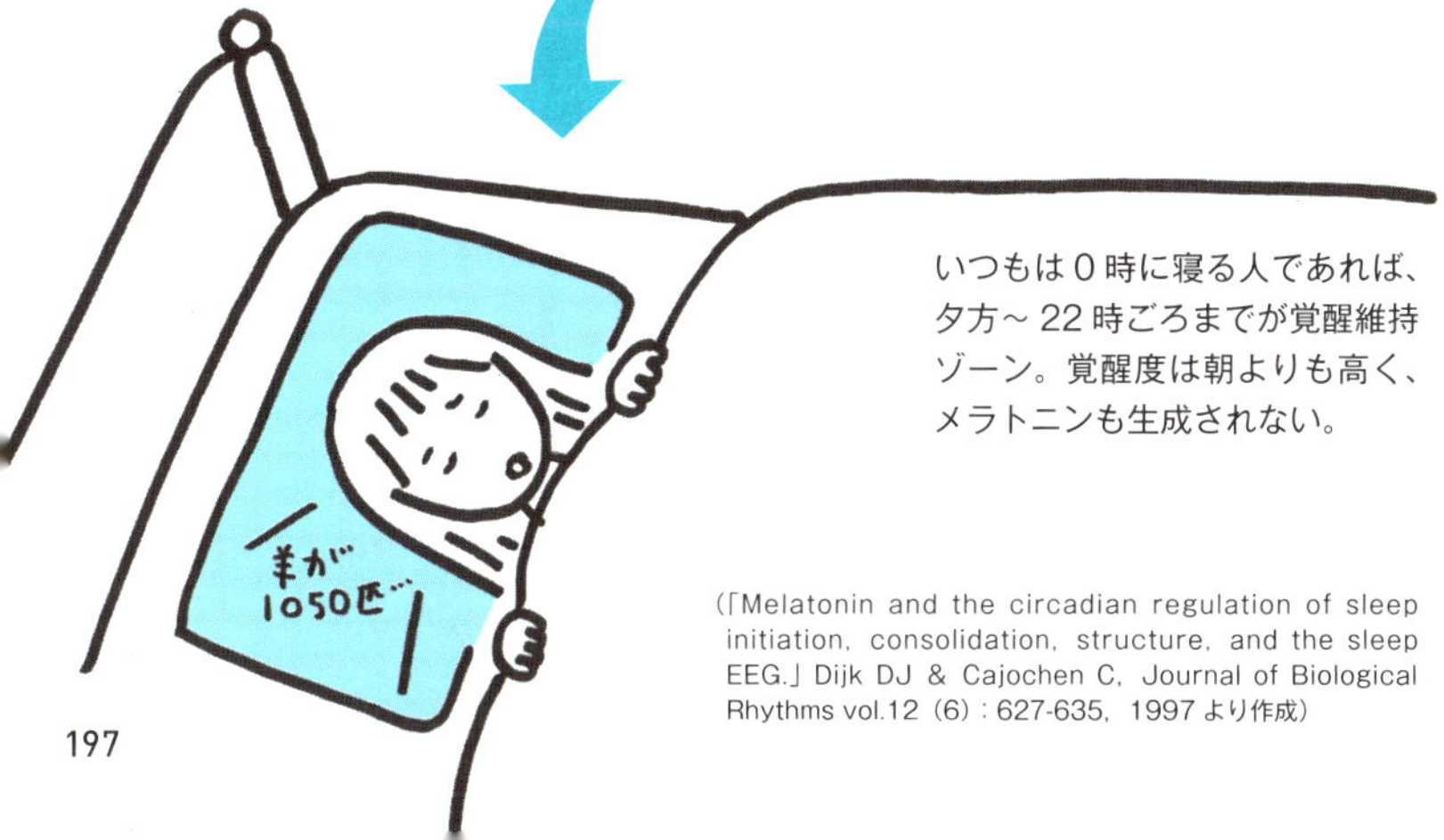

いつもは0時に寝る人であれば、夕方〜22時ごろまでが覚醒維持ゾーン。覚醒度は朝よりも高く、メラトニンも生成されない。

（「Melatonin and the circadian regulation of sleep initiation, consolidation, structure, and the sleep EEG.」Dijk DJ & Cajochen C, Journal of Biological Rhythms vol.12（6）: 627-635, 1997より作成）

そうはいっても、朝
起きられるか不安……！
短い時間で起きられますか？

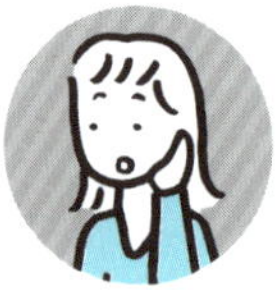

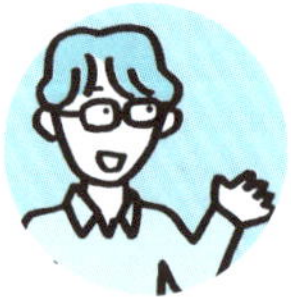

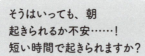

その日はやむをえない
事態として、大音量のアラームを
使ったほうがいいでしょう

「早く寝なきゃ」と思うほど、頭がさえてくる

たったひと晩の睡眠不足でも、悪影響はもちろんあります。けれど日ごろの睡眠を十分とれているなら、その日の打ち合わせやプレゼン程度は乗り切れるはず。**翌日の夜には自然とノンレム睡眠が長くなり、疲れもとれます。眠れないことに思い悩むほうが、ずっと悪影響です。**

眠ることへのプレッシャーは、不眠症の人の多くが抱くものです。不安や恐怖が強くなり、脳内ではノルアドレナリンなどの神経伝達物質がつくられます。それに反応して心拍数や血圧が上がり、呼吸も速くなり、眠るどころではなくなってしまいます。

翌朝の寝坊が不安でも、無理な早寝は禁物。**その日だけは大音量でアラームをかける、スヌーズ機能を使うなどして乗り切りましょう。**

高齢者はとくに、眠くなってから寝室へ

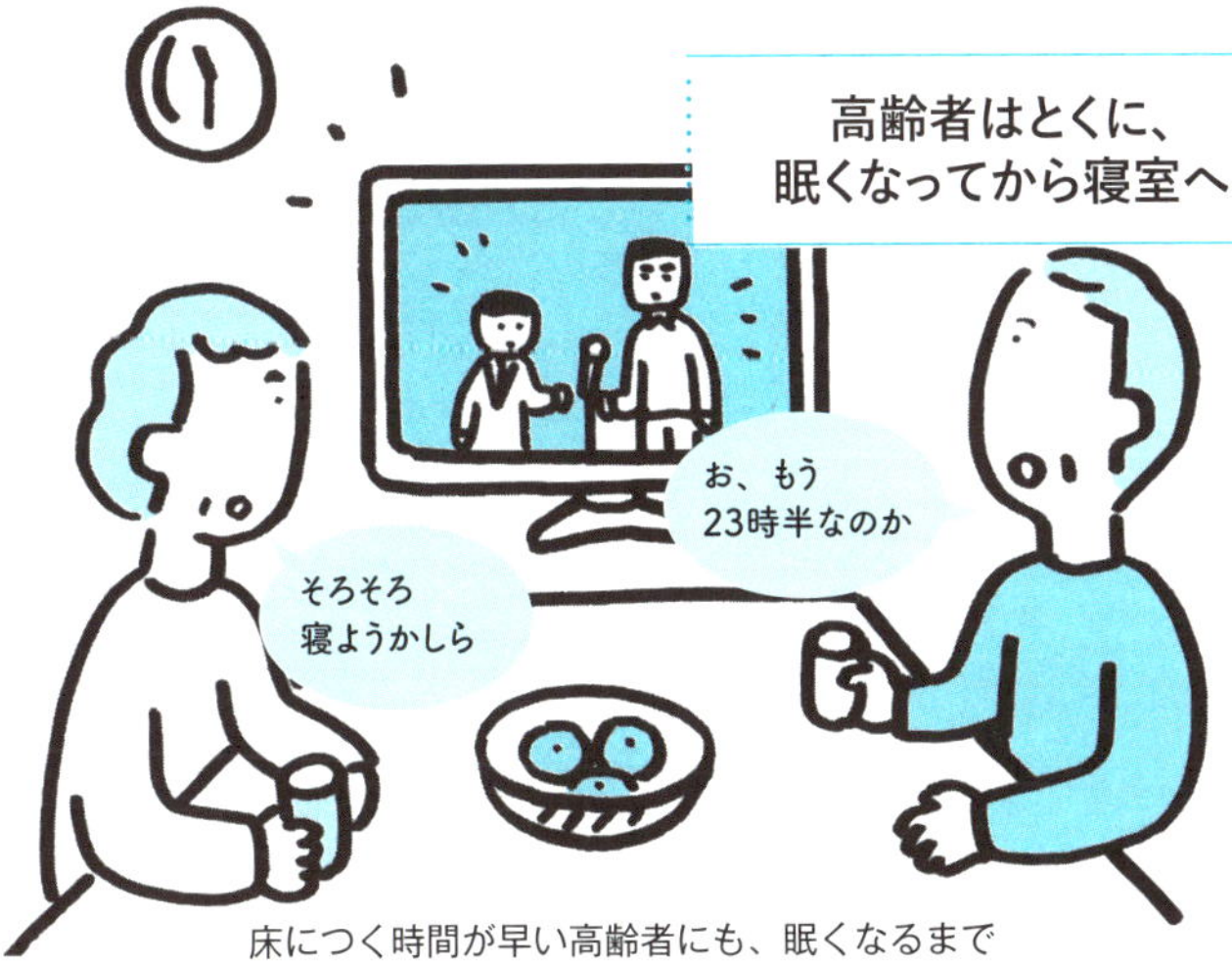
お、もう
23時半なのか
そろそろ
寝ようかしら

床につく時間が早い高齢者にも、眠くなるまで寝室に行かないことが推奨されている。

高齢者の不眠にも、床上時間の短縮が効く

理由こそ違いますが、早く床についてしまうのは高齢者も同じ。とくにリタイア後は活動内容も時間も減り、22時くらいには「そろそろ寝るか」となりがちです。

しかし高齢になると、長時間ぐっすり眠ることはむずかしく、本当に必要な睡眠時間は6時間程度という人も多数。22時に床についても、眠れないことに思い悩んでしまったり、早朝に目覚めてしまうだけです。実際に老年病科や一般内科では、高齢者の「眠れない」という訴えが非常に多く、睡眠薬を飲んでいる人もたくさんいます。

まずは眠くないのに床につく習慣を見直しましょう。**厚生労働省でも、高齢者の床上時間《しょうじょう》（床についている時間）を8時間未満とするよう推奨しています。**0時までがんばって起きているくらいがちょうどいいのです。

Best Ways for Sleeplessness

眠れないときの対処法 01

夜中に目覚めても気にしない。眠くなったらまた寝る

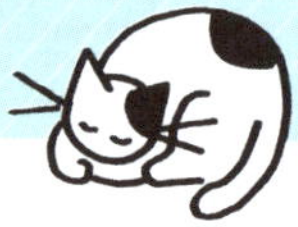

たまに目覚める程度？　それとも週3回以上？

夜中に目が覚めたとき、皆さんはどう過ごしていますか？　トイレに行ってまたすぐ眠れる人もいれば、目がさえてなかなか眠れない人もいるでしょう。

たまに目覚める程度なら、慌てることはありません。夜飲んだお酒が原因かもしれませんし、尿意や一時的なストレスで目覚めてしまう場合もあります。

一方で、週３回以上の中途覚醒が３か月以上続いているなら、睡眠障害の可能性大。これはアメリカ精神医学会の診断基準「ＤＳＭ-５-ＴＲ」の診断要件です。

慢性的な中途覚醒があると、精神的な健康も体の健康も損なわれます（Moline M et al., 2014）。職場でのパフォーマンスも低く、その損失は年間１３２８ドルに及ぶと報告されています。

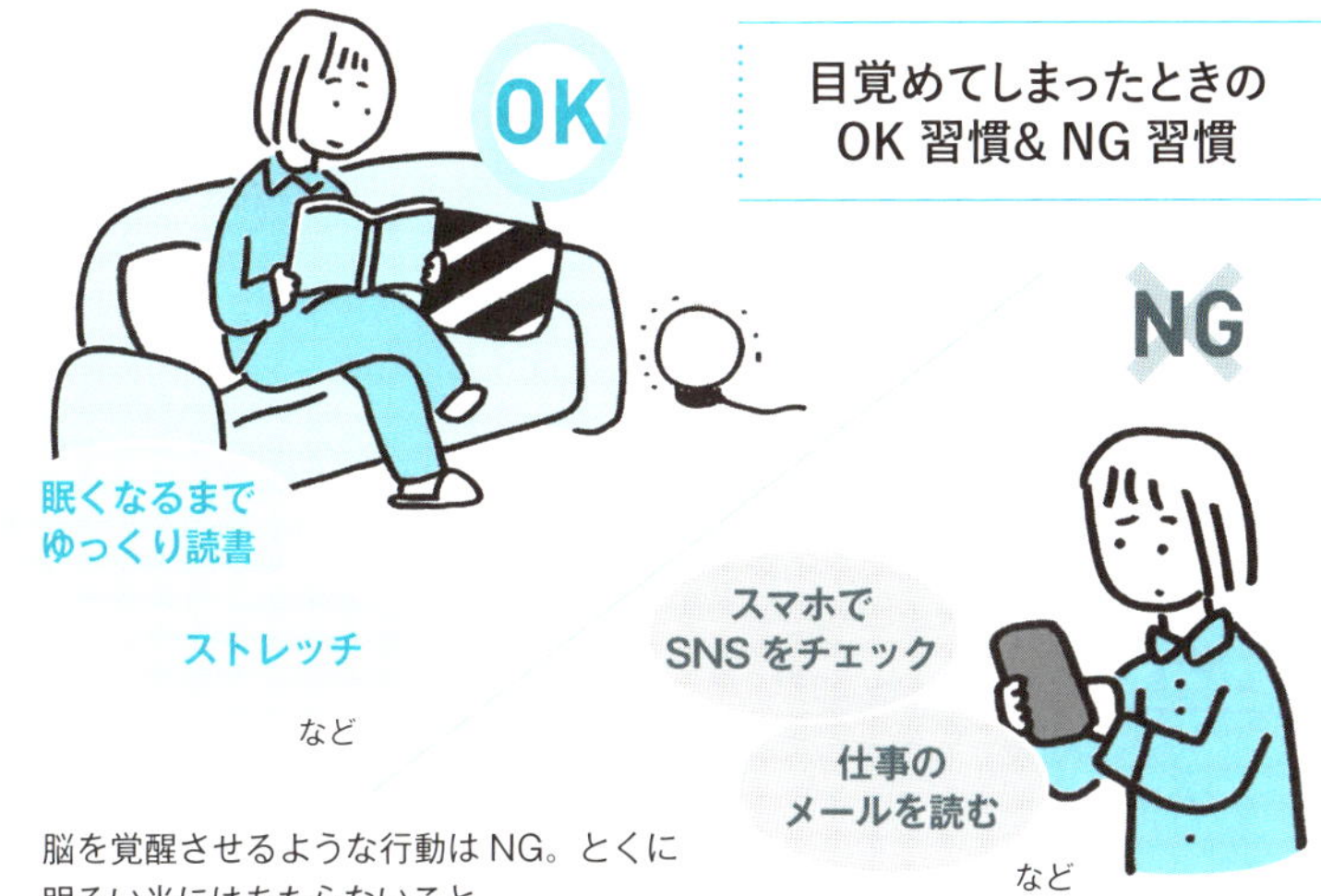
目覚めてしまったときの
OK 習慣& NG 習慣
OK
眠くなるまで
ゆっくり読書
ストレッチ
など
NG
スマホで
SNS をチェック
仕事の
メールを読む
など

脳を覚醒させるような行動はNG。とくに明るい光にはあたらないこと。

漫画やドラマはやめて、むずかしめの読書を

たまに目覚める場合の対処は簡単です。トイレに行くなどしてまたすぐ眠れそうなら、そのまま寝てしまいましょう。**眠気を感じず、目がさえてしまっている場合は、眠くなるまで起きて過ごします。**このときスマホを見たり、ＰＣで仕事のメールを読んだりするのはＮＧ。光刺激やストレスで、ますます目がさえてしまいます。続きが気になってたまらない漫画や海外ドラマなども、夢中になりすぎて覚醒するので避けましょう。

おすすめは薄灯りのなかでの読書です。「内容に興味はあるけど、読み始めるとすぐ眠くなる」「面白いけどちょっとむずかしい」という本があればぴったりです。**ストレッチやマインドフルネス瞑想《めいそう》（→Ｐ１６０）など、心身をリラックスさせる活動もおすすめです。**

ほとんど毎晩目が覚めて、
そのせいで
疲れがとれません

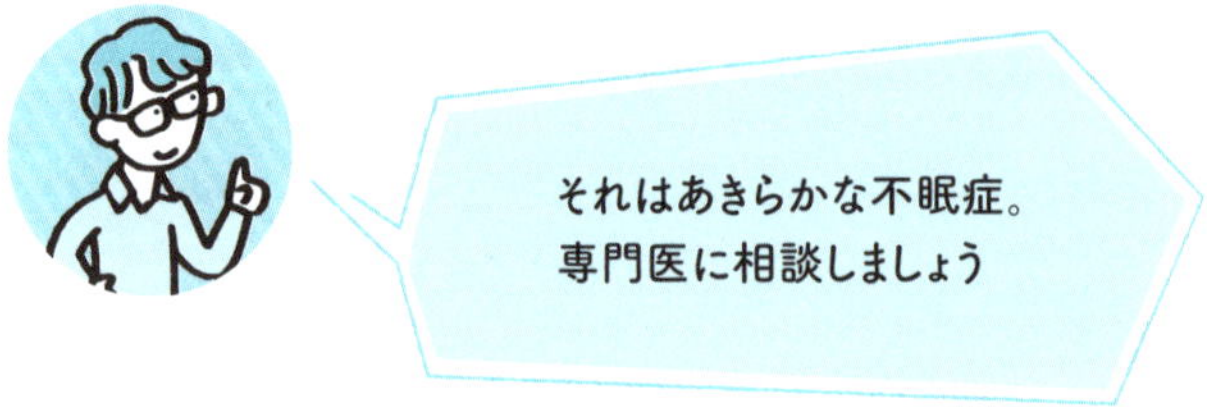
それはあきらかな不眠症。
専門医に相談しましょう

週3回以上の中途覚醒を、ほうっておいてはダメ

テキサス州、ニューヨーク州、カリフォルニア州の地域住民を対象に、睡眠や健康状態について尋ねたアメリカの調査があります。対象は18歳以上の人8937人。**そのうちなんと35・5%もの人が、週3回以上の中途覚醒に悩まされていました。しかも半数近い人が、中途覚醒後、再び眠りにつくのが困難と回答しています**（左図参照）。

別の調査では、中途覚醒が続いていても、不眠症の自覚がある人、診断がある人は7・3〜25・4%でした（Moline M et al., 2014）。とても身近な病気なのに、まだまだ理解されていないということです。

「また眠れない」という体験が常態化するほど、改善がむずかしくなります。早めに専門医に診てもらい、認知行動療法などの改善策を探りましょう（→P206〜）。

中途覚醒がある人は、ほかの問題も抱えがち

眠れないことへの不安が不眠を悪化させるという、悪循環に陥っていく。

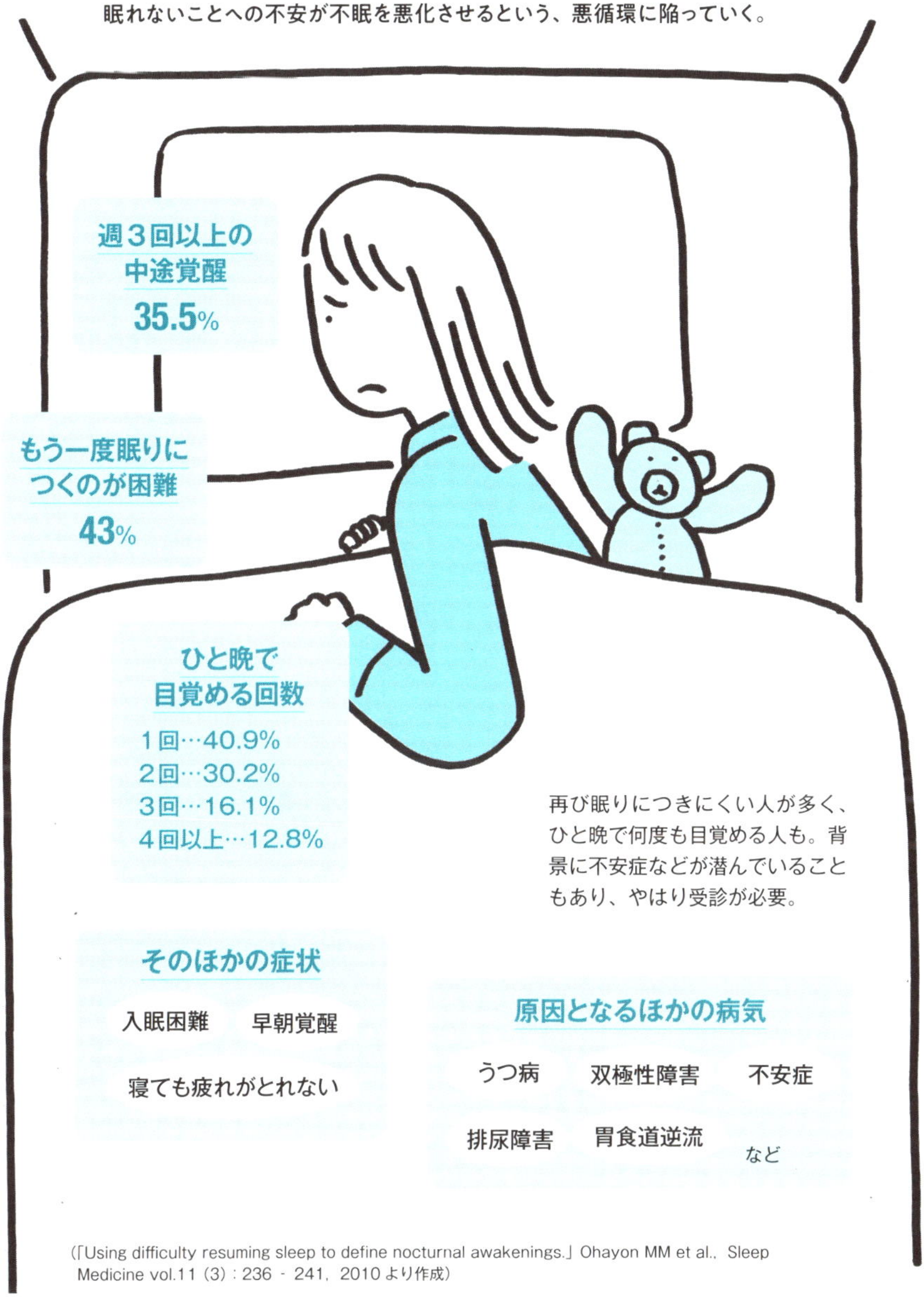

週３回以上の中途覚醒
35.5%

もう一度眠りにつくのが困難
43%

ひと晩で目覚める回数

1回…40.9%
2回…30.2%
3回…16.1%
4回以上…12.8%

再び眠りにつきにくい人が多く、ひと晩で何度も目覚める人も。背景に不安症などが潜んでいることもあり、やはり受診が必要。

そのほかの症状

入眠困難　早朝覚醒
寝ても疲れがとれない

原因となるほかの病気

うつ病　双極性障害　不安症
排尿障害　胃食道逆流　など

（「Using difficulty resuming sleep to define nocturnal awakenings.」Ohayon MM et al., Sleep Medicine vol.11 (3) : 236 - 241, 2010 より作成）

Best Ways for Sleeplessness

眠れないときの対処法02

睡眠日誌で睡眠負債をチェックして

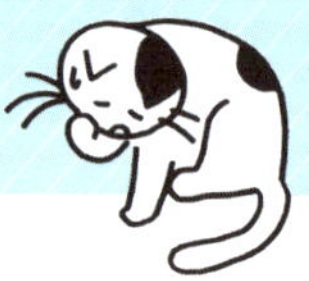

体の病気以上に、日常生活の情報が大事

睡眠外来に行っても、すぐ睡眠薬で治療とはなりません。睡眠は主観的評価と客観的評価がずれていることも少なくありません。**不眠と思っても実際はよく眠れているケースもあれば、自分で考えた以上に深刻な睡眠障害のことも**。すぐには診断がつかないのが普通です。

まずは問診票に症状を記入し、とくに困っていることを医師に伝えます。仕事中の注意力など、関係があるかどうかわからないことも、すべて伝えておきましょう。

そしてもっとも重要なのが、睡眠日誌。就寝時刻と起床時刻、中途覚醒の時間などを毎日記録したものです（左図参照）。病院で体を見てもわからない情報が、ひと目でわかります。さらに毎日の活動や運動量、アルコール摂取量なども記入しておくと、治療に役立てられます。

睡眠生活の不調が、ビジュアルですぐわかる!

いろんな書式があるが、忙しい人にはこのように色を塗るタイプが便利。

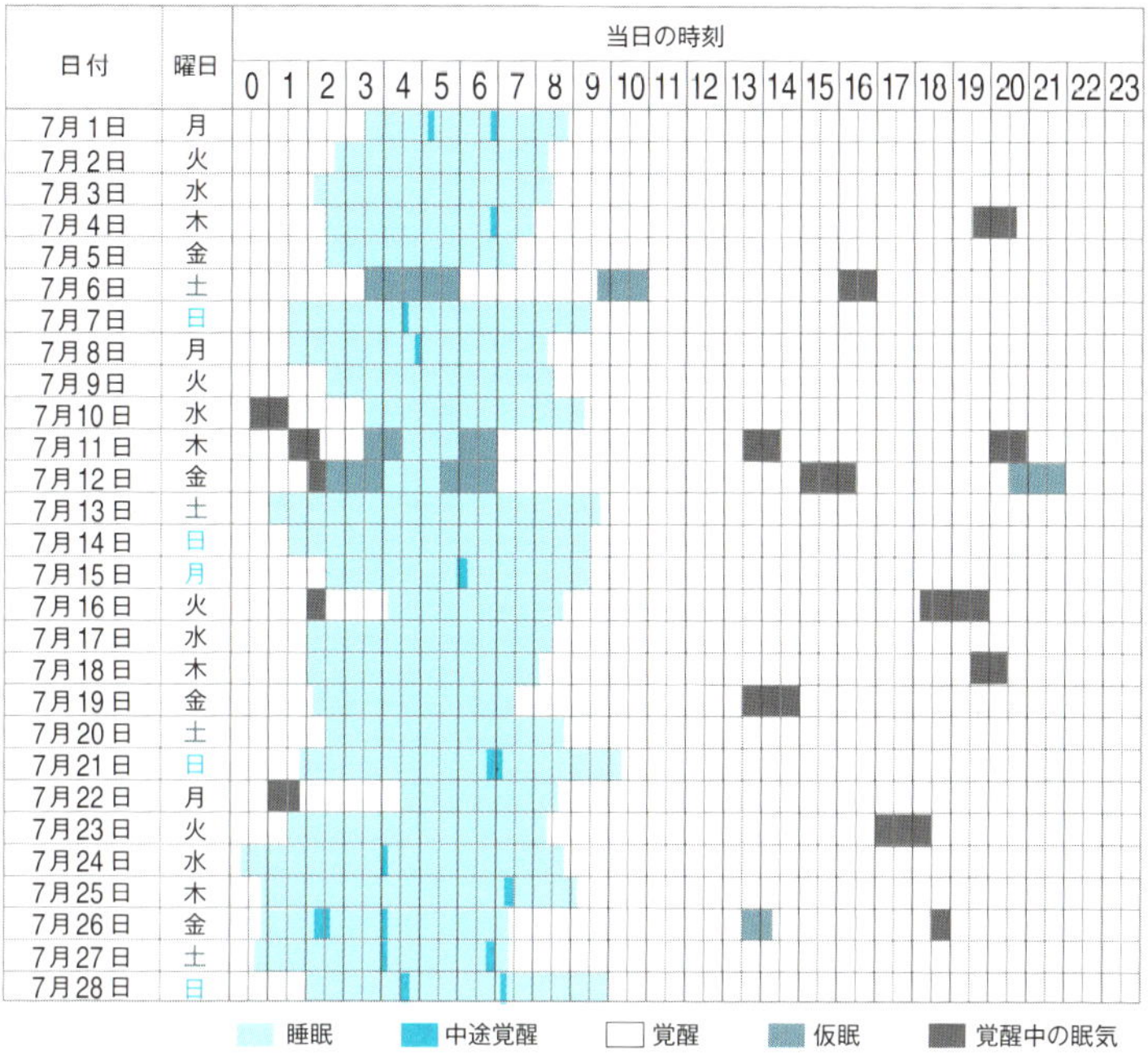

(「より健康的な睡眠を確保するための生活術」厚生労働省、2014 より引用)

睡眠、中途覚醒、覚醒時間のほか、覚醒中の眠気や日中の昼寝なども、色で示しておく。

余裕があれば関連情報も!

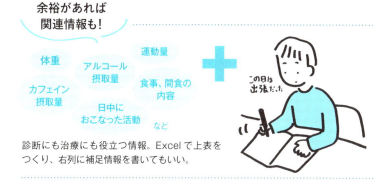

体重

アルコール摂取量

運動量

カフェイン摂取量

日中におこなった活動

食事、間食の内容

など

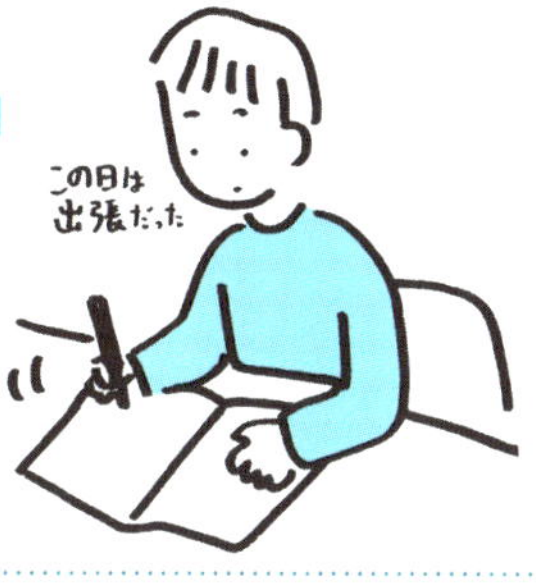

診断にも治療にも役立つ情報。Excel で上表をつくり、右列に補足情報を書いてもいい。

そもそも自分の睡眠が
いいか悪いか、
よくわかりません

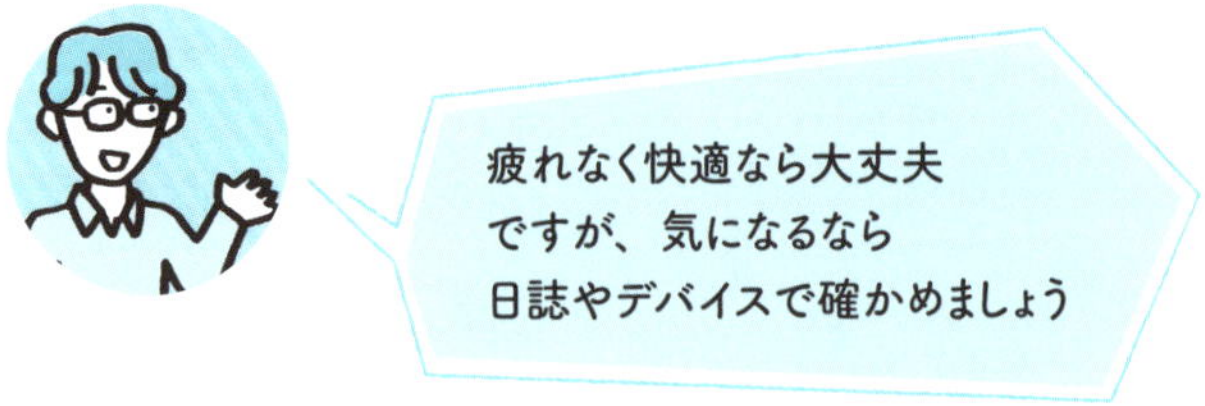
疲れなく快適なら大丈夫
ですが、気になるなら
日誌やデバイスで確かめましょう

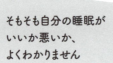

「眠れない」を可視化するデバイスも増えた！

不眠症の深刻さは、世の中に十分広まっているとはいえません。**そのため、睡眠外来に行くほどの問題なのか、実際どの程度眠れているのか、自分ではわからない人もいるでしょう**。睡眠日誌はそんなときにも役立ちます。睡眠負債やソーシャルジェットラグ（↓P１２５）もわかるので、ぜひ作成してみてください。

そこまでの必要は感じないものの、自分の睡眠が気になる人は、市販のデバイスを使うのもアリ。人々の健康意識が高まった昨今、スマホのアプリやスマートウォッチなど、デバイスが豊富にあります。多くは呼吸音、体動、心拍数で計測しており、正確性には欠けますが、およその把握には便利です。睡眠時無呼吸（↓P１０６）が心配な人も、いびきのタイミングがわかります。

手軽に確かめたい人は、アプリなどを使って

入眠潜時《せんじ》やノンレム睡眠、レム睡眠などが可視化されるデバイスが増えている。

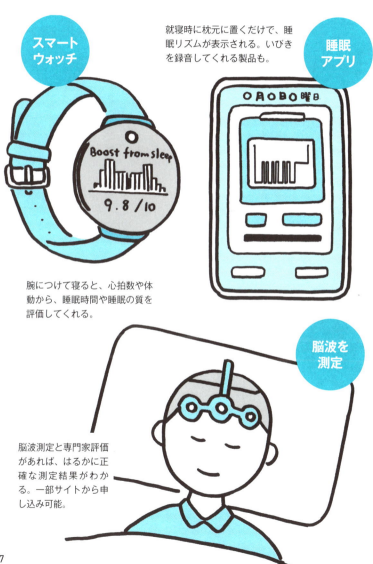

スマートウォッチ

腕につけて寝ると、心拍数や体動から、睡眠時間や睡眠の質を評価してくれる。

睡眠アプリ

就寝時に枕元に置くだけで、睡眠リズムが表示される。いびきを録音してくれる製品も。

脳波を測定

脳波測定と専門家評価があれば、はるかに正確な測定結果がわかる。一部サイトから申し込み可能。

Best Ways for Sleeplessness

眠れないときの対処法03

睡眠薬は対症療法。生活改善とセットで使う

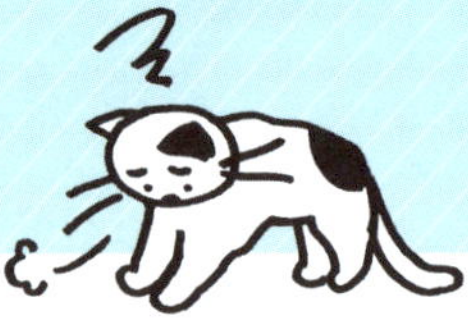

こわがりすぎず、頼りすぎず、上手に活用

睡眠薬の存在を知らない人はいないでしょう。けれどその印象は人によってさまざま。「依存症になりそう！　こわい！」と思う人もいれば、すでに市販の睡眠改善薬などを使っていて、抵抗がない人もいるかもしれません。

医療機関で処方される睡眠薬は、市販の睡眠改善薬とは作用機序が大きく異なり、脳神経系に作用し、精神の働きを抑えたり高めたりします。**処方率は増加傾向にあり、2009年時点で継続的に処方を受けている人は、成人の4・8％にも及びます**（厚生労働省、2013）。**その割合は高齢になるほど高くなっていきます**。

睡眠リズムが改善するまで一時的に使うぶんには、高い効果を発揮します。**一方で、漫然と使い続けるのはよくありません。対症療法として適切に使うことが大切です。**

本当に必要か、効いているかをよく見て進める

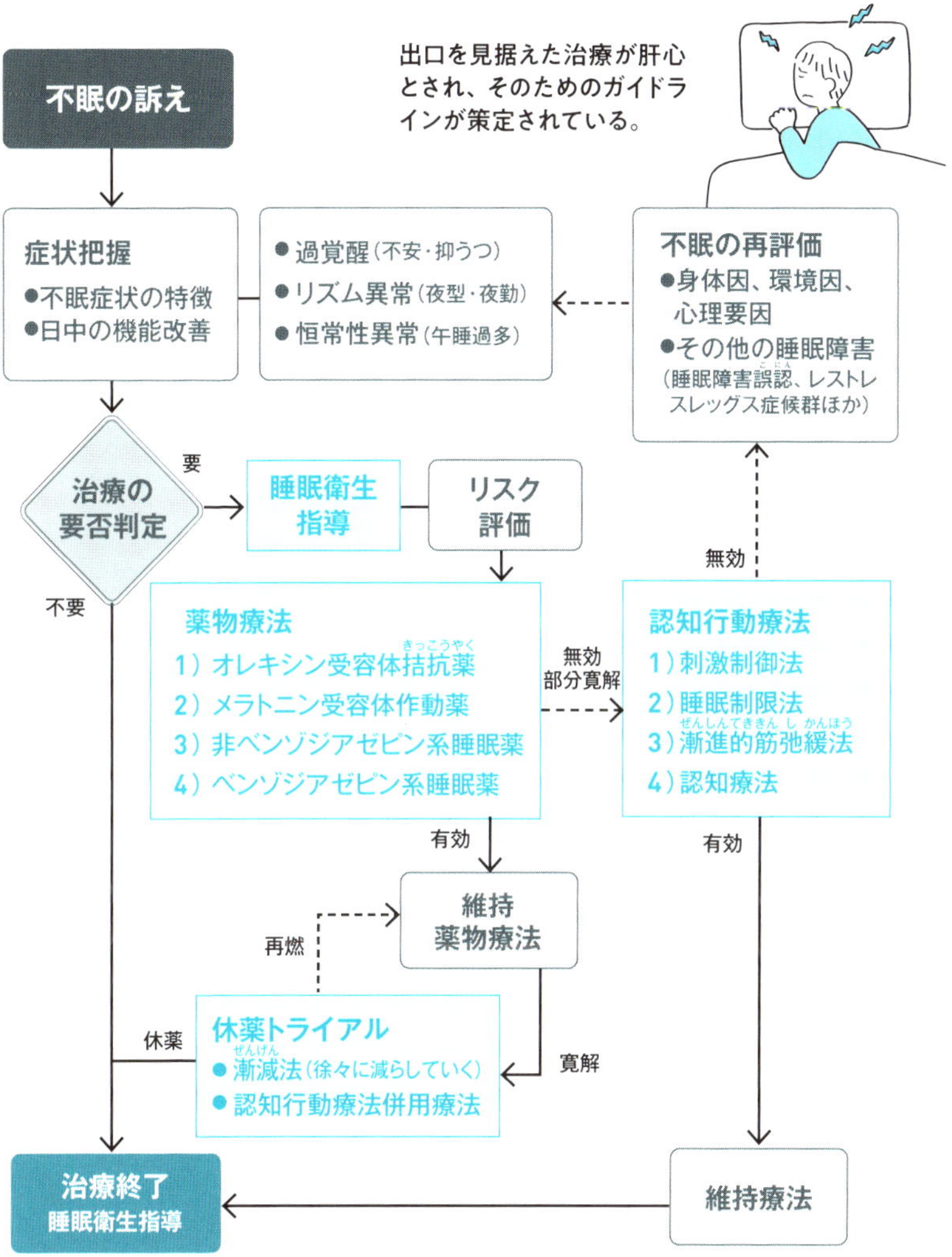

出口を見据えた治療が肝心とされ、そのためのガイドラインが策定されている。

（「睡眠薬の適正な使用と休薬のための診療ガイドライン―出口を見据えた不眠医療マニュアル―」厚生労働科学研究・障害者対策総合研究事業「睡眠薬の適正使用及び減量・中止のための診療ガイドラインに関する研究班」＆日本睡眠学会・睡眠薬使用ガイドライン作成ワーキンググループ編，2013より引用、一部改変）

薬の効果を評価し続け、必要ならほかの治療法と組み合わせる。そのため自己判断で受診をやめるのはNG。

睡眠薬って
やめられなくなりそうで、
やっぱりこわいかも……

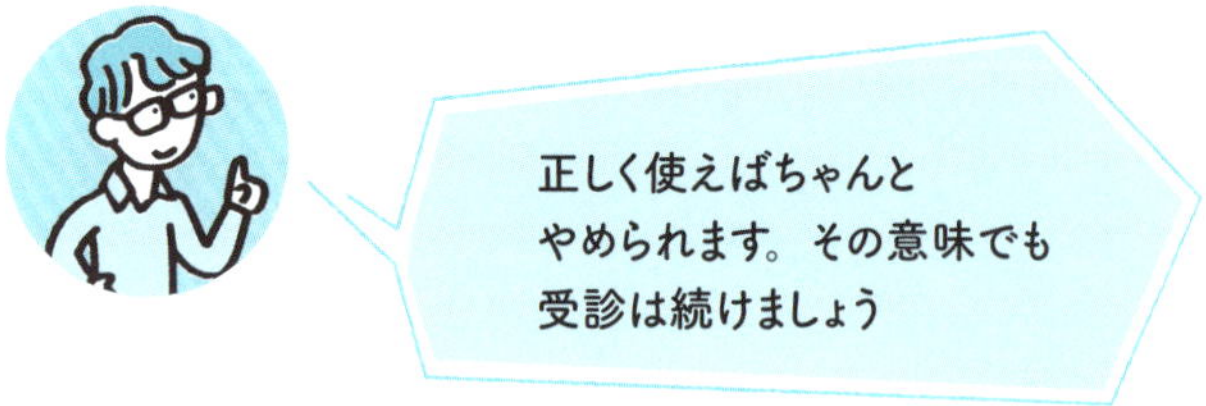
正しく使えばちゃんと
やめられます。その意味でも
受診は続けましょう

心のつらさがないかも含めて、適した薬を選ぶ

睡眠薬にはおもに4つの種類があります（左図参照）。**現在の不眠治療でもっとも多く使われているのが、オレキシン受容体拮抗薬《きっこうやく》。**覚醒を維持する物質「オレキシン」の作用を抑え、入眠障害や中途覚醒を改善します。**同様に自然な眠りを誘う薬として、メラトニンの働きをよくする「メラトニン受容体作動薬」もあります。**どちらも安全性が高く、依存症の心配がないのが最大のメリットです。

古くから使われている薬としては、ベンゾジアゼピン系薬と非ベンゾジアゼピン系薬があります。不安症の治療に使われる抗不安薬の仲間で、ストレスによる不眠にも効果を発揮。精神の不安・興奮を鎮め、筋肉の緊張もゆるめて、催眠《さいみん》作用を発揮します。速効性が高いのが特徴で、早ければ当日から、遅くとも1週間程度で効果を実感できます。

新たな薬の登場で、治療の選択肢が広がった！

もっとも安全なのはオレキシン受容体拮抗薬《きっこうやく》、メラトニン受容体作動薬だが、
医師の指導で正しく使えば、どの薬もこわくない。

オレキシン受容体拮抗薬

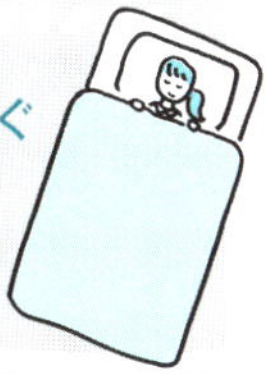

- レンボレキサント（(商)デエビゴ）
- スボレキサント（(商)ベルソムラ）

オレキシンの作用抑制で、過度の覚醒を防ぐ

睡眠－覚醒のバランスを改善。レム睡眠を減らさないのが特徴で、入眠障害にも中途覚醒にも効果的。安全性が高く、依存症の心配もない。

メラトニン受容体作動薬

- ラメルテオン（(商)ロゼレム）

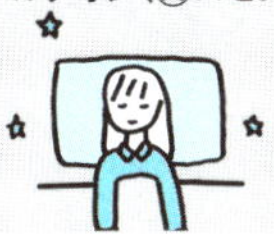

メラトニンの働きで、自然な眠りを誘う

入眠困難の症状を改善。安全性が高く、依存症の心配もない。翌日のふらつき、転倒なども起こしにくいため、高齢者でも使いやすい。

非ベンゾジアゼピン系薬

- ゾピクロン（(商)アモバン）
- エスゾピクロン（(商)ルネスタ）

病気が原因ではない、高齢者の不眠に

ベンゾジアゼピン系の仲間で効果も同等だが、副作用の頻度がやや低く、長期に飲んでも耐性がつきにくい（効果が軽減しにくい）のが特徴。

ベンゾジアゼピン系薬

短時間作用型

- トリアゾラム（(商)ハルシオン）
- エチゾラム（(商)デパス）
- ブロチゾラム（(商)レンドルミン）
- リルマザホン（(商)リスミー）
- ロルメタゼパム（(商)エバミール／ロラメット）

中間型

- フルニトラゼパム（(商)サイレース）
- エスタゾラム（(商)ユーロジン）
- ニトラゼパム（(商)ベンザリン）
- クアゼパム（(商)ドラール）

長時間作用型

- フルラゼパム（(商)ダルメート）

作用時間に幅があり、症状にあわせて使う

催眠《さいみん》・鎮静作用が高く、不安を鎮める効果もあるが、ふらつきなどの副作用も出やすい。常用量での依存、中止時の離脱症状を防ぐため、長期使用は避けるのが基本。

＊(商)は商品を表しています。薬剤名等は 2024 年 12 月時点の情報です

Best Ways for Sleeplessness

眠れないときの対処法04

慢性的な不眠には CBT-I（不眠のための認知行動療法）を

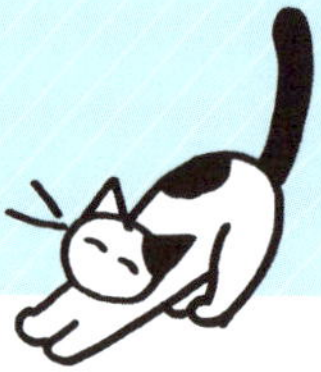

薬も役立つが、根本的な解決にはならない

薬は脳内の神経伝達物質などに作用し、効果を発揮します。「眠れない」という体験をくり返してきた人が、「眠れる」ことを実感し、つらい心身を楽にするにはもっとも効果的です。しかしこれをずっと続けていると、「薬なしでは眠れない」という学習をしてしまい、薬をやめられなくなります。

このような事態を防ぐのに役立つのが、認知行動療法。**さまざまな心のつらさに効く心理療法で、エビデンスが豊富なことから、世界的にも広く普及。**このうち不眠症の治療に特化した方法が、「ＣＢＴ－Ｉ（不眠のための認知行動療法）」。**うつ病治療などと異なり健康保険は適用されませんが、眠れない状態を根本的に改善でき、今後の再発予防にも役立ちます。**

睡眠薬だけの治療より、はるかに効果が高い

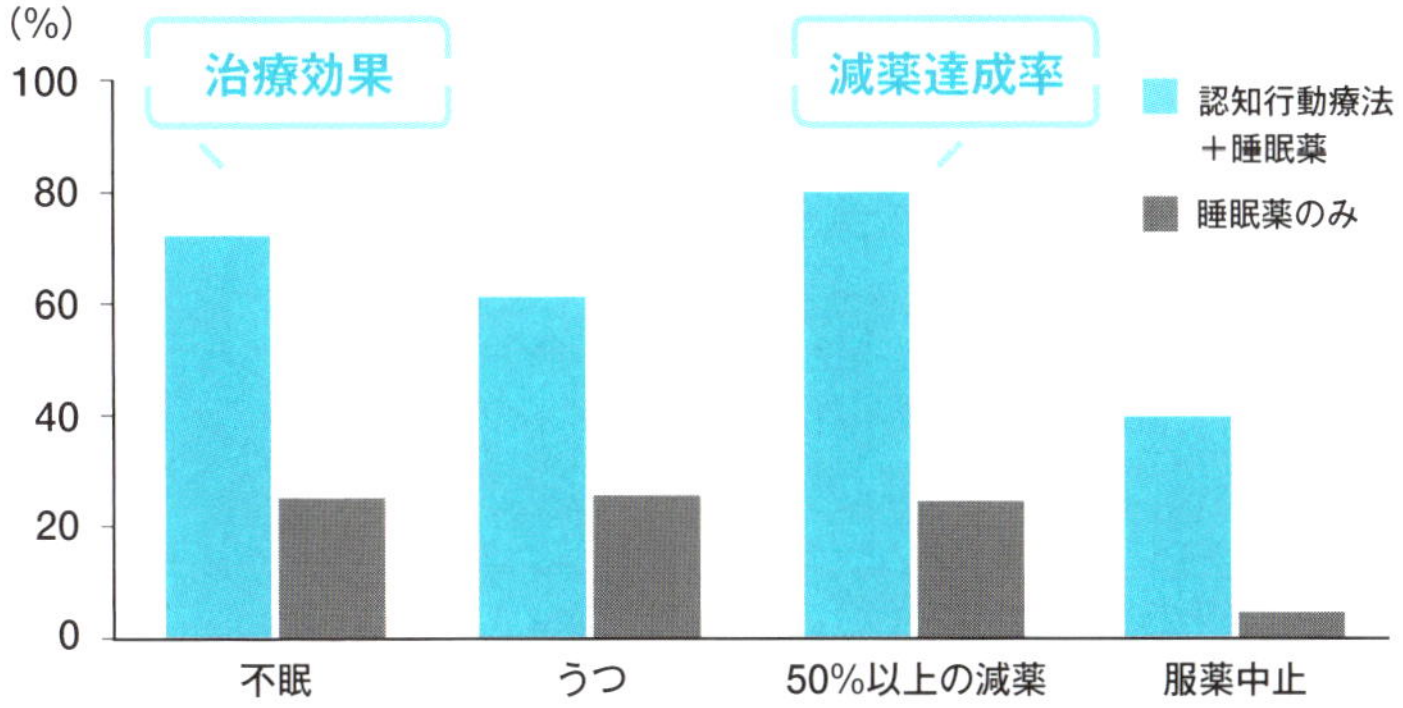

（「CBT-Iの理論と実践」岡島 義，心身医学 vol.58（7）：616-621，2018より引用）

睡眠薬では十分よくならない人にも、高い効果を発揮し、薬をやめることができる。

「眠らなきゃ」という、強い思い込みも変えていく

認知行動療法は、ものの見かた（認知）と行動を変えることを主軸としています。**不眠の場合は、「きっとまた眠れない」という認知、日々のできごとへの認知などを変えることで、不眠に陥りにくくなります。**

行動面では、不眠の維持要因である睡眠習慣、生活習慣を改善。床上《しょうじょう》時間を減らしたり、リラクゼーション法を身につけ、眠りにつきやすくします。快眠のための正しい知識を教わり、治療終了後もセルフケアが可能に。

ＣＢＴ－Ｉの効果研究によると、慢性不眠の人の50％で不眠症状がなくなり、70～80％の人で症状が軽減できることがわかっています（Morin CM et al.,1999）。背景にうつ病などの心の病気がある場合、その治療としても高い効果を発揮します。

一度身につけると、
再発もしにくい

認知行動療法の進めかた

**健康保険の適用にはなっていないが、
睡眠外来などを受診すると、自費で受けられる。**

Ⅰ 睡眠日誌の記録

重症度もセルフチェックし、変化を感じられるようにする

日々の習慣と不眠の負のサイクルをあきらかにするためにも、睡眠日誌は欠かせない。治療を始めてからも、効果を実感するのに役立つ。

Ⅱ 睡眠教育

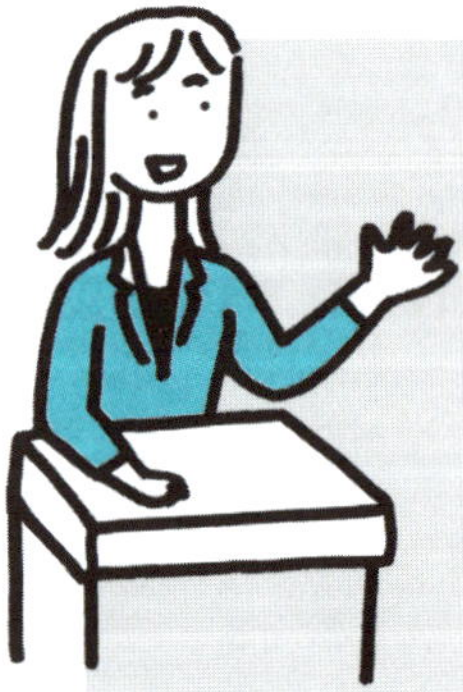

なぜ眠れないのか、どうすれば眠れるかを学ぶ

睡眠のしくみや不眠のメカニズム、年齢による睡眠時間と質の変化などを学ぶ。カフェインやアルコールなどの影響についても理解。

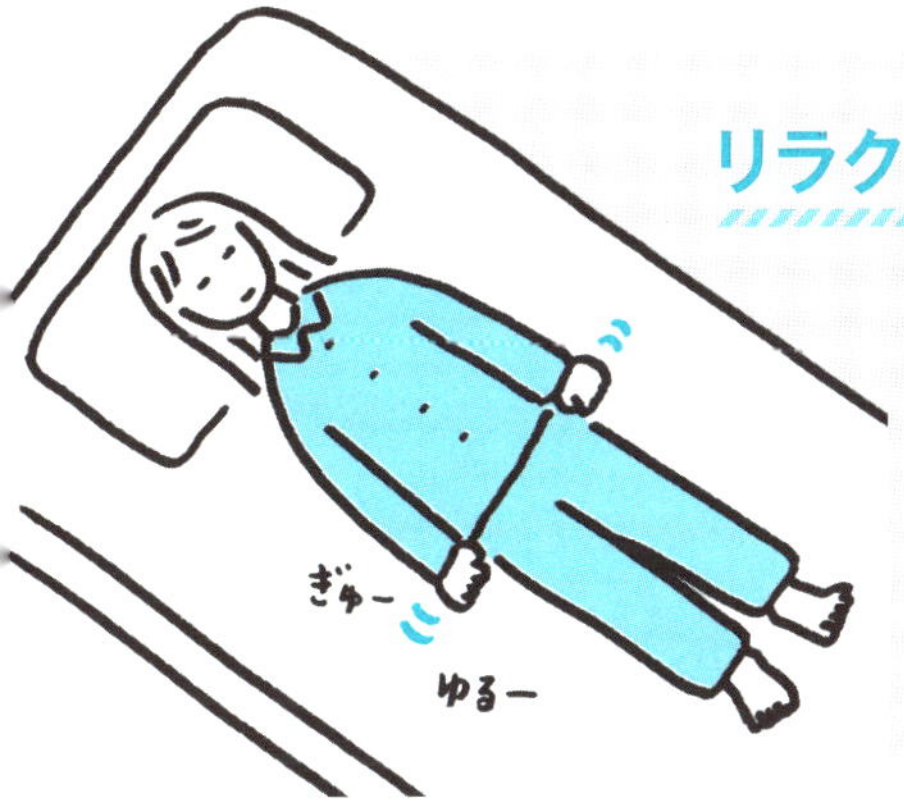
ぎゅー
ゆるー

Ⅲ リラクゼーション

意図的に筋肉をゆるめる「漸進的筋《ぜんしんてききん》弛《し》緩法《かんほう》」が効果的

「手にギュッと力を入れる」「手の力をゆるめる」など、体のパーツごとに緊張と弛緩をくり返し、体をリラックスさせる方法。入眠前におこなうと効果的。

Ⅳ 睡眠スケジュール法

睡眠リズムを立て直し、睡眠効率を高めていく

眠れないままベッドで過ごす時間を極力減らし、規則的な睡眠 - 覚醒リズムをつくり直す。最初は多少睡眠不足になってもよく、リズムの再構築を優先する。

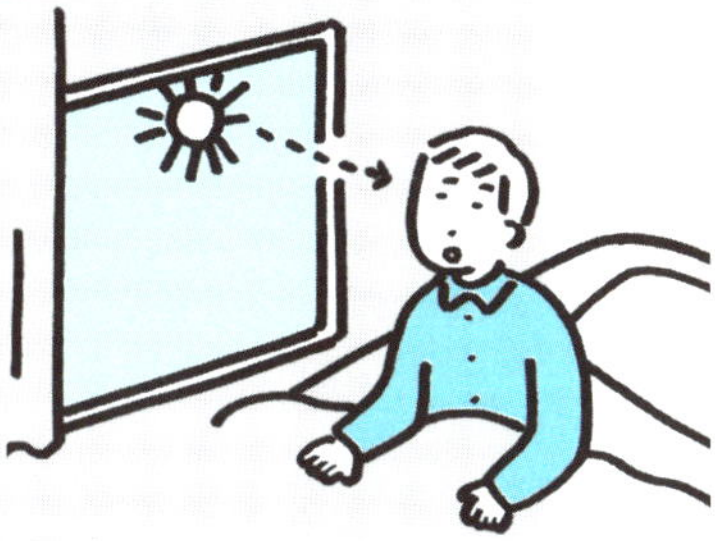

Ⅴ 認知の変容

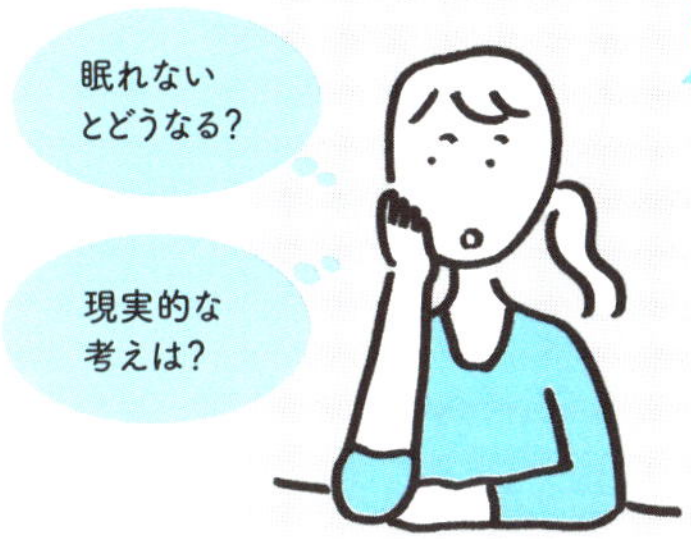
眠れない
とどうなる?
現実的な
考えは?

眠りを妨《さまた》げる考えがあれば、現実的な考えに変えていく

「7 時間寝ないと仕事にならない」「また怒られる」などの思い込みを、「多少寝不足でもたいてい乗り切れている」といった現実的な認知に変えていく。

（「CBT-I の理論と実践」岡島 義，心身医学 vol.58（7）：616-621，2018 より作成）

睡眠の科学大全　INDEX

「The triad of sleep,immunity,and cancer:A mediating perspective.」 Lanza G et al.,Cells vol.13(15):1246,2024
「The 24-h growth hormone rhythm in men:Sleep and circadian influences questioned.」 Brandenberger G & Weibel L,Journal of Sleep Research vol.13(3):251-255,2004
「The two-process model of sleep regulation:Beginnings and outlook.」 Borbély A,Journal of Sleep Research vol.31(4):e13598,2022
「Ultradian sleep cycles:Frequency,duration,and associations with individual and environmental factors—A retrospective study.」 Cajochen C et al.,Sleep Health vol.10(1S):S52-62,2024
「Using difficulty resuming sleep to define nocturnal awakenings.」 Ohayon MM et al.,Sleep Medicine vol.11(3):236-241,2010
「What type of mattress should be chosen to avoid back pain and improve sleep quality?: Review of the literature.」 Caggiari G et al.,Journal of Orthopaedics and Traumatology vol.22(1):51,2021
「Who are the long sleepers?:Towards an understanding of the mortality relationship.」 Grandner MA et al.,Sleep Medicine Reviews vol.11(5):341-360,2007
「Why healthy sleep is good for business.」 Barnes CM & Watson NF,Sleep Medicine Reviews vol.47:112-118,2019
「"You look sleepy…" The impact of sleep restriction on skin parameters and facial appearance of 24 women.」 Léger D et al.,Sleep Medicine vol.89:97-103,2022

「音楽刺激が脳波に与える影響:音楽の種類によるα波含有率の違い」 川上 泉・小林幸夫,日本機械学会関東支部ブロック合同講演会講演論文集 2008:169-170,2008
『快眠法の前に　今さら聞けない 睡眠の超基本』 柳沢正史監修,2024(朝日新聞出版)
「科学研究費助成事業　研究成果報告書:基盤研究(B):勤労世代のメンタルヘルス危険因子としての睡眠様態とその遺伝的要因の探索」 佐藤誠ほか,2021
「覚醒時の情動処理におけるレム睡眠の役割」 阿部高志,生理心理学と精神生理学 vol.39(1):19-35,2021
『かつてないほど頭が冴える!　睡眠と覚醒 最強の習慣』 三島和夫,2018(青春出版社)
『必ず眠れるとっておきの秘訣!　最新の睡眠科学が証明する　今までの睡眠本では眠れない人へ』 櫻井 武,2017(山と溪谷社)
「勤労者医療の視点から考える睡眠時無呼吸」 富田康弘,日本職業・災害医学会会誌 vol.68(6):326-330,2020
「クロノタイプによる睡眠覚醒パターン,気分調節の特徴」 北村真吾・肥田昌子・三島和夫,時間生物学 vol.18(2):68-75,2012
「健康日本21(第2次)に即した睡眠指針への改訂に資するための疫学研究　睡眠に関する先行疫学研究のレビュー　食習慣と睡眠の関連性についての疫学研究レビュー」 三島和夫,2014
「現代日本における「働きすぎ」の所在—健康と家庭生活の観点から—」 高見具広,海外労働情報 第17回北東アジア労働フォーラム報告書(労働政策研究・研修機構),2020
「CBT-Iの理論と実践」 岡島 義,心身医学 vol.58(7):616-621,2018
「知っておきたい快眠のための知恵—眠りに及ぼす光の影響」 水野 康,化学と生物 vol.46(6):435-437,2008
「社会的ジェットラグがもたらす健康リスク」 三島和夫,日本内科学会雑誌 vol.105(9):1675-1681,2016
「食品安全委員会ファクトシート《最終更新日平成30年2月23日》」 食品安全委員会,2018
「食品に含まれるカフェインの過剰摂取について Q&A ～カフェインの過剰摂取に注意しましょう～」 厚生労働省ホームページ,2024.11.01. 閲覧
「食欲制御物質と肥満症」 上野浩晶・中里雅光,日本内科学会雑誌 vol.104(4):717-722,2015
「女性の睡眠とホルモン」 渋井佳代,バイオメカニズム学会誌 vol.29(4):205-209,2005
『睡眠こそ最強の解決策である』 マシュー・ウォーカー、2018(SBクリエイティブ)
「睡眠時無呼吸症候群(SAS)の疫学」 佐藤 誠,日本内科学会雑誌 vol.109(6):1059-1065,2020
『睡眠時無呼吸症候群(SAS)の診療ガイドライン2020』 日本呼吸器学会 厚生労働科学研究費補助金難治性疾患政策研究事業「難治性呼吸器疾患・肺高血圧症に関する調査研究」班監修,睡眠時無呼吸症候群(SAS)の診療ガイドライン作成委員会編,2020(南江堂)
「睡眠障害の社会生活に及ぼす影響」 駒田陽子・井上雄一,心身医学 vol.47(9):785-791,2007
「睡眠状態に特異的な前頭前野の神経活動動態」 大野駿太郎・野本真順・井ノ口 馨,Toyama Medical Journal vol.33(1):43-49,2022
「睡眠と心身の健康」 井谷 修,日大医学雑誌 vol.79(6):333-336,2020
「睡眠と生体リズム」 橋本聡子・本間さと・本間研一,日本薬理学雑誌 vol.129(6):400-403,2007
『睡眠の科学・改訂新版　なぜ眠るのか　なぜ目覚めるのか』 櫻井 武,2017(講談社)
「睡眠薬の適正な使用と休薬のための診療ガイドライン—出口を見据えた不眠医療マニュアル—」 厚生労働科学研究・障害者対策総合研究事業「睡眠薬の適正使用及び減量・中止のための診療ガイドラインに関する研究班」および日本睡眠学会・睡眠薬使用ガイドライン作成ワーキンググループ編,2013
『スタンフォード式 最高の睡眠』 西野精治,2017(サンマーク出版)
「生体リズムと睡眠障害」 肥田昌子・北村真吾・三島和夫,精神保健研究 vol.61:73-80,2015
「銭湯における温熱効果の予防医学的意義に関する研究 平成15年度 総括研究報告書 (厚生労働科学研究費補助金がん予防等健康科学総合研究事業):入浴と各種生体機能 (1) 循環機能入浴と各種生体機能:循環機能」 大塚吉則,2004
「中・高年の見た目年齢の解析」 小原克彦,コスメトロジー研究報告 vol.24:159-166,2016
『東京大学の先生伝授　文系のための めっちゃやさしい 睡眠』 林 悠監修,2022(ニュートンプレス)
『Newton 別冊　睡眠の科学知識　眠りの科学で,最高のパフォーマンスを手にいれる』2023(ニュートンプレス)
「入眠と起床に適した音楽的・音響的特徴」 山田真奈・伊藤克亘,情報処理学会第83回全国大会講演論文集 2021(1):361-362,2021
「ピッツバーグ睡眠質問票日本語版 The Japanese version of the Pittsburgh Sleep Quality Index(PSQI-J)」 土井由利子,2017
「昼寝の功罪とパワーナップ」 林 光緒,睡眠と環境 vol.18(1):17-24,2024
「不登校と睡眠」 平田郁子,子どものこころと脳の発達 vol.14(1):26-32,2023
「ベイズ確率論からの判断の逸脱—認知システムの働きに影響を及ぼす撹乱要因としてのフレーミング効果—」 伊藤朋子,知能と情報 vol.22(4):464-470,2010
「毎月勤労統計調査　令和5年分結果確報」 厚生労働省,2024
「より健康的な睡眠を確保するための生活術」 厚生労働省,2014
「REM 睡眠中の嗅覚刺激呈示が夢と生理活動に及ぼす効果—においの好悪特性に着目した検討—」 岡部聡美ほか,日本心理学会第81回大会発表論文集:1A-046,2017
「レム睡眠とその破綻のメカニズムや生理的作用」 山崎璃沙・林 悠,日本臨床麻酔学会誌 vol.41(1):116-120,2021
「レム睡眠のメカニズムと生理的意義」 髙木眞莉奈・林 悠,生化学 vol.89(6):911-916,2017
「労働者の疲労蓄積度自己診断チェックリスト(2023年改正版)」 厚生労働省,2023
「老若男女の温熱生理学(2):性差と加齢の影響」 小川徳雄,人間と生活環境 vol.4(1):2-7,1996

「Sleep inertia:Current insights.」Hilditch CJ & McHill AW,Nature and Science of Sleep vol.11:155-165,2019
「Sleepiness is a signal to go to bed:Data and model simulations.」Shochat T et al.,Sleep vol.44(10):zsab123,2021
「Sleeping for one week on a temperature—Controlled mattress cover improves sleep and cardiovascular recovery.」Moyen NE et al.,Bioengineering vol.11(4):352,2024
「Sleep inspires insight.」Wagner U et al.,Nature vol.427(6972):352-355,2004
「Sleep quality and self-control capacity as protective resources in the daily emotional labor process:Results from two diary studies.」Diestel S,Rivkin W & Schmidt KH,Journal of Applied Psychology vol.100(3):809-827,2015
「Sleep restriction alters the integration of multiple information sources in probabilistic decision-making.」Lim JYL et al.,Journal of Sleep Research vol.33(5):e14161,2024
「Sleep restriction enhances the daily rhythm of circulating levels of endocannabinoid 2-arachidonoylglycerol.」Hanlon EC et al., Sleep vol.39(3):653-664,2016
「Slow wave synchronization and sleep state transitions.」Guo D et al.,Scientific Reports vol.12:7467,2022
「Smartphone addiction,sleep quality,depression,anxiety,and stress among medical students.」Nikolic A et al.,Frontiers in Public Health vol.11:1252371,2023
「Some twist of molecular circuitry fast forwards overnight sleep hours:A systematic review of natural short sleepers' genes.」Yook JH et al.,Cureus vol.13(10):e19045,2021
「Sunlight and Vitamin D:A global perspective for health.」Wacker M & Holick MF,Dermato-Endocrinology vol.5(1):51-108,2013
「Surprising view of insomnia and sleeping pills.」Kripke DF,Sleep vol. 36(8):1127-1128,2013
「SWS brain—Wave music may improve the quality of sleep:An EEG Study.」Gao D et al.,Frontiers in Neuroscience vol.14:67,2020
「The association between alcohol consumption and sleep disorders among older people in the general population.」Britton A,Fat LN&Neligan A,Scientific Reports vol.10(1):5275,2020
「The association between alcohol-related problems and sleep quality and duration among college students:A multicountry pooled analysis.」Sirtoli R et al.,International Journal of Mental Health and Addiction vol.21:2923-2940,2023
「The association between diet and sleep quality among Spanish university students.」Ramón-Arbués E et al.,Nutrients vo.14(16):3291,2022
「The association between habitual sleep duration and mortality according to sex and age:The Japan public health center-based prospective study.」Svensson T et al.,Journal of Epidemiology vol.31(2):109-118,2021
「The association between smartphone addiction and sleep:A UK cross-sectional study of young adults.」Sohn SY et al.,Frontiers in Psychiatry vol.12:629407,2021
「The association of sleep disorders,obesity and sleep-related hypoxia with cancer.」Brzecka A et al.,Current Genomics vol.21(6):444-453,2020
「The buffering effects of subordinates' forgiveness and communication openness on abusive supervision and voice behavior.」Liu C,Sun S & Dube FNM,Sage Journals vol.10:1-17,2021
「The cost of sleep lost:Implications for health,performance,and the bottom line.」Grandner MA,American Journal of Health Promotion vol.32(7):1629-1634,2018
「The EEG as an index of neuromodulator balance in memory and mental illness.」Vakalopoulos C,Frontiers in Neuroscience vol.8:63,2014
「The effect of breakfast composition and energy contribution on cognitive and academic performance:A systematic review.」Edefonti V et al.,The American Journal of Clinical Nutrition vol.100(2):626-656,2014
「The effect of caffeine on subsequent sleep:A systematic review and meta-analysis.」Gardiner C et al.,Sleep Medicine Reviews vol.69:101764,2023
「The effect of cold showering on health and work:A randomized controlled trial.」Buijze GA et al.,PLoS One vol.11(9):e0161749,2016
「The effect of foot bath on sleep quality in the elderly:A systematic review.」Nasiri K et al.,BMC Geriatrics vol.24(1):191,2024
「The effect of physical activity on sleep quality and sleep disorder:A systematic review.」Alnawwar MA et al.,Cureus vol.15(8):e43595,2023
「The effect of weighted blankets on sleep and related disorders:A brief review.」Yu J et al.,Frontiers in Psychiatry vol.15:1333015,2024
「The effects of exercise on self-rated sleep among adults with chronic sleep complaints.」Erlacher C,Erlacher D&Schredl M, Journal of Sport and Health Science vol.4(3):289-298,2015
「The effects of increased bedroom air temperature on sleep and next-day mental performance.」Strøm-Tejsen P et al.,The 14th international conference of Indoor Air Quality and Climate vol.640,2016
「The effects of physical activity on sleep architecture and mood in naturalistic environments.」Zapalac K et al.,Scientific Reports vol.14(1): :5637,2024
「The effects of sleep duration on the incidence of cardiovascular events among middle-aged male workers in Japan.」Hamazaki Y et al.,Scandinavian Journal of Work, Environment & Health vol.37(5):411-417,2011
「The forbidden zone for sleep is more robust in adolescents compared to adults.」Monterastelli AJ et al.,Frontiers in Sleep vol.2:1304647,2023
「The health impact of nighttime eating:Old and new perspectives.」Kinsey AW & Ormsbee MJ,Nutrients vol.7(4):2648-2662,2015
「The impact of daily caffeine intake on nighttime sleep in young adult men.」Weibel J et al.,Scientific Reports vol.11(1):4668,2021
「The impact of daytime light exposures on sleep and mood in office workers.」Figueiro MG et al.,Sleep Health vol.3(3):204-215,2017
「The impact of music on the bioelectrical oscillations of the brain.」Kučikienė D & Praninskienė R,Acta medica Lituanica vol.25(2):101-106,2018
「The impact of sleep deprivation on food desire in the human brain.」Greer SM,Goldstein AN&Walker MP,Nature Communications vol.4:2259,2013
「The importance of sleep regularity:A consensus statement of the National Sleep Foundation sleep timing and variability panel.」Sletten TL et al.,Sleep Health vol.9(6):801-820,2023
「The influence of blue light on sleep,performance and wellbeing in young adults:A systematic review.」Silvani MI et al.,Werder R & Perret C,Frontiers in Physiology vol.13:943108,2022
「The labour market returns to sleep.」Costa-Font J,Fleche S & Pagan R,Journal of Health Economics vol.93:102840,2024
「The relationship between sleeping position and sleep quality:A flexible sensor-based study.」Zhang Y et al.,Sensors vol.22 (16):6220,2022
「The relationship between sleep quality and occupational well-being in employees:The mediating role of occupational self-efficacy.」Peng J et al.,Frontiers in Psychology vol.14:1071232,2023
「The role of gut microbiome in sleep quality and health:Dietary strategies for microbiota support.」Sejbuk M,Siebieszuk A& Witkowska AM,Nutrients vol.16(14):2259,2024
「The role of slow wave sleep in memory processing.」Walker MP,Journal of Clinical Sleep Medicine vol.5(Suppl2):S20-26,2009
「The Sleep-Immune Crosstalk in Health and Disease.」Besedovsky L,Lange T & Haack M,Physiological Reviews vol.99(3):1325-1380,2019
「The temperature dependence of sleep.」Harding EC,Franks NP & Wisden W,Frontiers in Neuroscience vol.13:336,2019

「On workdays,earlier sleep for morningness and later wakeup for eveningness are associated with better work productivity.」 Shimura A et al.,Sleep Medicine vol.92:73-80,2022
「Orchestrated ensemble activities constitute a hippocampal memory engram.」 Ghandour K et al.,Nature Communications vol.10(1):2637,2019
「Perceived age as clinically useful biomarker of ageing:Cohort study.」 Christensen K et al.,BMJ vol.339:b5262,2009
「Perception of feeling cold in the bedroom and sleep quality.」 Chimed-Ochir O et al.,Nagoya Joural of Medical Science vol.83(4) : 705-714, 2021
「Perception of sleep disturbances due to bedtime use of blue light-emitting devices and its impact on habits and sleep quality among young medical students.」 Jniene A et al.,BioMed Research International vol.2019:7012350,2019
「Physical activity and sleep:An updated umbrella review of the 2018 physical activity guidelines advisory committee report.」 Kline CE et al.,Sleep Medicine Reviews vol.58:101489,2021
「Physiology of growth hormone secretion during sleep.」 Cauter EV & Plat L,The Journal of Pediatrics vol.128(5 Pt 2):S32-37,1996
「Prefrontal coding of learned and inferred knowledge during REM and NREM sleep.」Abdou K et al.,Nature Communications vol.15(1): 4566,2024
「Rapid fast-delta decay following prolonged wakefulness marks a phase of wake-inertia in NREM sleep.」 Hubbard J et al.,Nature Communications vol.11(1):3130,2020
「Recommendations for daytime,evening,and nighttime indoor light exposure to best support physiology,sleep,and wakefulness in healthy adults.」 Brown TM et al.,PLoS Biology vol.20(3):e3001571,2022
「Regularity of bedtime,wake-up time,and time in bed in mid-life:Associations with cardiometabolic health markers with adjustment for physical activity and sedentary time.」 Nauha L et al.,Journal of Activity,Sedentary and Sleep Behaviors vol.3:2,2024
「Relationship between sleep duration,sun exposure,and serum 25-hydroxyvitamin D status:A cross-sectional study.」 Choi JH et al.,Scientific Reports vol.10(1):4168,2020
「Relationship between weekend catch-up sleep and poor performance on attention tasks in Korean adolescents.」 Kim SJ et al., Archives of pediatrics & adolescent medicine vol.165(9):806-812,2011
「Relationship of dietary factors and habits with sleep-wake regularity.」 Yamaguchi M et al.,Asia Pacific Journal of Clinical Nutrition vol.22(3):457-465,2013
「Resetting the late timing of 'night owls' has a positive impact on mental health and performance.」 Facer-Childs ER et al.,Sleep Medicine vol.60:236-247,2019
「Risk of prostate cancer with increasing years of night shift work:A two-stage dose-response meta-analysis with duration of night shift work as exposure dose」 Moon J ,Holzhausen EA&Mun Y,Heliyon vol.10(8):e29080,2024
「Serotonergic integration of circadian clock and ultradian sleep-wake cycles.」 Miyamoto H et al., Journal of Neuroscience vol.32 (42): 14794-14803,2012
「Shorter sleep time relates to lower human defensin 5 secretion and compositional disturbance of the intestinal microbiota accompanied by decreased short-chain fatty acid production.」 Shimizu Y et al.,Gut Microbes vol.15(1):2190306,2023
「Short sleep duration increases energy intakes but does not change energy expenditure in normal-weight individuals.」 St-Onge MP et al.,The American Journal of Clinical Nutrition vol.94(2):410-416,2011
「Skipping breakfast for 6 days delayed the circadian rhythm of the body temperature without altering clock gene expression in human leukocytes.」 Ogata H et al.,Nutrients vol.12(9):2797,2020
「Sleep,alcohol,and caffeine in financial traders.」 Song F & Walker MP,PLoS One vol.18(11):e0291675,2023
「Sleep and diet:Mounting evidence of a cyclical relationship.」 Zuraikat FM et al.,Annual Review of Nutrition vol.41:309-332,2021
「Sleep and human aging.」 Mander BA,Winer JR & Walker MP,Neuron vol.94(1):19-36,2017
「Sleep and subjective age:Protect your sleep if you want to feel young.」 Balter LJT & Axelsson J,Proceedings of the Royal Society B vol.291(2019):20240171,2024
「Sleep and survival among women with breast cancer:30 years of follow-up within the Nurses' Health Study.」 Trudel-Fitzgerald C et al,British Journal of Cancer vol.116(9):1239-1246,2017
「Sleep characteristics in blind subjects.」 Ayala-Guerrero F & Mexicano G,Journal of Sleep Disorders and Management vol.1(1):003,2015
「Sleep curtailment is accompanied by increased intake of calories from snacks1-3.」 Nedeltcheva AV et al.,The American Journal of Clinical Nutrition vol.89(1):126-133,2009
「Sleep debt elicits negative emotional reaction through diminished amygdala-anterior cingulate functional connectivity.」 Motomura Y et al.,PLoS ONE vol.8(2):e56578,2013
「Sleep deprivation and behavioral risk-taking.」 Killgore WDS,Modulation of Sleep by Obesity, Diabetes, Age, and Diet : 279-287,2015
「Sleep deprivation and central appetite regulation.」 Liu S et al.,Nutrients vol.14(24):5196,2022
「Sleep deprivation and its effects on communication during individual and collaborative tasks.」 Holding BC et al.,Scientific Reports vol.9:3131,2019
「Sleep deprivation and vigilant attention.」 Lim J & Dinges DF,Annals of the New York Academy of Sciences vol.1129:305-322,2008
「Sleep deprivation biases the neural mechanisms underlying economic preferences.」 Venkatraman V et al.,Journal of Neuroscience vol.31(10):3712-3718,2011
「Sleep deprivation increases facial skin yellowness.」 Matsubara A et al.,Journal of Clinical Medicine vol.12(2):615,2023
「Sleep deprivation is associated with attenuated parametric valuation and control signals in the midbrain during value-based decision making.」 Menz MM,Büchel C & Peters J,Journal of Neuroscience vol.32(20):6037-6946,2012
「Sleep disordered breathing and metabolic comorbidities across sex and menopausal status in East Asians:The Nagahama Study.」 Matsumoto T et al.,European Respiratory Journal vol.56(2):1902251,2020
「Sleep disruption and cancer:Chicken or the egg ?」 Berisha A,Shutkind K & Borniger JC,Frontiers in Neuroscience vol.16:856235,2022
「Sleep duration and breast cancer risk among black and white women.」 Xiao Q et al.,Sleep Medicine vol.20:25-29,2016
「Sleep duration and chronic diseases among US adults age 45 years and older:Evidence from the 2010 behavioral risk factor surveillance system.」 Liu Y et al.,Sleep vol.36(10):1421-1427,2013
「Sleep duration and napping in relation to colorectal and gastric cancer in the MCC-Spain study.」 Papantoniou K et al.,Scientific Reports vol. 11(1):11822,2021
「Sleep duration and risk of overall and 22 site-specific cancers:A Mendelian randomization study.」 Titova OE et al.,International Journal of Cancer vol.148(4):914-920,2021
「Sleep duration and the risk of breast cancer:The Ohsaki Cohort Study.」 Kakizaki M et al.,British Journal of Cancer vol.99(9):1502-1505,2008

「How do sleepwear and bedding fibre types affect sleep quality：A systematic review.」Li X,Halaki M & Chow CM,Journal of Sleep Research vol.16：e14217,2024
「How people wake up is associated with previous night's sleep together with physical activity and food intake.」Vallat R et al., Nature Communications vol.13(1):7116,2022
「How smart is to go to bed with the phone?：The impact of short-wavelength light and affective states on sleep and circadian rhythms.」Schmid SR et al.,Clocks & Sleep vol.3(4):558-580,2021
「Hypothetical model of dynamic biomarkers of the Alzheimer's pathological cascade.」Jack Jr CR et al.,The Lancet Neurology vol.9(1):119-128,2010
「Impact of middle-of-the-night awakenings on health status,activity impairment,and costs.」Moline M et al.,Nature and Science of Sleep vol.6:101-111,2014
「Impact of sleep deprivation on job performance of working mothers：Mediating effect of workplace deviance.」Deng Y et al., International Journal of Environmental Research and Public Health vol.19(7):3799,2022
「Impact of smartphone use at bedtime on sleep quality and academic activities among medical students at Al -Azhar University at Cairo.」Elsheikh AA,Elsharkawy SA & Ahmed DS,Journal of Public Health vol.32:2091-2100,2024
「Impacts of blue light exposure from electronic devices on circadian rhythm and sleep disruption in adolescent and young adult students.」Alam M et al.,Chronobiology in Medicine vol.6(1):10-14,2024
「Improved neurobehavioral performance during the wake maintenance zone.」Shekleton JA et al.,Journal of Clinical Sleep Medicine vol.9(4):353-362,2013
「Improvement of slow wave sleep continuity by mattress with better body pressure dispersal.」Kayaba M et al.,Sleep Medicine Research vol.10(2):75-82,2019
「Increased hunger,food cravings,food reward,and portion size selection after sleep curtailment in women without obesity.」Yang CL,Schnepp J & Tucker RM,Nutrients vol.11(3):663,2019
「Influence of mid-afternoon nap duration and sleep parameters on memory encoding,mood,processing speed,and vigilance.」Leong RLF et al.,Sleep vol.46(4):zsad025,2023
「Influence of nutrition and food on sleep—is there evidence?」Netzer NC,Strohl KP & Pramsohler S,Sleep and Breathing vol.28(1):61-68, 2024
「Integrated analysis of the microbiota-gut-brain axis in response to sleep deprivation and diet-induced obesity.」Lee J et al., Frontiers in Endocrinology vol.14:1117259,2023
「Internet-based instructor-led mindfulness for work-related rumination, fatigue, and sleep: Assessing facets of mindfulness as mechanisms of change. A randomized waitlist control trial.」Querstret D,Cropley M& Fife-Schaw C,Journal of Occupational Health Psychology vol.22(2):153-169,2017
「Interventions to reduce short-wavelength ("blue") light exposure at night and their effects on sleep：A systematic review and meta-analysis.」Shechter A et al.,Sleep Advances vol.1(1):zpaa002,2020
「Inverted U-shaped relationship between sleep duration and phenotypic age in US adults：A population-based study.」You Y et al., Scientific Reports vol.14(1):6247,2024
「Investigating the influence of an adjustable zoned air mattress on sleep：A multinight polysomnography study.」Wei Y et al., Frontiers in Neuroscience vol.17:1160805,2023
「Irregular sleep/wake patterns are associated with poorer academic performance and delayed circadian and sleep/wake timing.」Phillips AJK et al.,Scientific Reports vol.7(1):3216,2017
「Lack of efficacy of music to improve sleep: A polysomnographic and quantitative EEG analysis.」Lazic SE & Ogilvie RD, International Journal of Psychophysiology vol.63(3):232-239,2007
「Lack of sleep and the development of leader-follower relationships over time.」Guarana CL & Barnes CM,Organizational Behavior and Human Decision Processes vol.141:57-73,2017
「Let there be no light:The effect of bedside light on sleep quality and background electroencephalographic rhythms.」Cho JR et al., Sleep Medicine vol.14(12):1422-1425,2013
「Light exposure behaviors predict mood,memory and sleep quality.」Siraji MA et al.,Scientific Reports vol.13(1):12425,2023
「Low intake of vegetables,high intake of confectionary,and unhealthy eating habits are associated with poor sleep quality among middle-aged female Japanese workers.」Katagiri R et al.,Journal of Occupational Health vol.56(5):359-368,2014
「Mechanisms underlying sleep-wake disturbances in alcoholism：Focus on the cholinergic pedunculopontine tegmentum.」Knapp CM,Ciraulo DA & Datta S,Behavioural Brain Research vol.274:291-301,2014
「Melatonin and the circadian regulation of sleep initiation,consolidation,structure,and the sleep EEG.」Dijk DJ & Cajochen C, Journal of Biological Rhythms vol.12(6):627-635,1997
「Modeling napping,post-lunch dip,and other variations in human sleep propensity.」Bes F,Jobert M & Schulz H,Sleep vol.32(3):392-398,2009
「Mortality associated with nonrestorative short sleep or nonrestorative long time-in-bed in middle-aged and older adults.」Yoshiike T et al.,Scientific Reports vol.12(1):189,2022
「Mortality associated with sleep duration and insomnia.」Kripke DF et al.,Archives of General Psychiatry vol.59(2):131-136,2002
「Muscarinic acetylcholine receptors chrm1 and chrm3 are essential for REM sleep.」Niwa Y et al.,Cell Reports vol.24(9):2231-2247,2018
「Music for insomnia in adults (Review).」Jespersen KV et al.,Cochrane Database of Systematic Reviews No.CD010459(8),2015
「Music therapy using EEG brain wave signals.」Aditya Narayanan A et al.,International Journal of Science and Research vol.12(1):645-650,2023
「Negative effects of restricted sleep on facial appearance and social appeal.」Sundelin T et al.,Royal Society Open Science vol.4(5): 160918,2017
「Neuroimaging,cognition,light and circadian rhythms.」Gaggioni G et al.,Frontiers in Systems Neuroscience vol.8:126,2014
「Nighttime ambient temperature and sleep in community-dwelling older adults.」Baniassadi A et al.,Science of the Total Environment vol.899:165623,2023
「Nighttime snacking is associated with risk of obesity and hyperglycemia in adults: A cross-sectional survey from Chinese adult teachers.」Liu X et al.,Journal of Biomedical Research vol.31(6):541-547,2017
「Night-to-night associations between light exposure and sleep health.」Mead MP,Reid KJ & Knutson KL,Journal of Sleep Research vol.32(2):e13620,2023
「Occupational transmission of hepatitis C virus.」Lunsk J,JAMA vol.288(12):1469-1472,2002

Neuroscience vol.15:609169,2021
「Comprehensive review of melatonin as a promising nutritional and nutraceutical supplement.」 Kamfar WW et al.,Heliyon vol.10(2):e24266,2024
「Contribution of the circadian pacemaker and the sleep homeostat to sleep propensity,sleep structure,electroencephalographic slow waves,and sleep spindle activity in humans.」 Dijk DJ & Czeisler CA, Journal of Neuroscience vol.15 (5 Pt1):3526-3538,1995
「Control of non-REM sleep by ventrolateral medulla glutamatergic neurons projecting to the preoptic area.」 Teng S et al., Nature Communications vol.13 (1):4748,2022
「Cues of fatigue:Effects of sleep deprivation on facial appearance.」 Sundelin T et al.,Sleep vol.36(9):1355-1360,2013
「Current ideas about the roles of rapid eye movement and non-rapid eye movement sleep in brain development.」 Knoop MS,Groot ER & Dudink J,Acta Paediatrica vol.110(1):36-44,2021
「Cyrcadian rhythm,mood,and temporal patterns of eating chocolate:A scoping review of physiology,findings,and future directions.」 Garbarino S,Garbarino E & Lanteri P,Nutrients vol.14(15):3113,2022
「Daily rhythms of the sleep-wake cycle.」 Waterhouse J,Fukuda Y & Morita T,Journal of Physiological Anthropology vol.31(1):5,2012
「Deconstructing and reconstructing cognitive performance in sleep deprivation.」Jacksona ML et al.,Sleep Medicine Reviews vol.17 (3):215-225,2013
「Delta wave power:An independent sleep phenotype or epiphenomenon?」 Davis CJ et al.,Journal of Clinical Sleep Medicine vol.7 (Suppl5):S16-18,2011
「Dietary fiber ameliorates sleep disturbance connected to the gut-brain axis.」 Tang M et al., Food & Function vol.13(23):12011-12020,2022
「Does night-shift work increase the risk of prostate cancer?:A systematic review and meta-analysis.」 Rao D et al.,OncoTargets and Therapy vol.8:2817-2826,2015
「Does sleep help or harm managers' perceived productivity?:Trade-offs between affect and time as resources.」 Sayre GM, Grandey AA & Almeida DM,Journal of Occupational Health Psychology vol.26(2):127-141,2021
「EEG—based study on sleep quality improvement by using music.」 Truong NM,Le QK&Huynh QL,Science&Technology Development Journal—Engineering and Technology vol.3(S13):S136-144,2020
「Effect of melatonin supplementation on sleep quality:A systematic review and meta-analysis of randomized controlled trials.」 Fatemeh G et al.,Journal of Neurology vol.269(1):205-216,2022
「Effect of music therapy on improving sleep quality in older adults:A systematic review and meta-analysis.」 Chen CT et al.,Journal of the American Geriatrics Society vol.69(7):1925-1932,2021
「Effect of thermal environment on sleep quality in actual bedroom in summer by sleep stages analysis.」 Akiyama Y et al.,Journal of Environmental Engineering vol.83(745):277-284,2018
「Effects of a short daytime nap on the cognitive performance:A systematic review and meta-analysis.」 Dutheil F et al., International Journal of Environmental Research and Public Health vol.18(19):10212,2021
「Effects of bathing and hot footbath on sleep in winter.」 Sung EJ & Tochihara Y,Journal of Physiological Anthropology and Applied Human Science vol.19(1):21-27,2000
「Effects of bathing-induced changes in body temperature on sleep.」 Maeda T et al.,Journal of Physiological Anthropology vol.42(1):20,2023
「Effects of cognitive behavioral therapy for insomnia(CBT-I) on quality of life:A systematic review and meta-analysis.」 Alimoradi Z et al.,Sleep Medicine Reviews vol.64:101646,2022
「Effects of dinner timing on sleep stage distribution and EEG power spectrum in healthy volunteers.」 Duan D et al.,Nature and Science of Sleep vol.13:601-602,2021
「Effects of feet warming using bed socks on sleep quality and thermoregulatory responses in a cool environment.」 Ko Y & Lee JY, Journal of Physiological Anthropology vol.37(1):13,2018
「Effects of long sleep time and irregular sleep–wake rhythm on cognitive function in older people.」 Okuda M et al.,Scientific Reports vol.11(1):7039,2021
「Effects of relaxing music on healthy sleep.」 Cordi MJ,Ackermann S&Rasch B,Journal of Music Therapy vol.9(1):9079,2019
「Effects of sleep deprivation on performance:A meta-analysis.」 Pilcher JJ & Huffcutt AI,Sleep vol.19(4):318-326,1996
「Effects of total and partial sleep deprivation on reflection impulsivity and risk-taking in deliberative decision-making.」 Salfi F et al.,Nature and Science of Sleep vol.12:309-324,2020
「Effects of using a snooze alarm on sleep inertia after morning awakening.」 Ogawa K,Kaizuma-Ueyama E & Hayashi M,Journal of Physiological Anthropology vol.41(1):43,2022
「Ergonomic consideration in pillow height determinants and evaluation.」 Lei JX et al.,Healthcare(Basel) vol.9(10):1333,2021
「Evaluating the effects of diet-gut microbiota Ineractions on sleep traits using the UK Biobank Cohort.」 Qi X et,Nutrients vol.14(6):1134,2022
「Evidence for a circadian effect on the reduction of human growth hormone gene expression in response to excess caloric intake.」 Vakili H,Jin Y & Cattini PA,Journal of Biological Chemistry vol.291(26):13823-13833,2016
「Examining relationships between sleep posture,waking spinal symptoms and quality of sleep:A cross sectional study.」 Cary D, Jacques A & Briffa K,PLoS One vol.16(11):e0260582,2021
「Exploring the association between sleep duration and cancer risk in middle-aged and older Chinese adults:Observations from a representative cohort study (2011-2020).」 Jiang Y et al.,BMC Public Health vol.24(1):1819,2024
「Exposure to indoor light at night in relation to multiple dimensions of sleep health:Findings from the Sister Study.」 Sweeney MR et al.,Sleep vol.47(2):zsad100,2024
「Extending weeknight sleep of delayed adolescents using weekend morning bright light and evening time management.」 Crowley SJ et al.,Sleep vol.46(1):zsac202,2023
「Favorite odor induces negative dream emotion during rapid eye movement sleep.」 Okabe S et al.,Sleep Medicine vol.47:72-76,2018
「Genome-wide association analyses in 128,266 individuals identifies new morningness and sleep duration loci.」 Jones SE et al., PLoS Genetics vol.12(8):e100612,2016
「Genome-wide association analyses of chronotype in 697,828 individuals provides insights into circadian rhythms.」 Jones SE et al.,Nature Communications vol.10(1):343,2019
「Growth hormone and obesity.」 Hjelholt A et al.,Endocrinology and Metabolism Clinics of North America vol.49(2):239-250,2020
「Gut microbiota depletion by chronic antibiotic treatment alters the sleep/wake architecture and sleep EEG power spectra in mice.」 Ogawa Y et al.,Scientific Reports vol.10:19554,2020
「Health at a Glance 2021:OECD indicators.」 OECD,2021

参考文献

「A brief nap during an acute stressor improves negative affect.」Wofford N et al.,Journal of Sleep Research vol.31(6):13701,2022
「Acute sleep deprivation enhances the brain's response to hedonic food stimuli：An fMRI study.」Benedict C et al.,The Journal of Clinical Endocrinology&Metabolism vol.97(3):E443-447,2012
「Adenosine-independent regulation of the sleep-wake cycle by astrocyte activity.」Peng W et al.,Cell Discovery vol.9(1):16,2023
「Adenosine integrates light and sleep signalling for the regulation of circadian timing in mice.」Jagannath A et al.,Nature Communications vol.12(1):2113,2021
「Alcohol and the sleeping brain.」Colrain IM,Nicholas CL & Baker FC,Handbook of Clinical Neurology vol.125：415-431,Handbook of Clinical Neurology vol.125:415-431,2014
「Alcohol use and poor sleep quality：A longitudinal twin study across 36 years.」Helaakoski V et al.,Sleep Advances vol.3(1):zpac023,2022
「A longer biological night in long sleepers than in short sleepers.」Aeschbach D et al.,The Journal of Clinical Endocrinology & Metabolism vol.88(1):26-30,2003
「A meta-analysis including dose-response relationship between night shift work and the risk of colorectal cancer.」Wang X et al., Oncotarget vol.6(28):25046-25060,2015
「A meta-analysis of group cognitive behavioral therapy for insomnia.」Koffel E,Koffel J & Gehrman P,Sleep Medicine Reviews vol.19:6-16,2014
「A meta-analysis of the associations between insufficient sleep duration and antibody response to vaccination.」Spiegel K et al., Current Biology vol.33(5):998-1005,2023
「A narrative review of the carcinogenic effect of night shift and the potential protective role of melatonin.」Lingas EC,The Cureus Journal of Medical Science vol.15(8):e43326,2023
「A pontine-medullary loop crucial for REM sleep and its deficit in Parkinson's disease.」Kashiwagi M et al.,Cell vol.187:6272-6289, 2024
「Appraisal of bed linen performance with respect to sleep quality.」Chanda T,Ahirwar M & Behera BK,Textile & Leather Review vol.3(1):19-29,2020
「A prospective study of the association of weekend catch-up sleep and sleep duration with mortality in middle-aged adults.」Yoshiike T et al.,Sleep and Biological Rhythms vol.21(4):409-418,2023
「Around the clock：Sleep deprivation and financial analysts' performance.」Song Y,SSRN,2023
「Assessment of circadian rhythms.」Reid KJ,Neurology and Clinical Neuroscience vol.37(3):505-526,2019
「Association between macronutrient intake and excessive daytime sleepiness：An iso-caloric substitution analysis from the North West Adelaide Health Study.」Melaku YA et al.,Nutrients vol.11(10):2374,2019
「Association between time from dinner to bedtime and sleep quality indices in the young Japanese population：A cross-sectional study.」Yasuda J,Kishi N & Fujita S,Dietetics vol.2(2):140-149,2023
「Association of morning illumination and window covering with mood and sleep among post-menopausal women.」Youngstedt SD et al.,Sleep and Biological Rhythms vol.2 (3):174-183,2004
「Association of sleep duration in middle and old age with incidence of dementia.」Sabia S et al.,Nature Communications vol.12(1): 2289, 2021
「Associations between bedtime eating or drinking, sleep duration and wake after sleep onset：Findings from the American time use survey.」Iao SI et al.,British Journal of Nutrition vol.127(12):1-10,2021
「Associations of chronotype,work schedule,and sleep problems with work engagement experiences in middle age—The Northern Finland Birth Cohort 1966.」Kiema-Junes H et al.,Journal of Occupational and Environmental Medicine vol.66(6):450-455,2024
「Awakening from sleep.」Akerstedt T et al.,Sleep Medicine Reviews vol.6(4):267-286,2002
「Beauty sleep：Experimental study on the perceived health and attractiveness of sleep deprived people.」Axelsson J et al., BMJ vol.341:c6614,2010
「Bed and breakfast：The role of sleep in breakfast intake.」MacPherson AR&Dautovich ND,Journal of Social,Behavioral,and Health Sciences vol.15(1):107-122, 2021
「Bedtime music,involuntary musical imagery,and sleep.」Scullin MK,Gao C & Fillmore P,Psychological Science vol.32(7):985-997,2021
「Behavioral and physiological consequences of sleep restriction.」Banks S & Dinges DF,Journal of Clinical Sleep Medicine vol.3(5):519-528,2007
「Behaviorally assessed sleep and susceptibility to the common cold.」Prather AA et al., Sleep vol. 38(9):1353-1359,2015
「Breakfast consumption augments appetite,eating behavior,and exploratory markers of sleep quality compared with skipping breakfast in healthy young adults.」Gwin JA & Leidy HJ,Current Developments in Nutrition vol. 2(11):nzy074,2018
「Can sleep quality and wellbeing be improved by changing the indoor lighting in the homes of healthy,elderly citizens？」Sander B et al.,Chronobiology International vol.32(8):1049-1060,2015
「Carbohydrate and sleep：An evaluation of putative mechanisms.」Benton D et al.,Frontiers in Nutrition vol.9:933898,2022
「Cells of a common developmental origin regulate REM/non-REM sleep and wakefulness in mice.」Hayashi Y et al.,Science vol.350(6263):957-961,2015
「Chronic alcohol use and sleep homeostasis：Risk factors and neuroimaging of recovery.」Martindale SL,Hurley RA & Taber KH, The Journal of Neuropsychiatry and Clinical Neurosciences vol.29(1):A6-5,2017
「Chronic circadian misalignment accelerates immune senescence and abbreviates lifespan in mice.」Inokawa H et al.,Scientific Reports vol.10(1):2569,2020
「Chronobiological perspectives：Association between meal timing and sleep quality.」Yan LM et al.,PLoS One vol.19(8):e0308172,2024
「Chronotype assessment via a large scale socio-demographic survey favours yearlong Standard time over Daylight Saving Time in central Europe.」Sládek M et al.,Scientific Reports vol.10:1419,2020
「Circadian pacemaker interferes with sleep onset at specific times each day：Role in insomnia.」Strogatz SH,Kronauer RE& Czeisler CA,American Journal of Physiology vol.253(1 Pt2):R172-178,1987
「Circadian rhythm sleep-wake disorders：A contemporary review of neurobiology,treatment, and dysregulation in neurodegenerative disease.」Steele TA et al., Neurotherapeutics vol.18(1):53-74,2021
「Clinical effects of regular dry sauna bathing：A systematic review.」Hussain J & Cohen M,Evidence-Based Complementary and Alternative Medicine ecollection 1857413,2018
「Comfort and support values provided by different pillow materials for individuals with forward head posture.」Türkmen C et al., Applied Sciences vol.13(6):3865,2023
「Commentary：SWS brain-wave music may improve the quality of sleep：An EEG study.」Johnson JM&Durrant SJ,Frontiers in

監修者 **林 悠**（はやし・ゆう）

東京大学大学院理学系研究科睡眠生理学研究室教授、筑波大学国際統合睡眠医科学研究機構（WPI-IIIS）客員教授。博士（理学）

1980年生まれ。2003年東京大学理学部生物学科卒業後、同大学院理学系研究科博士課程生物科学専攻修了。理化学研究所脳科学総合研究センター研究員、筑波大学国際統合睡眠医科学研究機構（WPI-IIIS）准教授、京都大学大学院医学研究科人間健康科学系専攻教授などを経て、2022年より現職。国内外の受賞歴も多数。動物が眠る理由、睡眠の生理学的意義の解明とともに、睡眠の異常をともなう疾患理解と予防治療法の開発をめざす。
監修書に『東京大学の先生伝授　文系のための めっちゃやさしい 睡眠』（ニュートンプレス）などがある。

STAFF
本文デザイン　工藤亜矢子（OKAPPA DESIGN）
本文イラスト　須山奈津希（ぽるか）
校正　田村理恵子
編集協力　青山編集室
編集担当　齋藤友里（ナツメ出版企画）

本書に関するお問い合わせは、書名・発行日・該当ページを明記の上、下記のいずれかの方法にてお送りください。お電話でのお問い合わせはお受けしておりません。
・ナツメ社 web サイトの問い合わせフォーム
https://www.natsume.co.jp/contact
・FAX（03-3291-1305）
・郵送（下記、ナツメ出版企画株式会社宛て）
なお、回答までに日にちをいただく場合があります。正誤のお問い合わせ以外の書籍内容に関する解説・個別の相談は行っておりません。あらかじめご了承ください。

ぐっすり眠《ねむ》り、スッキリ目覚《めざ》める！明日《あした》が変《か》わる 睡眠《すいみん》の科学大全《かがくたいぜん》

2025年3月5日　初版発行

監修者　林《はやし》 悠《ゆう》
発行者　田村正隆

Hayashi Yu, 2025

発行所　株式会社ナツメ社
東京都千代田区神田神保町1-52　ナツメ社ビル1F（〒101-0051）
電話 03-3291-1257（代表）　FAX 03-3291-5761
振替 00130-1-58661
制　作　ナツメ出版企画株式会社
東京都千代田区神田神保町1-52　ナツメ社ビル3F（〒101-0051）
電話 03-3295-3921（代表）
印刷所　ラン印刷社

ISBN978-4-8163-7668-9
Printed in Japan
*定価はカバーに表示してあります　*落丁・乱丁本はお取り替えします